Sabine Sinjen
Schauspielerin

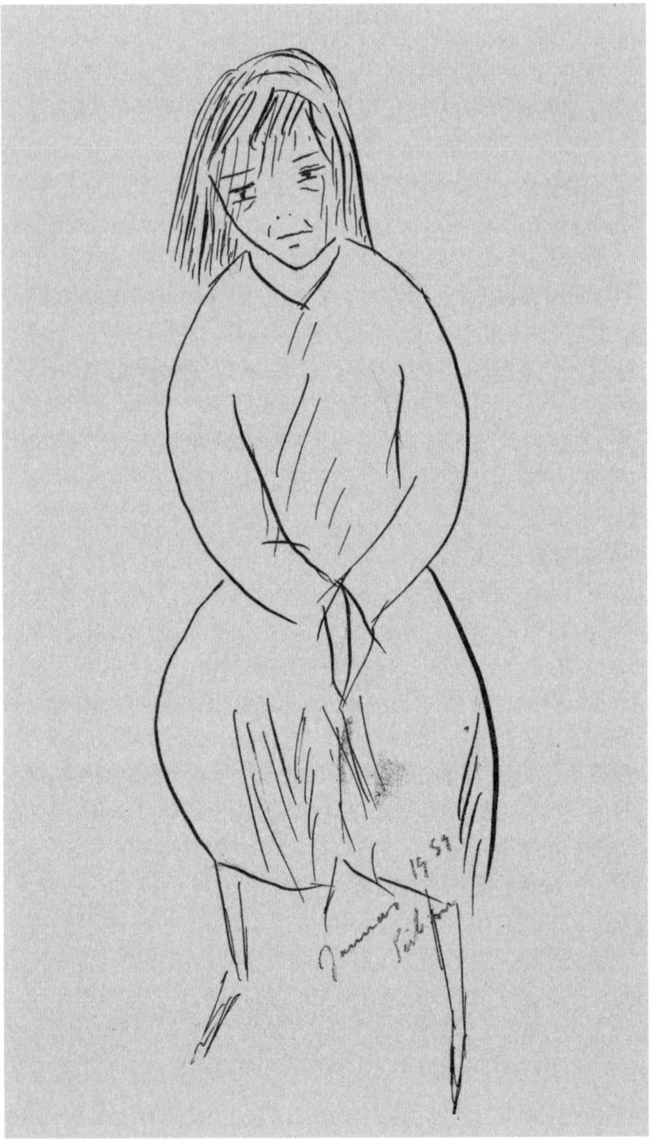

Sabine Sinjen

Schauspielerin

Aufzeichnungen aus meinem Leben

Mit Christiane Landgrebe

Mit einem Verzeichnis sämtlicher Film-, Fernseh- und Theaterrollen Sabine Sinjens, zusammengestellt von Michael Wenk

Gustav Lübbe Verlag

Vorwort

Als der Verlag mich fragte, ob ich nicht meine Erinnerungen schreiben möchte, war ich zunächst sehr skeptisch. Aber je mehr ich darüber nachdachte, kam ich zu dem Schluß, daß mir das Schreiben vielleicht helfen könnte zu erfahren, was dieses Dasein ist, warum ich auf dieser Welt bin. Ich wollte wissen, was wichtig ist im Leben und was nicht. Ich habe in über drei Jahrzehnten soviel erlebt, so viele Menschen getroffen, so viele Rollen im Film, beim Fernsehen und auf der Bühne gespielt – Dinge, für die man eigentlich ein ganzes Leben braucht. Fast nie bin ich dazu gekommen, über die Bedeutung des Erlebten nachzudenken. Dazu gehört auch die Krankheit, die mich vor zehn Jahren befiel und gegen die ich seitdem kämpfe. Ich werde diesen Kampf irgendwann verlieren. Aber solange ich kann, will ich weiter versuchen, mich gegen sie zu wehren.

Das Schreiben ist nicht das Medium, in dem ich mich am besten äußern kann. Mein Element ist das Theater, in dem man mit dem ganzen Körper, mit dem ganzen Sein Gefühle und Gedanken, einfach alles, was einem wichtig ist, zum Ausdruck bringen kann. Wenn ich spiele, bin ich ganz ich selbst. Wenn ich spreche, mich bewege, bin ich als Mensch viel lebendiger, als wenn ich die Dinge mit meinem stummen Bleistift zum Ausdruck bringe.

Dennoch will ich versuchen, darüber zu schreiben, was sich in meinem Leben ereignet hat, wie es sich durch die Krankheit dramatisch veränderte, und welche Erfahrungen ich in der extremen Situation machte, in die ich geraten bin, seit ich mit dem ständigen Gedanken an den Tod lebe. Jahrelang habe ich den Kampf gewonnen, den Tod immer weiter hinausgezögert. Und ich habe dabei gelernt, daß es sich lohnt, diese Herausforderung anzunehmen – und nicht aufzugeben.

Dies ist mir vielleicht deshalb gelungen, weil ich vor meiner Krankheit ein aufregendes, ein erfülltes Leben gelebt und in wenig Zeit soviel gesehen und erfahren habe. Ich bin vielen Menschen begegnet, die mein Leben bereichert, mich auf meinem Weg begleitet haben, von denen ich unendlich viel gelernt habe. Am allerwichtigsten sind mir mein Mann Günther und mein Sohn Simon! Sie machen mich nicht nur unendlich glücklich, sondern haben mir in den Jahren der Krankheit immer mit Kraft, Phantasie und Humor beigestanden und alles leichter gemacht. Sie haben mich bei der Arbeit an meinem Buch kräftig unterstützt. Für all dies und noch viel mehr gilt ihnen mein besonderer Dank.

Ein Wunsch geht in Erfüllung

In den frühen sechziger Jahren drehte ich mit Lino Ventura in Paris den Film *Mein Onkel, der Gangster.* Während der sechswöchigen Drehzeit, die ich vor allem wegen der ungezwungenen französischen Lebensart sehr genoß, gingen wir oft in der Nähe der Pariser Markthallen essen. Damals gab es dort herrliche kleine, ganz einfache Restaurants mit bester französischer Küche. Es war eine lebhafte, bunte Gegend, in der man neben den Marktleuten die eigentümlichsten Menschen antraf – ein Viertel, das es seit dem Abriß der Hallen leider nicht mehr gibt.

Eines Abends war ich mit den Schauspielerkollegen dort, wir tranken Wein und waren in bester, übermütiger Stimmung, als drei schwarzhaarige Mädchen mit großen Ohrringen und bunten Kleidern vorbeikamen, die den Gästen aus der Hand lasen. Das war anscheinend üblich, und ich Trottel hab' das auch gemacht. Die erste nahm meine Hand, warf einen kurzen Blick darauf, brach in lautes Geschrei aus und rannte davon. Die beiden anderen Mädchen liefen ebenfalls schreiend weg, nachdem sie einen Blick riskiert hatten. Na, da wird dir ja was blühen, dachte ich. Erklären konnte ich mir das nicht.

Ich hatte schon eine ganz schöne Karriere gemacht, zweimal den »Bambi«-Preis bekommen, den »Otto« von der *Bravo*, den »Prix Femina du Cinéma« und den »Teenager-Preis der Union der Filmstar-Clubs«. Warum also jetzt das? Ich verdrängte den Vorfall ganz schnell und gab mich wieder der französischen Sorglosigkeit hin, die den Aufenthalt so zauberhaft machte.

Mittags, noch vor Drehbeginn, trafen wir uns alle und saßen um einen langen Tisch. Lino Ventura kaufte auf dem Markt oft Käse oder Pastete, und wir genossen das wunderbare Essen, zu dem es ganz selbstverständlich für jeden Wein zu trinken gab – und das vor der Arbeit. In Deutschland wäre so etwas ziemlich undenkbar gewesen.

Vielleicht hätte ich die Episode in den Hallen vergessen, wäre mir Jahre später nicht ähnliches passiert. Ich spielte in Köln Theater und wartete am Wallrafplatz, gleich beim WDR, auf einen Freund. Da standen wieder drei Frauen in bunten Kleidern. Sie fragten mich, ob ich etwas über meine Zukunft wissen wolle. Neugierig wie ich war, zeigte ich ihnen meine Hand. Auch sie liefen schreiend davon.

Ich bin nicht abergläubisch und habe keinerlei Schlüsse aus diesen Ereignissen gezogen. Immerhin sind sie mir in Erinnerung geblieben. Manche Leute gehen zu einer Wahrsagerin und ändern danach ihr Leben, wenn die Aussichten nicht gut scheinen. Ich ließ mich nicht beeindrucken. Keinen Tag meines Lebens bin ich auf die Idee gekommen, etwas anderes zu sein als ich selbst. Ich bin Schauspielerin, das wollte ich immer sein, und ich könnte mir keinen anderen Beruf vorstellen. Ich würde immer wieder Schauspielerin werden, denn das ist mein Leben. Auf der Bühne fühle ich mich glücklich und zu Hause.

Nur einmal war mein Glück vollkommener als sonst.

Das war an dem Tag, an dem mein Sohn Simon geboren wurde, das Kind, auf das ich so viele Jahre gewartet hatte. Es war das schönste Ereignis meines Lebens. Ein Kind zur Welt zu bringen ist für eine Frau ein so starkes, eindrückliches Erlebnis. Es war so wunderschön für mich, daß ich dachte, jetzt kann ich auch sterben. Natürlich habe ich da nicht an den wirklichen Tod gedacht. Aber diese Erfahrung, selbst neues Leben zu geben, schien mir so vollkommen, daß ich dachte, jetzt habe ich das Wichtigste überhaupt erlebt. Ich hätte auch sagen können: Jetzt fängt mein Leben erst richtig an.

Ich habe dieses Erlebnis mit Günther, dem Vater von Simon, an einem wundervollen Herbsttag im Oktober 1979 geteilt. Obwohl es während der Schwangerschaft ein paar Komplikationen gab und ich mehrere Wochen liegen mußte, weil sich der Muttermund geöffnet hatte, fühlten wir uns wie das glücklichste Paar von ganz Hamburg.

Von der Schwangerschaft erfuhr ich nicht zuerst durch einen Gynäkologen – der bestätigte es mir später nur –, sondern auf recht ungewöhnliche Weise, in einer Art Intuition: Mit Georgij A. Towstonogow, dem Leiter und international bekannten Chefregisseur des Maxim-Gorki-Theaters in Leningrad, der eigens für diese Inszenierung nach Hamburg gekommen war, probten wir am Thalia Theater eine Bearbeitung von Dostojewskis *Der Idiot.* Ich spielte die Rolle der Aglaja Iwanowna.

Als sich nach der ersten Probe alle Kollegen und Towstonogow zu einem gemeinsamen Essen beim Chinesen trafen, war ich so aufgeregt, daß ich statt einer »Frühlingsrolle« eine »Flühlingslolle« bestellte, so, wie wir es oft aus Spaß sagten. Das war mir schrecklich peinlich, und ich hoffe, der Kellner hat mir diesen Versprecher nicht allzu übel genommen.

Wenn einem vor Beginn der eigentlichen Arbeit ein solcher Patzer unterläuft, kann das ein böses Omen sein. Und tatsächlich gestaltete sich die Zusammenarbeit mit Towstonogow dann auch sehr unerfreulich, was vermutlich daran lag, daß er gewisse Starallüren hatte. Er wollte, daß ich mich ihm zu Füßen warf, und das machte ich nicht. So etwas hatte ich bis dahin noch nie gemacht, warum sollte ich also jetzt damit anfangen? Wollte man mit ihm diskutieren, weil man anderer Meinung war, stellte er sich taub. Und als ich schließlich aus Verzweiflung weinte, sagte er nur: »Gehen auf Bihne und benutzen Zustand auf Bihne.«

Ich war schon einiges gewöhnt, aber mit Zynismus war mir noch kein Regisseur begegnet. Ich weiß nicht, wie es kam, aber plötzlich wurde ich innerlich sehr ruhig und fühlte mich so stark wie nie zuvor. Ich ließ nicht locker, bestand auf einer Diskussion, und als unser Streit schließlich immer heftiger wurde, hörte ich mich sagen: »Sie können mir gar nichts, ich bin zu zweit!« Ich hatte plötzlich alle Angst und Unsicherheit verloren, wußte genau, wie ich zu spielen und was ich zu tun hatte.

Erst ein paar Minuten später wurde mir bewußt, was ich da gesagt hatte. Und siehe da, ich war tatsächlich zu zweit, nämlich schwanger. Ich übertreibe nicht, wenn ich sage, daß ich an dem Tag, an dem mir das vom Arzt bestätigt wurde, so glücklich war wie nie zuvor. Wie viele Jahre hatte ich mich auf ein Kind gefreut, und nun ging dieser Wunsch endlich in Erfüllung. Als ich es meinem Freund, dem Vater des Babys, erzählte, war er von der

Nachricht überwältigt. Zur Untersuchung gingen wir zu Professor Stegner in Hamburg-Eppendorf. Er bestätigte meinen Zustand, verblüffte uns jedoch mit der Frage, ob ich das Kind behalten wolle.

Simon kam im Krankenhaus Eppendorf zur Welt. Samstag nachmittags waren Günther und ich spazierengegangen, und zum erstenmal seit Beginn der Schwangerschaft hatte ich wieder Lust auf Alkohol. Ich aß ein Eis mit Likör, das auf der Karte unter dem geheimnisvollen Namen »Blaue Grotte« zu finden war, und so vermuteten wir schon, daß es bald losgehen würde. Samstag abends setzten wir uns ins Wohnzimmer, um die TV-Sendung *Musik ist Trumpf* mit Harald Juhnke anzuschauen, die aus Graz übertragen wurde – Günther liebt diese Stadt, in der er studiert hat. Ich brachte arglos ein Tablett mit Essen aus der Küche und setzte mich aufs Sofa – das uns immer noch begleitet –, als mir die Fruchtblase platzte.

Der Koffer war bereits gepackt, wir liefen zum Auto, und als ich drin saß, begann ich plötzlich heftig zu zittern. Vor der Eppendorfer Klinik fand Günther nicht gleich einen Parkplatz; so ging ich schon allein hinein. Günther fand mich, nachdem er das Auto endlich losgeworden war, bereits unter der Dusche. Arzt und Hebamme hatte ich schon zuvor kennengelernt, und bei ihnen fühlte ich mich gut aufgehoben. Zwischendurch schickte ich Günther hinaus, um mit »meiner« Hebamme allein zu sein. Ich war dann aber doch froh, als er zurückkam und mir die Hand hielt. Meine Aufregung nahm zu, aber seine Gegenwart beruhigte mich und tat mir gut. Während der letzten Wehen ließen plötzlich die Herztöne nach, weil sich die Nabelschnur um den Hals des Kindes gewickelt hatte.

So wurde Simon mit der Zange geholt. Er hatte rabenschwarzes Haar und war, wie könnte es anders sein, das hübscheste Baby der Welt. Als wir Jahre später die ersten Fotos von Simon anschauten, war Günther sich dessen nicht mehr so ganz sicher.

Als Günther, Simon und ich nach der Geburt zum erstenmal als richtige Familie in meinem Klinikzimmer zusammen waren, ging die erste Morgensonne auf. Wir waren die stolzen Eltern eines echten Hamburger Sonntagskindes. Das Herbstlaub auf den Bäumen leuchtete in den buntesten Farben, einer der schönsten Morgen meines Lebens hatte begonnen.

Bevor Günther sich verabschiedete und ich in tiefen Schlaf fiel, sagte er noch, es sei schon erstaunlich, mit welchem Kraftaufwand die Ärzte das Baby aus dem Bauch gedrückt hätten, nachdem wir uns die ganze Schwangerschaft über äußerste Mühe gegeben hätten, es schonend zu behandeln. So schlief ich lachend ein.

Ich wüßte gar nicht, was ich ohne Günther machen sollte. Denn keiner versteht es wie er, zu jeder Situation einen passenden und oft witzigen Kommentar abzugeben und mich so ganz schnell auf den Boden der Realität zurückzuholen. Damals ahnte ich noch nicht, wie lebenswichtig dies eines Tages für mich sein würde.

Die kleine blonde Bini

Simon hatte bei seiner Geburt Vater und Mutter. Dieses Glück hatte ich nicht. Mein Vater ist im Krieg gefallen, und ich habe ihn nie kennengelernt. Meine beiden älteren Schwestern Julia und Frauke und meine Mutter haben ihn sehr verehrt. Ich glaube, er war ein guter Mensch. Er und meine Mutter müssen sich sehr geliebt haben, denn sie schrieben sich während des Krieges fast täglich ausführliche, zärtliche Briefe. Wenn ich etwas über meinen Vater weiß, dann nur durch sie. Beide tauschten sich über Musik und Kunst aus, meine Mutter war eher schwärmerisch, mein Vater mehr sachlich, und manchmal korrigierte er sie, wenn sie ihm in ihren Äußerungen über Kunst und Kultur nicht präzise genug war.

Meine Mutter berichtete auch viel von den Mühen des Alltagslebens – allein mit drei Töchtern in der schweren Kriegszeit. Mein Vater hielt sich mit seinen Berichten über den Krieg bedeckt. »Ich habe sehr viel Arbeit, so daß ich kaum zum Schreiben gekommen bin«, heißt es oft. Worin diese Arbeit bestand, darüber erfährt man nichts. Irgendwann im Juni 1944 kamen keine Briefe mehr von Max. Meiner Mutter wurden alle Briefe von Juni und Juli zurückgeschickt. Damit begann ihr schweres Leben als Witwe mit uns drei Töchtern.

Beim Lesen der Korrespondenz male ich mir immer aus, wie schön das Leben hätte sein können mit solchen Eltern, in einem kultivierten Haus, mit Freunden, die man mit nach Hause gebracht hätte, weil genug Platz da war.

Mein Vater entstammte einer alten Bauernfamilie in Barsbek; dort gibt es noch heute die Sinjen-Höfe, herrliche große Gebäude aus Fachwerk und Ziegeln inmitten rauschender Bäume, durch deren Zweige der Nordwind bläst. Mein Großvater war Mathematiklehrer in Neumünster und mein Vater Architekt. Bei den Kolbes, der Familie meiner Mutter, war man Steinmetz und Grabsteinmacher. Die Sinjens waren eher schüchterne, mißtrauische Menschen, die Kolbes dagegen gesellig und leutselig. Ich glaube, ich bin eher eine Sinjen, eigenbrötlerisch und zurückhaltend.

Meine Mutter spielte wunderschön Klavier und wollte Pianistin werden, sobald der Krieg vorüber war. Als sie die bittere Nachricht vom Tod meines Vaters erhielt, wußte sie, daß sie diesen Traum aufgeben mußte. Das muß sehr schmerzlich für sie gewesen sein. Sie hatte ja uns, und wir mußten versorgt werden.

Als ich im August 1942 zur Welt kam, geschah dies nicht unter den besten Bedingungen. Das Leben der Zivilbevölkerung war hart, wenn auch lange nicht so wie das der Soldaten an der Front oder das der von den Nazis Verfolgten. Meine Mutter hat sich trotzdem auf mich gefreut. »Ich bin so glücklich und Dir so dankbar, weil ich nun morgen noch ein Kind für Dich kriegen darf. Für uns, unser Glück, unsere Zukunft«, schrieb sie meinem Vater wenige Tage vor meiner Geburt. Ihr ganzes Leben, alles, was sie tat, war auf ihn, ihren Mann, bezogen. Und als er

Monate später im Krieg getötet wurde und sie ihn nie wiedersah, muß eine Welt für sie untergegangen sein.

Von meiner Existenz erfuhr mein Vater folgendermaßen: »Telegramm an Soldat Sinjen, Krankenrevier Bttl. Ers. Abtl. 225 19. 8. 8 Uhr: ›Sabine angekommen, 7 Pfund, alles wohl, Marlen.‹«

Tags darauf schrieb sie ihm etwas ausführlicher: »Mein geliebter dreimaliger Papa, nun ist es also geschafft. Neben mir liegt das Sabinchen und ist sooo süß, mit pechschwarzem Haar und Stupsnase. Wenn Du sie sehen könntest. Du würdest sie auch furchtbar lieb haben.«

Und ein paar Wochen später schrieb sie: »Sabine ist zu niedlich. Sie liegt jetzt viel mit offenen Augen ruhig da, guckt und guckt. Sie kann jetzt richtig sehen und kriegt immer blauere Augen. Sie hätte doch noch einmal ihren Papa richtig sehen müssen. Unsere süße Sabine. Sie wird wohl mal eine ganz ruhige, zufriedene kleine Deern ...«

Als ich fast ein Jahr alt war, berichtete sie ihm: »Sabine: dieses Kind strahlt eine Harmonie aus, einfach vollkommen. Sie hat ein ungeheuer ausdrucksvolles Gesicht. Wenn sie lacht, ist das ganze Zimmer voller Sonne, und wenn sie weint, meine ich immer, ich habe noch nie solchen Schmerz gesehen.«

Als ich das zum erstenmal las, war ich längst erwachsen und sagte mir, so früh wird sie die Schauspielerin in mir ja noch nicht entdeckt haben. Aber wer weiß, vielleicht hat es schon damals in mir gesteckt.

Daß ich meinen Vater nicht kennengelernt habe, tut mir bis heute sehr leid. Wie anders hätte unser Leben sein können, wieviel unbeschwerter, geborgener und unabhängiger von fremden Menschen.

Unsere erste Wohnung in Hamburg lag am Eppendorfer Weg, damals noch Goslarer Straße, im zweiten Stock. Uns gegenüber lagen Ruinen, aus denen immer so ein toter, kalter Modergeruch drang. Es war streng verboten, auf der Straße zu spielen, aber wir taten es trotzdem, spielten Verstecken oder Völkerball. Auf Verkehr brauchten wir kaum zu achten, denn es gab erst wenige Autos. Eines Tages wurde der Junge, der über uns wohnte, doch angefahren. Als er ins fünfte Stockwerk lief, tropfte sein Blut auf alle Stufen. Es sah gruselig aus in dem Treppenhaus, das wir gut kannten, weil wir es immer sauber machen mußten, wenn Kohlen geliefert worden waren. Die kamen nämlich nicht in den Keller, sondern auf den Dachboden in einen kleinen, uns zugeteilten Verschlag. Wir Mädchen holten im Winter jeden Tag die Kohlen von oben in den zweiten Stock herunter.

Unsere Wohnung war nicht sehr groß; wir hatten auch kein Badezimmer, aber in der Küche gab es einen Wasserhahn, einen Ausguß und eine Zinkwanne für die Wäsche. Einmal in der Woche kamen wir drei da hinein, alle in dasselbe Wasser. Ich fand es herrlich. In dieser Küche waren kreuz und quer Leinen gespannt, auf denen nicht nur Wäsche, sondern auch Tabakblätter trockneten.

Zur Wohnung gehörte auch eine Speisekammer, die war jedoch meistens leer. Lebensmittel waren knapp, und manchmal wünschte ich mir sehnlich ein bißchen Marmelade aufs Brot; Butter gab's nicht. Am glücklichsten war ich, wenn ich einen kleinen Block Kunsthonig fand, von dem ich, kaum daß ich allein war, mächtig naschte.

Wir hatten auch eine Katze. Sie hieß Pauline und schiß leider überall hin. Mit einer Gasmaske aus dem Krieg waren wir aber bestens ausgerüstet, um die Katzenscheiße wegzumachen. Der Katze verdanke ich ein wichtiges Alibi. Manchmal pinkelte ich nämlich selbst auf den Teppich, und dann konnte ich immer sagen: »Das war Pauline.«

Wir drei Mädchen hatten ein Zimmer mit zwei Betten. Ich glaube, Julia, unsere älteste Schwester, hatte es nicht leicht. Sie hatte die Verantwortung, und Frauke und ich haben dagegengepowert. Wir beiden Jüngeren waren zwei regelrechte Rabauken: Frauke war kräftig, ich raffiniert. Julia ist ein musikalischer und sensibler Mensch, und um ihre Rolle als Älteste beneide ich sie nicht.

Hausarbeiten erledigte ich äußerst ungern; am liebsten setzte ich mich auf den Bohnerbesen und ließ mich schieben. Hin und wieder habe ich mal Staub gewischt.

Wir drehten jeden Pfennig um und sammelten Flaschen und Alteisen, um etwas zu verdienen. Und weil unsere Mutter ganztags arbeiten mußte, waren wir viel allein. So blieb es nicht aus, daß wir alles mögliche anstellten.

Meinen ersten Rausch bekam ich von Hustensaft. Ich wartete auf meine Mutter und nahm aus Langeweile ein paar Schluck davon. Davon wurde mir so warm und gemütlich, ich trank immer mehr und setzte mich ohne jede Angst und ohne Schwindelgefühl auf die Fensterbank, ließ die Beine nach draußen baumeln und hielt nach meiner Mutter Ausschau.

Kinder ertragen viel, und so haben wir trotz der ungastlichen Nachkriegszeit das Leben auch genossen. Wenn wir an Sankt Martin *Laterne, Laterne, Sonne, Mond und Sterne* sangen und mit den Lampions durch die Straßen zogen, vergaß ich das Alleinsein, den Hunger und den Kummer, keinen Vater zu haben.

Sonst aber sehnte ich mich oft nach ihm, so sehr, daß ich Wunschtraum und Wirklichkeit nicht mehr richtig auseinanderhalten konnte. Wir wohnten über einem Eisgeschäft, und eines Tages erzählte ich den Kindern nach der Schule, mein Vater wäre aus dem Krieg zurückgekommen, hätte das Eisgeschäft gekauft, und nun dürften alle kommen und umsonst Eis essen. Ein Eis zu zehn. Ich war neun. Das gab ein schönes Desaster, als meine Klassenkameraden nachmittags kamen und enttäuscht wieder abziehen mußten.

Ich muß auch damals schon oft die traurige Stimmung gehabt haben, die zu meinen bleibenden Kindheitserinnerungen gehört. Denn an meinem zehnten Geburtstag sagte ich zu mir: Präg dir ein, Sabine, man ist als Kind nicht glücklich, auch wenn es dir alle immer einreden wollen.

Ich liebte Hamburg und liebe es noch immer. Nirgendwo gibt es solche Himmel, auf denen sich riesige Wolkengebilde auftürmen, in Sekundenschnelle wieder verschwinden, und schon folgen neue, oft ganz bizarre und wunderbare Figuren. Ständig weht dort ein Wind durch die Straßen, und man fühlt sich geborgen in diesem stets etwas zu kalten, frischen Wetter. Wie gern sah ich den Schiffen auf der Elbe zu, bewunderte die Lastkähne und Kräne im Hafen oder die Ruderboote, die sich schnell und wendig durch die vielen Seitenarme der Alster bewegten.

Überall in der Stadt zeigte sich noch die Düsternis der ersten Zeit nach dem Krieg; uns Kinder beeindruckte sie. Da waren zum Beispiel die in dunkle Mäntel gehüllten

Gestalten, die am Eppendorfer Baum standen und tuschelten. Das war der Schwarzmarkt. Die Straßen waren oft wenig beleuchtet und dunkel, und im Mondschein sahen die Trümmer manchmal schaurig romantisch aus.

In freundlicherer Erinnerung habe ich die Umzüge mit Marschmusik oder bayerischen Schuhplattlern, die wir sensationell fanden. Daß Bayern meine nächste Heimat sein würde, ahnte ich damals noch nicht. Meine Schwestern und ich rannten fasziniert hinterher und vergaßen völlig, nach Hause zu gehen. Dort wartete aber ohnehin niemand auf uns. Auch die Volksfeste und Jahrmärkte liebten wir sehr.

Niemals wollte ich aus Hamburg weg. Jedesmal wenn ich mit der Bahn über die Lombardbrücke fuhr, betete ich: »Lieber Gott, laß mich in Hamburg bleiben!« Das ging eine ganze Reihe von Jahren gut, aber irgendwann hat er mich nicht mehr erhört.

Von Hamburg aus fuhren wir oft zu den Eltern meiner Mutter nach Itzehoe. Ich verbrachte meistens die Ferien dort. Man fuhr mit dem Zug von Hamburg über Elmshorn und Glückstadt bis Itzehoe. Je weiter man kam, desto karger wurde es, und um so mehr fühlte ich mich zu Hause.

Mit meinem Großvater, der Steinmetz war, durfte ich immer über Land fahren. Er verkaufte den Bauern Grabsteine. Meine Großmutter las frühmorgens die Todesanzeigen in der Zeitung, dann zog er seinen schwarzen Pietätsanzug an und fuhr los. Ich fand es wunderbar, mit ihm zu den alten Reetdachhäusern zu fahren und zuzuhören, wie er mit den Bauern Platt schnackte. Die Häuser lagen weit verstreut, von windschiefen Bäumen umstanden, von Gräben umgeben, in der Luft Kiebitze und immer die ziehenden Wolken. Mittags kehrten wir in alten Bauerngasthäusern ein, und ich durfte eine Bockwurst essen, damals ein ganz seltenes Vergnügen, und Schwarzer Kater trinken, was ich auch später immer gern gemocht habe. Ich liebte Großvater Kolbe sehr, und ich genoß die Bewegungsfreiheit und Großzügigkeit dort. Ich durfte immer die Eier suchen, die die Hühner zwischen die Grabsteine gelegt hatten.

Nach ein paar Wochen hatte ich wieder rote Wangen.

Meine Großmutter gab gerne Damenkränzchen, dann wurden im Wohnzimmer Kaffee und Kuchen serviert. Ich habe den Damen auch vorgetanzt, zum Beispiel die *Erwachende Blume*. Schon damals machte es mir großen Spaß, vor Publikum aufzutreten.

Manchmal durfte ich Einmachgläser zum Verschließen nach Heiligenstedten bringen, dann kaufte ich mir für den Rückweg bei Lindenblatt Bonbons. Ich hatte dort auch eine Freundin, Moni, die im Nebenhaus wohnte. Wir spielten auf dem Hof zwischen den Grabsteinen Verstecken oder entwarfen Grabsteinmodelle. Eines Tages brach das Brett über der Sickergrube entzwei, als wir darüberbalancierten – um ein Haar wären Moni und ich in Scheiße ersoffen. Beim Klettern auf den Apfelbaum riß ich mir den Rock vom Oberteil. Moni kam mir zu Hilfe und bat ihre Mutter, den Rock wieder anzunähen. Großmutter merkte von der ganzen Geschichte nichts, und ich kam ohne Strafe davon.

Morgens um sieben wurde ich immer durch ein vertrautes Geräusch geweckt: das Hämmern des Steinmetzes. Aus dem Fenster sah ich über den Fluß Stör und auf die Dächer benachbarter Gehöfte. Heute versperrt eine riesige Brücke den Blick, und durch den Garten führt die Autobahn nach Itzehoe. Das ist nur ein Beispiel für die Zerstörung von wunderschöner Kulturlandschaft, in der es sich so gut leben ließ. Daß alte, vertraute Dinge verschwinden, hat mein ganzes Leben begleitet, und jedesmal, wenn ich an einen bekannten Ort komme und ihn kaum wiedererkenne, habe ich das Gefühl, an Geborgenheit zu verlieren. Wie muß es erst den Leuten gehen, die von solchen Maßnahmen betroffen sind, ihre Häuser verlassen und in eine Hochhaussiedlung ziehen müssen? Diese Entwicklung, die in der Nachkriegszeit begann, geht auch heute munter weiter.

Alle Hoffnungen, man würde in den neuen Bundesländern, in denen noch viel unberührte Natur und schöne alte Siedlungen zu finden sind, vernünftiger vorgehen, haben sich zerschlagen. In Berlin und Umgebung haben Bagger, Bauherren, die kein Maß kennen, und gewinnsüchtige Spekulanten schon kräftig zugeschlagen. Ich habe das erst kürzlich bei einem Ausflug mit Günther durch Potsdam und Umgebung mit großem Bedauern gesehen. Aus den Fehlern von damals hätte man doch wirklich lernen können!

Als wir eines Tages in den Ferien wieder einmal zum Grabsteinverkaufen unterwegs waren, sagte mein Großvater, den ich sehr verehrte, wie aus heiterem Himmel etwas sehr Seltsames zu mir: »Daß du mir ja keine Judensau heiratest, min Deern!« – Warum redete er plötzlich in diesem unfreundlichen Ton? Wovon sprach er überhaupt?

Später, als ich keine »lütte Deern« mehr war, habe ich

gegen dieses Verbot kräftig verstoßen, denn mein erster Mann, Peter Beauvais, hatte eine jüdische Mutter. Als ich zusammen mit Peter meine Großeltern in Itzehoe besuchte, bot ihm mein Großvater eine Zigarre an und bat ihn zu einem Männergespräch ins Nebenzimmer. Der Alte muß ihm furchtbare Dinge gesagt haben, denn es war Peters erster und letzter Besuch dort.

Auch bei der Familie meines Vaters, den scheuen, zurückhaltenden und manchmal ein wenig dickköpfigen Sinjens in den herrlich alten, reetgedeckten Sinjen-Höfen, fühlte ich mich sehr wohl. Es waren angenehme Menschen. Hier herrschte eine Ruhe und Selbstverständlichkeit dem Leben gegenüber, die ich erst richtig schätzen lernte, als ich ein junger Filmstar war, ständig lebensfernen Rummel ertragen mußte und mich oft nach Stille und Frieden sehnte. Ich bin ganz sicher, daß ich die Umtriebigkeit, das ständige Vorgezeigt-werden, das dauernd für sein Publikum Da-sein-müssen in relativ jungem Alter nur deshalb überstanden habe, weil ich im Grunde viel von den Sinjens habe, mich zurückziehen und ganz für mich sein kann, wenn ich es brauche.

Eines Tages trat meine Mutter an der Alster in Hundescheiße. Danach ging sie in eine Toreinfahrt und fand dort Arbeit. Aber nicht irgendeine. Sie landete nun für Jahrzehnte bei der *Bild*-Zeitung. Wir wurden Axel-Caesar-Springer-Kinder, denn meine Mutter verdiente dort recht gut. Wes Brot ich eß, des Lied ich sing? Damals wußten wir noch nicht, was *Bild*-Zeitung und Springer-Presse und überhaupt die ganzen Regenbogenblätter bedeuten und was sie anrichten können. In späteren Jahren habe ich das vielfach erfahren, und in den meisten Fällen habe ich mich dagegen nicht wehren können. Ich war fünfzig Jahre alt, als ich meine Mutter bat, in der Yellow press nicht mehr über mich zu schreiben. Da war ich aber wohl kein interessantes Vermarktungsobjekt mehr, denn sie sagte nur: »Deine Glanzzeit ist doch sowieso längst vorbei.«

Bis heute habe ich Angst, daß irgendwelche Boulevardreporter über mich herfallen und mich und meine Familie genüßlich verspeisen, ohne mich nach meiner Meinung zu fragen. Deshalb bin ich äußerst vorsichtig, wenn jemand etwas über mich wissen will.

Die ersten negativen Folgen der journalistischen Aktivitäten meiner Mutter spürte ich, als ich Hamburg verlassen mußte. Da war ich elfeinhalb. Meine Mutter war dazu ausersehen, das *Bild*-Zeitungs-Büro in Bayern aufzubauen. Die Arbeit als *Bild*-Reporterin hat meine Mutter im Laufe der Jahre stark geprägt.

So zogen wir 1954/55 nach München. Dort hatten wir eine Zweizimmerwohnung in der Sonnenstraße, mitten in der Stadt. Ein Zimmer wurde als Redaktion genutzt, das andere war Wohn- und Schlafzimmer für uns drei Kinder und einen Hund, einen großen, zotteligen Afghanen, den ich nach der Schule immer Gassi führen mußte. Man stelle sich vor: In der überaus belebten Sonnenstraße hörte man schon unten am Hauseingang den Afghanen im siebten Stock in den höchsten Tönen heulen. Wenn es allzu schlimm wurde, holte ich Kutteln vom Metzger, schnitt dieses Sauzeug in eßbare Happen, und der Hund stellte das Gejaule ein. Beim Spazierengehen riß er sich meistens von der Leine los und rannte hinter den Straßenbahnen her zum Sendlinger Tor und wieder rauf zum

Stachus. Schließlich war er ein Windhund und brauchte Auslauf. Ich stand dann mit der Leine an der Landwehrstraße und kriegte ihn mit einem Trick wieder in die Fänge: »Barry, Fressli!« rief ich. Dann kam er zurück, erhielt seine Belohnung und schiß oben auf die Dachterrasse.

Ich kann nicht sagen, daß er mein bester Freund gewesen wäre, aber als die *Bild*-Redaktion nach Schwabing in die Schellingstraße zog, war Barry oft mein einziger Hausgenosse. Frauke machte nämlich eine Fotolehre und war den ganzen Tag nicht da, und Julia war nach dem Aufenthalt in einem kirchlichen Internat, nach dem sie eigentlich heilig hatte werden wollen, als Au-pair-Mädchen nach Paris gegangen. Wenn ich aus der Schule nach Hause kam, erwartete mich also nur Barry, der Afghane. Er kriegte dann wie immer die scheußlichen Kutteln; ich selbst trank Himbeersaft und aß Krapfen, manchmal bis zu acht Stück. Trotzdem blieb ich eine dürre Bohnenstange. Wie die anderen Mädchen aus der Schule hätte ich mittags gern ein warmes Essen bekommen!

Oft schaute ich aus dem Fenster auf die Peters-Kirche, malte oder spielte vor dem Spiegel Szenen, die ich in Büchern gelesen hatte. Meistens waren es ziemlich tränenselige Geschichten. Freundinnen hatte ich kaum, ich war zu fremd in der Sankt-Anna-Schule, und zu schlecht war ich auch. Außerdem wohnte keine meiner Mitschülerinnen in der Nähe.

Sonntags fuhren wir manchmal gemeinsam zum Skifahren in die Berge, aber viel Fortune hatte ich dabei nicht. Ich war nicht überängstlich, und meistens fuhr ich mit flatternden Trainingshosen halsbrecherisch Schuß, bis ich mir einen Beinbruch zulegte. Danach ließ ich das Skifahren sein.

Meine Mutter hatte neben der harten Arbeit in der Redaktion einen großen Bekanntenkreis und feierte bei uns in der Wohnung gerne Partys. Dann schwamm immer jede Menge Flaschen in der Badewanne, und nachts kam es mir oft vor, als lägen anstelle der Flaschen lauter Besoffene darin.

In demselben Badezimmer erlebte ich übrigens die Entstehung des Schlagers *In Hamburg sind die Nächte lang* mit. Der Komponist wohnte unter uns, und so wurde ich mit allen Höhen und Tiefen der Unterhaltungsmusik vertraut.

Meine Mutter hatte verschiedene Freunde, die sich mehr oder weniger erfolgreich in unsere Erziehung einmischten. Da sie aber meistens nach kurzer Zeit wieder verschwanden, störte uns das nicht weiter. Einmal hatte sie in Hamburg einen schön aussehenden Fotografen, einen gewissen Herrn Laritz, der sehr darauf achtete, daß wir regelmäßig in die Ballettstunden in der Lola-Rogge-Schule gingen. Ich machte das sehr gern und nahm mit Vergnügen am Unterricht teil. Einmal bin ich jedoch zu einer Freundin nach Hause mitgegangen, weil es dort das berühmte warme Essen gab, das mir immer so fehlte, und habe die Tanzschule ausfallen lassen. Daheim wartete schon Herr Laritz mit dem Rohrstock auf mich. »Du hast die Ballettstunde versäumt«, sagte er drohend und verdrosch mich. Schläge – ein Erbe Preußens und des Dritten Reiches – waren damals ja noch ganz üblich, auch in der Schule, das glaubt man heute nicht mehr. Glücklicherweise warf meine Mutter den

Herrn nach dieser Episode raus, und wir waren den unerwünschten Pädagogen los.

Einer von Mutters Freunden, den ich gerne mochte, ging ihr auf die Nerven, weil er zu laut am Salat knabberte. Sie verbannte ihn daraufhin aus ihrem Bett, und fortan verbrachte er die Nächte in der Besenkammer. Wir gaben den Männern unserer Mutter immer Namen. Daran konnte man gut ablesen, wie sympathisch sie uns waren. Einer hieß Gorilla, ein anderer Erdball Pluto. Das war unsere Art, mit dieser Situation fertig zu werden. Auch ein Fleischhändler aus Kopenhagen gehörte zu dieser Schar. Er brachte stets den ach so gesunden Lebertran mit, den wir immer vom Balkon runterschütteten. Unser Vater wäre uns tausendmal lieber gewesen, aber meiner Mutter bestimmt auch.

In der Schule war ich alles andere als eine Leuchte. Als ich im Gymnasium nicht weiterkam, schickte mich meine Mutter nach drei Jahren auf die Handelsschule. Schlecht war ich deshalb, weil es mir in der Schule einfach nicht gefiel. Das änderte sich auf der Handelsschule natürlich kein bißchen. Mit fast Vierzehn war ich in keiner Weise kompromißbereit und sagte oder zeigte jedem deutlich, was ich dachte – eine Haltung, die ich beibehalten habe. Lehrer mögen das bekanntermaßen noch weniger als andere Menschen. Als ich kurz vor meinem vierzehnten Geburtstag im Geschichtsunterricht die Lehrerin auslachte, weil die Stunde mal wieder furchtbar fad war, sagte sie: »Sinjen, ich werde dafür sorgen, daß du im Sommer die Schule verläßt.« Ich antwortete nur: »Danke, Frau Professor, ich geh' von allein.« Dann bin ich aufgestanden und gegangen.

Filmkind

Eine Schule habe ich zu meiner großen Freude nie wieder betreten, denn es geschah etwas, das mich für immer von der elenden Schulexistenz befreite: Ich erhielt ein Telegramm aus Berlin, das mich zu Probeaufnahmen für einen Film einlud.

Wie ich dazu kam? Es hört sich beinahe an wie im Märchen, aber ich müßte lügen, wenn ich behauptete, es wäre anders gewesen. Ich wurde nämlich genauso für den Film entdeckt, wie man es sich in den kühnsten Träumen vorstellt oder in Unterhaltungsromanen liest. Den Wunsch, einmal Schauspielerin zu werden, hegte ich schon seit geraumer Zeit. Ein klein wenig Übung bei öffentlichen Auftritten hatte ich schon, denn ich war mehrmals beim NWDR als Jugendreporterin aufgetreten.

An jenem Tag im Sommer 1957 nahm mich meine Mutter mit in den Mathäser-Filmpalast zur Premiere von *Der Bettelstudent.* Der Film dauerte ewig lange. In der Pause sprach mich auf der Treppe ein mir unbekannter Mann an und fragte nach meinem Namen und meiner Adresse. »Du hast ein Filmgesicht«, meinte er. Es war der Drehbuchautor Robert Thören. Was ein Filmgesicht sein sollte, wußte ich nicht, aber ich gab ihm die Adresse, schickte ihm Fotos von mir, und die hat er dann Artur

Brauner, dem Filmproduzenten, gezeigt. Der gab sie dem Regisseur Josef von Baky weiter, der mich nach Berlin einlud.

Ich war Feuer und Flamme. Meine Mutter wusch meine Wäsche, packte mir den Koffer und brachte mich nach Riem zum Flughafen. Ich hatte ein einfaches Sommerkleid an. Damals habe ich das Fliegen genossen, liebte es, in Luftlöcher zu fallen. Wir flogen in einer schönen Propellermaschine der PANAM an einem Sommertag mit kleinen, weißen Wölkchen nach Berlin-Tempelhof.

Dort erwartete mich eine Dame, die in den nächsten Jahren eine wichtige Rolle in meinem Leben spielen sollte: Elli Silman. Sie war als verfolgte Jüdin im Dritten Reich emigriert und hatte im Exil einen Herrn Silbermann geheiratet. Von dem war sie geschieden, hatte aber vielleicht als Souvenir den Namen Silman behalten. Elli war in den Fünfzigern und betrieb eine Künstleragentur. Ihr Handwerk hatte sie im amerikanischen Exil gelernt, und sie war eine vielgeachtete, sehr erfolgreich arbeitende Dame mit einer außerordentlich starken Persönlichkeit und vielen Bekannten aus der Theater- und Filmwelt. Sie war mir nicht ganz fremd, denn als wir noch in Hamburg lebten, hatte sie uns einmal zusammen mit Hildegard Knef zu Hause besucht. Damals feierte die Knef große Erfolge in Amerika. Als *Bild*-Reporterin hatte meine Mutter zahlreiche Kontakte zum Film- und Theatermilieu, und ich kannte schon früh zahlreiche Geschichten aus der Filmwelt und besaß eine große Sammlung von Autogrammen all der Künstler, die meine Mutter interviewt hatte.

So war es keine Wildfremde, die mich da in Begleitung ihrer Assistentin Gretel mit einem Prachtwagen der CCC-

Film abholte, als ich im Tupfenkleid und mit dem damals unvermeidlichen Pferdeschwanz in Tempelhof ankam. Das Kleid habe ich bis heute aufgehoben – als Glücksbringer. Ich kannte Berlin nicht, diese riesengroße Stadt, die später meine Heimat werden sollte. Wir fuhren die Kantstraße hinauf bis zum Lietzensee. So komisch es klingt, vor dem Haus, in dem die Pension lag, stieß ich mit einem Schornsteinfeger zusammen. Na, wenn das kein glückliches Vorzeichen war! Pension Hemman, dritter Stock. Hier war ich für einige Wochen zu Hause.

Auf dem Weg zum Studio war ich weniger aufgeregt als froh über diese Abwechslung vom öden Schulalltag und höchst gespannt, ob das vielleicht etwas für mich wäre. Bei den Probeaufnahmen – es sollte die Rolle der Hannelore in dem Film *Die Frühreifen* besetzt werden – saß der ungarische Regisseur Josef von Baky neben der Kamera. Von ihm gab es zahlreiche sehr bekannte Filme wie *Intermezzo, Die Frau am Scheidewege, Menschen vom Varieté, Münchhausen, Via Mala, Das doppelte Lottchen.* Man gab mir einen Text und erklärte mir kurz die Rolle und die Figur. Es handelte sich um ein junges, ein wenig verhuschtes Mädchen, dem ich gar nicht so unähnlich war. Jedenfalls fühlte ich mich so.

»Sabinä, bittä«, sagte von Baky mit seinem ungarischen Akzent, und ich spielte einfach los, ohne mir weitere Gedanken zu machen.

Seine Reaktion und die seiner Mitarbeiter war unheimlich freundlich. »Das war wirklich toll«, hörte ich und traute meinen Ohren nicht. Es war für mich wie im siebten Himmel, denn ich war nach meinen Erfahrungen in der Schule nichts anderes gewöhnt, als immer schlecht zu sein. Ich bekam die Rolle, und so fing ein völlig neues Leben für mich an.

Ich wohnte nun nicht mehr zu Hause, war ganz auf mich gestellt und hatte endlich etwas zu tun, was mir lag und mich brennend interessierte. Der Einstieg in den Schauspielerberuf war gar nicht so schwer. Zu Josef von Baky faßte ich schnell Vertrauen, er wurde bald ein Vater für mich – der erste in einer längeren Reihe von »Vätern«, die mein Leben begleitet haben. Dodi, wie Baky genannt wurde, hat mir den Weg in den Beruf bereitet und mich lange Zeit gefördert und geformt.

München und die Schule verließ ich ohne jeden Abschiedsschmerz, und während der Dreharbeiten zu den *Frühreifen* wohnte ich in Berlin in besagter Pension in der Kantstraße.

Der Film erzählt die traurige Geschichte eines jungen Mädchens, das im Ruhrgebiet lebt. Es findet ein Fest statt, auf dem die anderen Jugendlichen sie mit Cognac betrunken machen und schließlich dazu bringen, sich nackt auszuziehen und in diesem Zustand filmen zu lassen. Als ihr klar wird, was sie getan hat, schämt sie sich so sehr, daß sie sich umbringt. Ich spielte diese Rolle mit großer Intensität. Ein Kollege vom RIAS, Jürgen Graf, verabreichte mir auch in der Wirklichkeit ein großes Glas Cognac, um diese schwierige Szene zu spielen. Ich habe volle Kanne getrunken und gespielt, mit allem: von wild lachend bis hysterisch heulend. Die Außenaufnahmen wurden in Essen gedreht. Dort spielte ich auch den Selbstmord: Das Mädchen rennt und rennt und springt von einem Hochhaus herunter. Ich spielte das mit aller Ehrlichkeit und Naivität, und das kam dann toll an.

Ich glaube nicht, daß mich Hannelores Schicksal besonders berührt hat. Ich wollte einfach spielen, und das tat ich mit Leib und Seele. Meine Kollegen waren schon ziemlich bekannte Filmschauspieler, wie Heidi Brühl, die bereits die *Immenhof*-Filme gedreht hatte, Peter Kraus und Christian Wolff. Ich selbst war eine Mischung aus Schüchternheit und Übermut, was wohl in diesem Alter nicht ungewöhnlich ist. Manchmal konnte ich noch nicht so ganz unterscheiden, ob ich wirklich so war, oder ob es durch die Rolle kam. Das wichtigste für mich war jedenfalls das Spielen und das damit verbundene Sich-vergessen-können.

Beim Proben wurde ich manchmal etwas nervös, weil ich meine Beine zeigen mußte, und die erschienen mir ziemlich dünn. Wenn wir frei hatten, hatte ich es nicht ganz einfach. Die anderen waren schon älter und reifer als ich. Abends sind sie ausgegangen und haben mich, die Kleine, nie mitgenommen. So saß ich abends immer allein im Hotelzimmer herum und fühlte mich sehr einsam. Dabei hätte ich so gerne dazugehört.

Das Gefühl der Fremdheit zieht sich wie ein roter Faden durch mein Leben. Wie viele Jahre habe ich gebraucht, um diese Isolation abzuschütteln. Manchmal war es wirklich schwer, an mich ranzukommen. Ich kultivierte eine Art Fremdheit, konnte einfach nicht anders. Hier aber war ich wirklich allein, unerfahren und ungeschickt. Dabei wünschte ich mir sehnlichst einen richtigen Freund, der gut aussah und mich gern hatte. Auf Heidi Brühl war ich ein bißchen neidisch, und ihr Gesang machte mich manchmal ganz wahnsinnig. Peter Kraus fand ich unheimlich toll, ich war sogar verknallt in ihn, habe aber immer die Zurückhaltende, das Mädchen Rühr-mich-nicht-an, gespielt.

Als die Dreharbeiten zu Ende waren, wußte ich nicht, was ich nun tun sollte. Ich saß einfach in der Halle des Essener Hotels und wartete. Durch Zufall hatte Ottokar Runze, der Regieassistent, etwas im Hotel vergessen und kam noch einmal zurück. Der Portier sagte zu ihm: »Da sitzt noch eine. Können Sie die nicht mitnehmen?« Da nahm mich Runze mit zurück nach Berlin, und ich zog wieder in die Pension am Lietzensee.

Was es bedeutet, Bewunderer zu haben, erfuhr ich zum erstenmal, als sich am Eingang der CCC-Studios Autogrammjäger versammelten und im Chor meinen Vornamen riefen. Es hatte etwas Unwirkliches, aber auch etwas Wunderbares.

Als ich nach Abschluß der Dreharbeiten wieder nach München kam, hatte ich nicht das Gefühl, wieder zu Hause zu sein. Im Gegenteil, ich hatte ewig Sehnsucht nach Berlin, meiner Schicksalsstadt. Nicht für lange Zeit, denn da die Arbeit an den *Frühreifen* erfolgreich gewesen war, hatte ich bald ein neues Engagement.

Meine nächste Arbeit war eine Fernsehrolle in *Das Geheimnis* von Graham Greene, das vom SFB in Berlin produziert wurde. Diesmal wohnte ich nicht mehr in der Pension am Lietzensee, sondern in einer Dachwohnung am Kaiserdamm. Diese gehörte einer Sängerin, die in Dresden arbeitete. Unter dem Datum des 17. September 1957 steht in meinem Tagebuch:

»Ich bin ganz allein in der Wohnung und muß einen Kater versorgen. Ich fürchte mich sehr da oben, und langsam werde ich erwachsen. Ich hab' immer so ein komisches Gefühl, wenn mich ein Mann berührt. Der Kater ist furchtbar lästig. Ich will eine gute, große Schauspielerin werden. Dahinter muß alles zurückstehen.«

Ich fand auch ganz merkwürdige Formen, um mich meiner Ziele zu versichern. So ritzte ich mir mit einem scharfen Messer in den Finger und schrieb mit meinem Blut auf einen Zettel: »Ich will eine ganz wunderbare Schauspielerin werden.« Diesen Zettel habe ich dann noch mit Blut bespritzt und rundherum mit Asche eingerahmt. Ich hab' damals wirklich mächtig gesponnen. Aber ich war ja auch noch nicht so ganz erwachsen.

Was ich da immer wieder aufschrieb, waren keine leeren Worte, und ich kann sagen, daß ich jetzt und in den folgenden Jahren alles tat, um meinem Ziel näher zu kommen. Eigentlich gilt das bei Schauspielern ein Leben lang, wenn sie ihrem Beruf wirklich gerecht werden wollen. Schauspieler kann man nicht einfach sein, man muß sich immer weiterentwickeln, und man kann es nur bleiben, wenn man immer weiter dazulernt, auch wenn man längst kein Kind mehr ist. Jedes Stück verlangt andere Dinge, mit jedem neuen Text erweitert man seinen Horizont, und je mehr Erfahrung man im Spielen hat, desto präziser kann man im Ausdruck werden, wenn man weiter an sich arbeitet und sein Handwerk immer mehr verfeinert.

In der Zeit, in der ich am Kaiserdamm mit dem schaurigen Kater in der Dachwohnung hauste, ging ich morgens durch die windigen Straßen Berlins zu den Proben bis zum Theodor-Heuss-Platz. In Berlin sind die Bürgersteige mit riesigen Granitplatten belegt, und so bin ich oft auf dem Weg ins Studio mit wippendem Pferdeschwanz von Platte zu Platte gehüpft. Trotz der einsamen Wohnsituation begann ich, mich in Berlin zu Hause zu fühlen. Ich glaube, dieser Wind war nicht ganz unschuldig daran, da er mich an mein geliebtes Hamburg erinnerte.

Das Geheimnis war eine Live-Sendung. Ich spielte meine Rolle, ohne genau zu wissen, was diese Art von Sendung bedeutet. Ohne große Vorbereitung stolperte ich da hinein, lernte immer mehr Kollegen und auch die grotesken Seiten des Berufs kennen. Hermine Körner zum Beispiel, die in dem Stück mitspielte, hatte sich ein paar Rippen gebrochen und trug immer eine Art Panzer um den Brustkorb. Der Regisseur, Werner Völger, dachte, ich sei in ihn verliebt, weil er immer Rosen an seinem Auto fand. Dabei war ich das ganz und gar nicht.

Wir probten alle Szenen wie im Theater, dann gab es noch eine Generalprobe und schließlich die Live-Sendung. Für die Nerven der Schauspieler ist das eine ziemliche Strapaze, und so kam es hier und da zu hysterischen Ausbrüchen, so daß die Kollegen und ich immer wieder mal in nicht enden wollendes Lachen ausbrachen. Ich hatte mir gegen das Lampenfieber Baldrian gekauft, den ich aber nicht nahm. Vor meinem Auftritt, der mit den Worten »Doktor Baston« begann, hatte ich plötzlich entsetzliche Angst. Ich hielt mehrere Talismane in der Hand und wollte einfach nicht rausgehen. Schließlich gab mir Hans Hessling buchstäblich einen Tritt in den Hintern, und da blieb mir nichts anderes übrig, als rauszugehen und loszuspielen. Den Schluß der Ausstrahlung haben Hermine Körner und ich verlacht; trotzdem war's ein großer Erfolg.

Kurz nach dieser Sendung war der Kinostart meines

ersten Films. In Erwartung dieses Ereignisses lag ich tagelang mit Bauchschmerzen im Bett – nicht in meinem Zimmer am Kaiserdamm, sondern in der Agentur von Elli Silman. Ich lag auf dem Bauch und sah fern, versuchte mich abzulenken, aber es half nichts. Ich flog nach München und kam dort gleich ins Krankenhaus, wo ich am Blinddarm operiert wurde.

In München hielt es mich nicht lange, ich wollte zurück nach Berlin, den begonnenen Weg weitergehen. Das Zimmer mit Kater am Kaiserdamm gab ich wegen Einsamkeit auf und zog wieder in die Pension in der Kantstraße. Abends durfte ich immer, um nicht so allein zu sein, so lange in Elli Silmans Agentur in der Ebereschenallee im Westend bleiben, bis das Fernsehprogramm zu Ende war. Hier fühlte ich mich ein wenig geborgen, denn Gretel, Elli Silmans rechte Hand, war freundlich zu mir und nannte mich »Schwänchen«. Wenn der Kasten anfing zu rauschen, ging ich in dunkler Nacht bei Wind und Wetter durch die Lindenallee, die Masurenallee, am SFB, in dem noch die Russen arbeiteten, entlang, dann über die S-Bahn-Brücke an den Messehallen und dem Funkturm vorbei in meine Pension. Hier gehörte ich nicht gerade zu den prominentesten Gästen: Wenn ein Zimmer gebraucht wurde, landete ich auf dem Sofa in der Küche und wachte morgens vom Geräusch kochender Eier auf. Manchmal schlief auch die Inhaberin auf einem Feldbett neben mir und rauchte spätabends ihre letzte Gute-Nacht-Zigarette.

Daß ich mir bei dieser Lebensweise komisch vorkam, war wohl kein Wunder: Ein Mädchen in der Pubertät ohne Ansprechperson, ohne richtiges Zuhause, der Filmwelt ausgeliefert, muß sich einsam fühlen. Und dann auf der anderen Seite Autogrammbitten und Artikel in den Zeitungen mit vielen Fotos. Wenn ich Berichte oder Kritiken über mich las, hatte ich immer das Gefühl: Die meinen jeden anderen, nur dich nicht. Ich bin nicht das lebenslustige blonde Ding, das alle so gern mögen. Wenn die nur wüßten. Im Grunde wußte ich selbst noch gar nicht, wer ich war. Wer weiß das schon in dem Alter? Und auch sonst erfährt man es ja erst im Laufe des Lebens, vorausgesetzt, man beschäftigt sich überhaupt mit dieser Frage. Ich habe noch ziemlich lange gebraucht, bis ich wußte, wer ich bin, und erst dann habe ich mich im Leben zu Hause gefühlt.

Damals hatte ich nur ein Ziel vor Augen: Ich wollte weiterkommen, und so verfolgte ich meine Pläne mit großer Energie, kannte kein Privatleben, keine unbekümmerte Lebensfreude und Ausgelassenheit, wie es für eine Fünfzehnjährige normal gewesen wäre. Das alles hatte ich nur auf der Leinwand. In vielen Szenen spielte ich das, was ich im wirklichen Leben gern gewesen wäre – ein bißchen älter, meiner selbst sicherer, von den anderen anerkannt.

Zu tun hatte ich in dieser Zeit genug, aber ich hatte wie alle Mädchen meines Alters natürlich auch Probleme mit mir selbst, ohne ihnen allerdings allzu große Aufmerksamkeit zu schenken. Ich fand mich nicht besonders schön, schämte mich meines Aussehens, aber ändern wollte ich auch nichts daran. Einen Freund hatte ich immer noch nicht und auch keine Freundinnen. Woher auch? Ich war einsam, einsam, einsam.

Ich aß nicht einmal richtig, sondern immer nur Obst

aus der Tüte. Mir war das egal. Es kümmerte sich ja auch niemand darum. Wenn ich heute meinen Sohn Simon sehe, der im gleichen Alter ist, dann wird mir erst klar, was mir damals alles gefehlt hat. An einem Dezembersonntag hatte ich einmal furchtbaren Hunger, aber es war wieder nichts zu essen da. So aß ich den Weihnachtskalender leer, die Schokolade hinter den Türchen verschwand binnen weniger Minuten.

Nachdem mein erster Film in die Kinos gekommen war, hatte ich manchmal Lust, ihn anzuschauen. Das war aber ganz unmöglich, denn er war erst für Jugendliche ab Achtzehn zugelassen. Ich band mir dann immer ein Kopftuch um, zog Schuhe mit hohen Absätzen an und nahm eine Menge Lippenstift. So huschte ich an der Kontrolle vorbei. Heute ist mir klar, daß sie mir mit dieser Rolle eine Menge zugemutet hatten. Aber gestört hat mich das damals nicht, denn ich war viel zu froh, spielen zu können.

Ich war nun richtig unter Vertrag bei der CCC-Film von Artur (Atze) Brauner und hatte einen Siebenjahresvertrag, nach dem mir monatlich ein bestimmtes, vorher festgelegtes Gehalt ausgezahlt wurde. Viel war es nicht. Elli Silman hatte den Vertrag geschlossen, und ich hatte zugestimmt, trotz gewisser Zweifel, ob ich beim Film bleiben oder nicht besser zur Bühne gehen sollte. Aber ich war noch viel zu jung, um selbst irgendwelche Entscheidungen zu treffen; ich hätte es mich nie getraut. Und so überließ ich mein berufliches Schicksal weitgehend meiner Agentin.

Bei Probeaufnahmen zu einem Film mit Horst Buchholz war ich sehr aufgeregt, und es verschlug mir die

Stimme, als mich Herr Buchholz am Hals kitzelte. Ich sollte mich beim Tanzen drehen, so eine Art Pirouette machen. Mein Schottenrock flog hoch, und man sah zwei dünne Beine in Nylonstrümpfen, an Strapsen aus Sicherheitsnadeln befestigt. Sehr gepflegt war ich damals noch nicht. Ich vermied es, mein Haar richtig durchzubürsten, weil es zu sehr ziepte. Also blieb es verklettet. Mich richtig zu waschen und zu baden lernte ich erst einige Zeit später. Da war ich schon knapp neunzehn.

Um mich weiterzuentwickeln, nahm ich Schauspielunterricht bei Else Bongers, die das damalige UFA-Studio leitete. Ich lernte *Pünktchen und Anton*. Bei *Hanneles Himmelfahrt* habe ich zuviel gekichert. Morgens gab es immer Jazz-Tanz. Dabei fiel mir Götz George auf, der mit großem Einsatz arbeitete, aber etwas von einem Teddybären an sich hatte, wie ich damals fand.

Manchmal dachte ich doch über mein Leben nach, fragte mich, ob es schlimm und für meine Karriere schädlich sei, daß ich mir einen Freund wünschte, mit dem ich spazierengehen konnte. Wenn dann wirklich einer nett zu mir war, mich in den Arm nahm und mich streichelte, zog ich mich schnell zurück. Als ich eines Abends auf dem Weg in die Pension war, ein dicker Mercedes neben mir hielt und ein Herr mich fragte: »Na, wollen Sie nicht mitfahren? Wir geben eine süße Party!«, erschrak ich, weil ich dachte, er hätte mich für eine Hure gehalten.

Ich hatte niemanden, mit dem ich über solche Dinge sprechen konnte. Meine Mutter war weit weg, ich hatte auch kein echtes Vertrauen zu ihr und beneidete alle Kinder, die richtige Eltern hatten.

Einmal probierte ich so etwas wie Liebe aus, mit einem

sechsunddreißigjährigen Arzt, der mich auf den Boden warf. Es gab eine kleine Balgerei und den berühmten ersten Kuß, aber ich fühlte nichts dabei und beschloß, diesen mißglückten ersten Kuß nicht als solchen zu würdigen.

Gelangweilt habe ich mich trotz des Alleinseins nicht. Im Januar 1958 begannen die Dreharbeiten zu meinem dritten Film, *Mädchen in Uniform*, in dem ich die Internatsschülerin Ilse von Westhagen spielte. Der Film ist oft im Fernsehen gezeigt worden. Da hatte ich sehr prominente Kolleginnen, unter anderem Romy Schneider, Christine Kaufmann und Lilli Palmer. Gedreht wurde im Atelier, und bei den Anproben für die Anstaltskleidung amüsierte ich mich köstlich. Die Atmosphäre im Atelier war einfach wunderbar.

An die Dreharbeiten selbst habe ich nicht die besten Erinnerungen. Schon bald gingen mir die vielen Mädchen in den immer gleichen Uniformen auf die Nerven. Romy sah ich zum erstenmal bei einem Pressetermin. Sie saß als Manuela auf ihrem Anstaltsbett, von viel Licht angestrahlt. Romy und Lilli, die ja schon bekannte Stars waren, hatten im Atelier kleine Häuschen, in die sie sich zurückziehen konnten, wenn eingeleuchtet wurde. Oft habe ich hinter der Dekoration gesessen und zugehört, wenn sie ihre Duoszenen hatten. Ich bewunderte Lilli sehr, und Romy bat ich öfter um Hilfe, wenn ich beim Spielen nicht weiter wußte. Géza von Radvanyi, der Regisseur dieses Films, war längst nicht so verständnisvoll und väterlich wie Josef von Baky. Radvanyi wußte oft nicht, wohin mit seinen Aggressionen, und hatte mich offenbar zur Zielscheibe erkoren. So geriet ich häufig in

Panik und vergaß meinen Text. »Du, Romy, kannst du mir mal helfen«, sagte ich dann, »mach es mir doch mal vor. Wie hat der Regisseur das gemeint?« Dann spielte mir Romy die Szene vor, und wenn ich es genau so machte wie sie, sagte Radvanyi: »Ja, ja, so ist das richtig.«

Romy erschien mir damals als ein wahnsinnig einsamer Kumpan. Sie gab sich oft, als wäre sie nicht richtig da, zog sich auch immer schnell in ihr Häuschen zurück, und man kam nur schwer an sie ran. Sie saß oft stundenlang fremdelnd auf ihrem Bett. Als es mir mal richtig beschissen ging, weil ich immer so schlecht behandelt wurde, wollte ich sie um Rat fragen. Da ist sie einfach weggeeilt, die Treppe hinaufgelaufen und hat gerufen: »Ich kann nicht, ich kann nicht!« Und fort war sie. Sie war zu sehr mit eigenen Problemen behaftet. Oft lief sie einsam über das CCC-Studiogelände, am Havelkanal entlang, und war für niemanden ansprechbar.

Immerhin hatte sie mir bei ein paar Szenen vorgemacht, wie ich spielen sollte. So kam ich bei den Dreharbeiten ganz gut über die Runden. Diese Art zu arbeiten trug nicht gerade zu meinem Selbstbewußtsein bei. Dabei glaubten immer alle, ich sei die kleine, freche, lustige Bini. Hatten die eine Ahnung. Wie oft habe ich mich vor den Spiegel gestellt und ausprobiert, ob ich noch lachen kann. Am Fotolachen der süßen Sabine habe ich richtig gearbeitet. Vor der Kamera funktionierte das immer, aber ansonsten war in dieser Zeit der ersten Filme mit wirklichem Lachen nicht viel.

Einmal war ich in Elli Silmans Agentur bei einer Einladung zu Kaffee und Kuchen und saß heulend auf Radvanyis Schoß. Ich sagte ihm immer wieder, ich sei so furchtbar schlecht, und schluchzte heftig. Er tröstete mich und meinte, ich sei doch gut in der Rolle und solle mir keine Sorgen machen. In diesem Augenblick kam ein Mann ins Zimmer, der für mein weiteres Leben eine wichtige Rolle spielen sollte: Peter Beauvais. Diese Szene muß ihn sehr amüsiert haben.

In dem Film merkt man nichts von meinen Problemen. Wenn ich ihn heute sehe, finde ich meine Stimme furchtbar piepsig und fremd. Aber damals war diese Art zu sprechen beim Publikum höchst beliebt. So geht es mir mit vielen Kolleginnen aus den fünfziger Jahren; alle sprechen so hoch und lieb und süß und nett. Da hat man doch heute Gott sei Dank ein anderes Bild von den Frauen.

Davon waren wir damals leider noch weit entfernt. Das zeigte sich noch bei verschiedenen Rollen, die ich in den folgenden Monaten spielen mußte. Einmal waren es drei Filme in einem Jahr, und ich fand, daß Elli es mit den Engagements etwas übertrieb. So ganz allmählich regte sich Kritik in mir. Ich wollte nicht mehr jede Rolle spielen, sondern mir aussuchen können, ob auch mir die Filme gefielen. Aber Elli und Atze Brauner hatten mich fest im Griff, und ich war noch nicht in der Lage, mich zu wehren. Nur manchmal versuchte ich, nicht mitzuspielen.

So habe ich mich einmal geweigert, auf einen Pressetermin mitzugehen, und als Elli weg war, trank ich soviel Gin, wie ich nur konnte. Nachher fand sie mich im Tiefschlaf auf dem Teppich wieder. Ich wurde ins Martin-Luther-Krankenhaus eingeliefert und wegen einer Alkoholvergiftung behandelt. Niemand kam auf die Idee, daß ich überfordert war und mich der zu großen Beanspruchung auf diese Weise entzog. Statt dessen wurde nun besonders aufgepaßt, daß ich nicht an Alkohol rankam. Aber auch da hat es Ausnahmen gegeben. Eines Abends im Auto im Grunewald hätte Atze Brauner nur allzu gern herausgefunden, ob die kleine Bini schon liebesfähig wäre. Zu diesem Zweck gab er mir eine Menge zu trinken. Heraus kam dabei nichts, außer daß ich ihm kräftig vor die Füße reiherte. Nix war's mit der Liebesfähigkeit! Sei nicht böse, Artur, ich hab' dich trotzdem gern, denn ich vergesse nie, daß du dich auf dem Ku-Damm mit Elli beinahe um meine Karriere geprügelt hast.

Meine Zweifel an einer Filmkarriere waren nach *Mädchen in Uniform* noch größer geworden. Danach aber folgten weitere Filme, darunter *Kein Engel ist so rein*, der auch in Berlin gedreht wurde. Da spielte ich eine graue Maus, eine Schwester der Heilsarmee, die versucht, einer Gangsterbande das Handwerk zu legen. Einer meiner Filmpartner war Hans Albers, der ständig besoffen war. Er kam morgens ins Studio und rief immer: »Hallo, meine Lieben, mojn! Und nu' machen wir mal einen drauf!« Wenn ich um sieben kam, roch er schon nach Alkohol, und immer stand ein Teewagen mit Alkoholika für ihn bereit. »Komm, min Deern, nu' komm mal rüber, nu' muß ich gleich mal einen zur Brust nehmen.« So ging es gleich los. Albers war allen gegenüber von einer bestimmten, mir falsch erscheinenden Leutseligkeit. Er machte auf Verbrüderung mit dem Team, den Bühnenarbeitern und Beleuchtern. Ich mochte so etwas schon damals nicht. Mich wollte er nur vernaschen. Dauernd hat er an mir rumgetätschelt. Sehr unangenehm.

Außer Hans Albers spielten auch Gustav Knuth, Horst Frank und Walter Giller mit – alle auch nicht gerade dem

Alkohol abgeneigt. Bei einer Szene, die wir in der Kirche drehten, hatten alle ihre Flasche unter der Kirchenbank. Die Dame von der Heilsarmee war, wie üblich, häufig nachts unterwegs. Das bedeutete viel Nachtdreh. Mich strengte das ziemlich an, und ich hing oft müde rum. Eines Tages gab mir ein Komparse ein weißes Tablettchen zu schlucken. Ich nahm es und schlief vierzehn Tage überhaupt nicht mehr.

Mein Leben in der ungastlichen Pension nahm in dieser Zeit ein Ende. Elli, meine Agentin, zog in eine Prachtvilla nach Dahlem, und ich folgte ihr dorthin. Wir lebten nun Tür an Tür mit gemeinsamem Bad. Sie liebte mich wohl wie eine Tochter und mehr. Ihre merkwürdigen Küsse, fest auf die Lippen, waren deutlich und bestimmend. Sie wollte wohl mein Bestes, in jeder Hinsicht. Elli versäumte keine Gelegenheit, ihren illustren Partygästen vorzuführen, wie gut es das Sabinchen bei ihr hätte.

Im Parterre der Villa lagen vier riesige Räume, die ineinander übergingen. Außerdem befand sich noch ein Archiv dort. Elli residierte hier buchstäblich, assistiert von der schlohweißen Schmälchen, ihrer Mitarbeiterin, die im Krieg verschüttet gewesen war und – zu Ellis großem Ärger – immer Steinhäger trank. Es waren auch zwei Sekretärinnen dort, und so war ich stets von älteren Damen umgeben, die mir sagten, was ich zu tun und zu lassen hatte. In dieser Zeit habe ich viele schwarze Gesichter gemalt, um mich abzureagieren.

Ich kann nicht behaupten, ich hätte mich in der Villa wohl gefühlt; Ellis Zuneigung wurde mir einfach zuviel, das Zusammenleben mit ihr war nicht von schlechten Eltern. Ich war ihr gegenüber immer in einer Art Abwehrhaltung und hatte es nicht so gern, wenn sie mir zu nahe kam. Wirklich entspannt und glücklich war ich selten, dazu war ich zu sehr Vorführobjekt, Liebesobjekt, Arbeitseinsatzobjekt. Trotzdem muß ich sagen, es war eine interessante Begegnungsstätte für Künstler unterschiedlicher Art und die Anlaufstelle für Emigranten aus Amerika.

Ich lernte Fritz Lang kennen, der immer ein Monokel trug, Wilhelm (William) Dieterle, Otto Preminger und Lee Strasberg, die mich alle gleich nach Amerika mitnehmen wollten. Engagieren wollten sie mich bereits, nachdem sie die Mückenstiche auf meinen Beinen begutachtet hatten. Dann war Gottfried Reinhardt dort und mein wunderbarer Lehrer Klaus Loewald, der über England nach Australien emigriert war und später als Professor für Politologie nach Berkeley ging. Seit 1993 betritt er Deutschland nicht mehr, und inzwischen hat er leider auch den Kontakt zu mir abgebrochen. Er kann die rechtsradikalen Umtriebe seit dem Fall der Mauer nicht ertragen und lebt wieder in Australien.

Manchmal ging richtig Glanz durch die Räume, wenn diese Leute da waren. Da wurden die alten Filmzeiten wieder lebendig, und auch ein Hauch von Hollywood war zu spüren. Aber leider hatten diese großen Leute des Films ihre Zeit gehabt, und nun arbeiteten sie nicht mehr viel in Deutschland.

Hinter der Villa lag ein riesiger Garten, und hier fanden, wenn Filmfestspiele waren, große Feste statt mit Buffet, Lampions, Musik und schönen Roben. Ich finde es manchmal schade, daß es das heute nicht mehr gibt. Feste sind, sofern sie überhaupt noch veranstaltet werden, richtig öde geworden, und meistens werden sie so abgehalten, daß sie auf dem Bildschirm gut rüberkommen. Ob die Gäste es wirklich mögen, immer von Kameras verfolgt oder von den überstarken Scheinwerfern angestrahlt zu werden, weiß ich nicht. Diese Omnipräsenz des Fernsehens gab es damals glücklicherweise noch nicht, und Feste bei Elli hatten bei allem Glanz doch noch etwas von Intimität. Man war eine große Familie ohne Live-Übertragung und direkte Vermarktung.

Zur Gruppe der Emigranten gehörte auch Peter Beauvais. Er war oft in der Agentur, und als er eines Tages stolz die Geburt seiner Tochter Daniela verkündete, war ich ganz eifersüchtig, ohne zu wissen, warum. Heute frage ich mich manchmal, ob ich auf Karin Hübner, die Mutter, eifersüchtig war, der dieser tolle Mann gehörte, oder ob ich nicht gern die kleine Tochter gewesen wäre, die einen so wunderbaren Vater hatte.

Ich würde Elli Unrecht tun, wenn ich verschwiege, daß sie mich nicht nur ausgenutzt und vermarktet hat. Schließlich hat sie mich auch sehr gern gehabt, wenn auch manchmal ein bißchen zu sehr. Sie sorgte für meine Bildung: Ich hatte verschiedene Privatlehrer, bei denen ich viel gelernt habe, viel mehr, als ich in der Schule je aufgeschnappt hätte. Elli unternahm mit mir Bildungsreisen, ging mit mir in Museen, gab mir Bücher zu lesen. Im Grunde diente das alles aber nur dem Geschäft.

Nachdem ich eine Weile gut funktioniert und bei Elli gelebt hatte, entdeckte plötzlich meine Mutter ihr Herz für die erfolgreiche Tochter. Nun ging der Krieg zwischen Elli und Marlen los. Beide wollten mich managen, beide für mich sorgen. Und beide haben mich wirklich drangsaliert. Elli wollte immer, daß ich mich zwischen ihr und meiner Mutter entscheide. Ich aber wollte weder der einen noch der anderen gefallen. Bis zu meiner Befreiung von diesem Joch hat es dann aber noch eine ganze Weile gedauert.

Meine Geburtstage feierte Elli immer gewissenhaft, ich bekam auch Geschenke, darunter Bücher, die für meine Bildung sorgen sollten und es auch taten. Manchmal lud sie den Berliner Fanclub ein, und dann wurde prächtig Geburtstag gefeiert. Daß es wirklich *mein'* Geburtstag war, leuchtete mir nicht so recht ein. Denn mit der Person, die alle bejubelten, konnte ich mich innerlich nie so richtig identifizieren.

Wirklich zu Hause habe ich mich in Ellis Villa keinen Tag gefühlt. Zu Hause, das waren für mich der Zeitungskiosk beim U-Bahnhof Dahlem-Dorf und das Fahrradgeschäft nebenan. Es gehörte einer Familie Baer, genannt die Bären. Die Bären-Familie hatte zwei Söhne, Horst und Ralf, die sechs, sieben Jahre älter waren als ich. Ihr gehörte auch der Kiosk, und da habe ich manchmal mit großem Spaß verkauft. Die Baers waren damals meine eigentliche Familie.

Einmal schenkte mir ein Club einen Dackel, meine heißgeliebte Minni. Sie war jahrelang meine treue Begleiterin und Zeugin zahlreicher Abenteuer. Es wäre unredlich, wollte ich behaupten, daß mir die Bewunderung des Publikums nicht auch gefallen hätte. Es ist schon sehr schmeichelhaft, wenn man Briefe und Geschenke bekommt, wenn einem die Leute in Sprechchören den eigenen Namen zurufen und auf Filmpremieren begeistert klatschen. Andererseits war es nicht einfach, immer herumgereicht zu werden. Man war der Besitz der Leute, war ein Geschöpf der anderen. Eine eigene Persönlichkeit war nicht besonders gefragt. Ich konnte oft nicht mehr durch die Straßen gehen, ohne daß mich zahlreiche Menschen ansprachen. Das kann ganz schön lästig sein. Wenn ich mit Ellis Haushälterin unterwegs war, rief sie immer: »Elisabeth, komm!« Dann dachten die Leute, ich sei eine andere.

Bei all dem Rummel hatte ich immer das Gefühl, etwas sei falsch daran. Auf den Autogrammfotos erkannte ich mich kaum wieder, das war einfach nicht ich. Und wenn ich beim Drehen wie eine Diva behandelt wurde – auch ich hatte bald so ein Häuschen wie Romy und Lilli und ein Lichtdouble, und man brachte mir zu essen und zu trinken –, hatte ich ein recht komisches Gefühl. Trotzdem lebte ich das Leben als Star, fuhr, als ich etwas älter war, draufgängerisch in meinem Porsche durch die Gegend und genoß dieses Leben. Manchmal sage ich mir heute, ich hätte damals mehr nachdenken und nicht so viel an unwichtigem Trubel teilnehmen sollen. Aber auf solche Gedanken kam ich erst sehr viel später.

Fahrradkunststücke

Im Jahre 1958 passierte mir das erste wirkliche Mißgeschick meiner Karriere, ganz plötzlich, am ersten Drehtag des Films *Stefanie*. Ich hatte die Rolle der Stefanie Gonthar, einer kleinen Lolita im Teenageralter, die sich einen viel älteren Architekten aus Südamerika angelt. Wir drehten auf dem Flughafen Tempelhof, und in einer Szene mußte ich Fahrrad fahren. Laut Drehbuch war Stefanie eine kleine Fahrradvirtuosin. Wir standen auf dem Rollfeld, und ich sollte das Gefährt ausprobieren. Mich packte der Übermut, und ich schwang mich im Bewußtsein aufs Rad, daß jetzt alle zuguckten – die Fluggäste, unsere Crew und alle, die sich dort aufhielten. Überall standen Flugzeuge und dazwischen große Tankwagen. Gleich am ersten Tag wollte ich genauso gut fahren wie die Stefanie des Films. Also raste ich los, es kribbelte in meinem Magen, ich ließ den Lenker los, fuhr freihändig, prallte gegen einen Tankschlauch, und zack, da lag ich. Ich habe noch die Stimme des entsetzten Produzenten im Ohr, der rief: »Sabine, eins, zwei abrollen!« Aber der Fuß tat viel zu weh. Ich kam ins Krankenhaus; es war ein Splitterbruch, der operiert werden mußte, und als nach der ersten Operation der Gips abgenommen wurde, hatte ich berechtigte Angst, nie wieder richtig gehen zu können. Eine humpelnde Schauspielerin? Na, ich weiß nicht.

Ich dachte, meine Karriere sei nun zu Ende, die Rolle würde ein anderes Mädchen bekommen, und es sei erst mal aus und vorbei. Aber es kam anders. Josef von Baky, der Regisseur, und mein Partner Carlos Thompson, der den gutaussehenden älteren Lateinamerikaner spielte, wollten den Film nicht ohne mich machen. Die Filmfirma war bereit zu warten.

Erst Wochen später konnte es weitergehen. Als die Dreharbeiten wieder begannen, hatte ich das Krankenhaus noch nicht verlassen. Ich wohnte gewissermaßen dort. Morgens wurde ich immer abgeholt und ins Studio gebracht. Ich fuhr dann aber nicht auf einem richtigen Rad, sondern auf einem Gebilde mit vier Rädern, an den Füßen dicke Gesundheitsstiefel und einen elastischen Verband am kaputten Fuß. Wenn sie mich abends in einem großen amerikanischen Traumwagen zurückbrachten – nach dem Drehen wurde ich frisch geschminkt und onduliert –, standen immer Leute am Krankenhauseingang und riefen: »Sabine, Sabine« oder: »Sexbombe, Sexbombe!« Das war schon ein recht seltsames Gefühl, aber auch sehr witzig.

Filmschauspieler wurden damals, wenn sie bekannt waren, wie Könige behandelt. Orangen in zarten Scheiben ohne das kleinste Fitzelchen Weiß wurden auf Silbertellerchen gereicht; dazu gab es Servietten und Eau de Cologne. Muttchen und Mascha, die Garderobieren, brachten schließlich auch mir bei, mich von vorne bis hinten bedienen zu lassen. Wir durften keinen Handschlag tun. Es war nur deshalb in Ordnung, weil ich eine große Rolle spielen mußte und kaum laufen konnte. Zuerst wollte ich noch besonders menschlich sein: »Macht euch nicht so viel Arbeit« und so, aber im Grunde nahm man ihnen die Freude, denn sie mochten ihre Tätigkeit und wollten, daß Stars auch wirklich Stars waren. Es ist auch unmöglich, ruhig und konzentriert dazusitzen und sich auf seine Rolle einzustellen und gleichzeitig mit den Bühnenarbeitern, Garderobieren und allen dort freundlich umzugehen. Das ist dummes Zeug und geht auch gar nicht. Pseudomenschlich eben.

Carlos Thompson, der Millionär, den ich mir in *Stefanie* angeln sollte, machte mich, jung wie ich war, recht verlegen. Und nicht nur er, sondern auch die Szenen, die wir da drehten. So mußte ich mit ihm zu sentimentaler Musik tanzen, und er sang mir ins Ohr. Dann wieder sollte ich ihn stürmisch umarmen und küssen, was ich wieder ziemlich lustig fand. Bei allem hatte ich stets Angst vor einer Blamage.

Carlos war mit Lilli Palmer verlobt, sie war seine Riesenliebe, und es kam vor, daß ich beinahe eifersüchtig auf sie war. Warum hält er nur dauernd ihre Hand, fragte ich mich verärgert. Dies war meine zweite Begegnung mit Lilli, nur daß wir dieses Mal keine Kolleginnen waren wie bei *Mädchen in Uniform*, sondern vielleicht so etwas wie Konkurrentinnen Carlos gegenüber. Natürlich war ich über meine Rolle hinaus ein bißchen in Carlos verknallt, und Lilli war mir gegenüber wahrscheinlich nicht ganz frei von Rivalitätsgefühlen. Ob ich denn auch alle meine Wörter behielte, fragte sie mich ab und zu ein wenig herablassend. Sie wußte ja noch von *Mädchen in Uniform*, daß ich manchmal aus Angst vor Radvanyi den Text vergessen hatte. Lilli hat Carlos oft besucht, und dann fuhren sie mit dem edlen Hund und der feinen Limousine von Carlos spazieren. Ich flog auf Carlos, aber Lilli mochte ich auch. So gab es eine gewisse Verwirrung der Gefühle, aber von ernsten Konflikten konnte keine Rede sein.

Mit Lilli habe ich später wieder zusammengearbeitet, das machte viel Spaß, weil wir uns inzwischen lange kannten. Und immer passierte dabei etwas Kurioses. In einer Folge von *Der Kommissar* mit dem Titel *Grauroter Morgen* spielte ich ihre Tochter, ein Mädchen, das rauschgiftsüchtig ist. Damit alles auch wirklich echt wirkte, kam ein Mann vom Gerichtsmedizinischen Institut, um zu begutachten, ob ich das richtige Aussehen hätte. »So wie Sie aussehen, ist das ganz ideal, wunderbar, diese dünnen Arme und die Socken an den Füßen«, sagte er. »Nur mit Ihren Augen, da stimmt etwas noch nicht.« Lilli wußte Rat. Sie hatte einen leichten Silberblick und nahm vor der Kamera oder auf der Bühne Augentropfen, die ihren Blick schöner machten. Die gab sie mir, und meine Pupillen wirkten nun ganz starr. »So ist es perfekt«, meinte der Experte.

Als wir *Stefanie* drehten, nannten mich die Kollegen in Anspielung an Lilli statt Sabine Sinjen Palmine Pinjen. Mir blieb nichts anderes übrig, als darüber zu lachen, aber ich litt darunter, daß ich von meiner Umgebung, besonders von den älteren Kollegen, immer noch nicht ganz ernst genommen wurde. Heute weiß ich natürlich, daß das bei einem Mädchen im Backfischalter, wie man das damals nannte, gar nicht möglich gewesen wäre.

Was mir half, war, daß die Arbeit für mich im Mittelpunkt stand. Mir gefiel sie besser als die Liebe, sie war nicht so vielen Zufällen und gefühlsmäßigen Sprüngen ausgesetzt. Am besten konnte ich immer dann arbeiten, wenn mich die Leute lobten und bewunderten. Das spornte mich am meisten an. Manche Szenen fand ich einfach toll, da vergaß ich alle private Unbill und bekam noch so etwas wie Zuneigung von Carlos ab. Die Nacht, in der wir in den Wannseeterrassen die Tanzszenen drehten, erschien mir als die schönste meines Lebens. So ein schwärmerisches Mädchen war ich damals. In den Drehpausen saßen Carlos und ich allein in einem Zimmer. Ich schlief immer wieder ein, und er streichelte mir über Haar und Gesicht. Ich fühlte mich richtig ernst genommen. Seine Boxerhündin Biene sprang zu mir auf die Couch. Carlos sah mich an, ohne ein Wort zu sagen; es war schon ziemlich romantisch.

Bei der Filmpremiere versammelten sich vor dem Kino Hunderte von Menschen. Wir erhielten Polizeischutz, große Artikel erschienen in den Zeitungen, ich mußte Tausende von Autogrammkarten unterschreiben, und ich ließ mich bewundern.

Mit meinem Fuß ging es nicht besonders. Er war nicht richtig behandelt worden, und die Anstrengungen des Drehens hatten den Heilprozeß verzögert. So mußte ich wieder für längere Zeit ins Krankenhaus. Dieses Mal kam ich ins Oscar-Helene-Heim, die orthopädische Klinik, man setzte mir ein Stück fremden Knochen ein. Die Ärzte waren in Sorge, ob der Knochen auch angenommen würde. Gegen die Schmerzen erhielt ich Morphium, wodurch ich in eine höchst angenehme Stimmung geriet. Plötzlich verstand ich alles und jeden, ich konnte wunderbar reden. Leider haben die Ärzte das Mittel bald wieder abgesetzt. Schade, ich fand, daß es mir sehr lag.

Nun folgte eine Zeit des Liegens, der erzwungenen Immobilität. Das lag mir viel weniger. Mein Lehrer Klaus Loewald kam zu mir ins Krankenhaus, und wir arbeiteten an verschiedenen literarischen Texten. Besonders eindrücklich blieb mir die Verteidigungsrede des Sokrates in Erinnerung. Sokrates hat die Wahl zwischen Verbannung und Tod, und er wählt den Tod. Das machte mich sehr nachdenklich. Wie würde ich mich verhalten? Diese Frage stellte ich mir immer wieder. Und meine Antwort war eindeutig: Ich würde flehentlich darum bitten, mich am Leben zu lassen. Zugleich sagte ich mir damals, es gäbe viele Dinge in meinem Leben, die ich anders machen müßte, und ich hätte noch viel zu lernen. Und irgendwann kam mir auch der Gedanke, daß der Tod so schlimm eigentlich gar nicht sei. In meinen Tagebuchaufzeichnungen von damals ist häufig vom Tod die Rede. Ich hatte manchmal, wie viele Mädchen dieses Alters, auch Gedanken an Selbstmord, aber meine Lebensfreude war immer stärker. Wenn ich damals gewußt hätte, wie sehr der Tod in gar nicht allzu weiter Ferne und für lange Zeit mein Leben bestimmen würde …

Nach mehreren Wochen erlaubten mir die Ärzte Ausflüge in die Stadt. Unbeholfen humpelte ich auf Krücken durch die Gegend, und die Leute erkannten mich alle. Das war nicht nur ein erhebendes, sondern auch ein beängstigendes Gefühl, und wenn ich allein war, zitterte ich oft. Dagegen half nur Beten, und das tat ich dann auch. Ich hatte nie gelernt zu beten. Zu Hause gab es keine Religion, keinen Unterricht, keine Konfirmation. Ich habe es damals von selbst gelernt, und es spielt für mich bis heute eine recht wichtige Rolle.

Nichts wünschte ich mir in der Zeit sehnlicher, als ohne Krücken gehen zu können. Es fiel mir schwer, geduldig zu sein. Ich kam mir minderwertig vor, es störte mich, daß alle Leute Arbeit mit mir hatten, und bedauert zu werden haßte ich ebenfalls. Oft ging ich in den Krankenhausgarten, setzte mich auf eine Bank, besonders gern bei Regen, sah in den Himmel und dachte über alles mögliche nach: Gott, die Welt, Menschen, Gerechtigkeit. Warum kann man ohne Liebe küssen? Warum hat Gott auch den Tieren so etwas wie Liebe gegeben? Warum kann nicht jeder Mensch allein leben? Warum kann ich mich nur so schwer auf Liebe einlassen? Die Tiere können es doch schließlich auch.

Manchmal denke ich, ohne diesen Aufenthalt im Krankenhaus hätte ich vor lauter Filmerei nie Gelegenheit gehabt, wie ein normales Mädchen meines Alters über das Leben nachzudenken, und mitunter bin ich meinem Schicksal fast dankbar, daß es mich mit diesem Knochenbruch gepeinigt hat.

Als ich nach Monaten endlich einen Gehgips bekam, fühlte ich mich fast wie ein Fisch im Wasser. Im Januar 1959 war Filmball, an dem auch ich teilnehmen sollte, in einem Kleid, das die UFA mir kaufte. Ich fand es ungeheuer chic.

Auf dem Ball habe ich viel getanzt, und hinterher fürchtete ich, meinem Fuß geschadet zu haben. Ich traf auch Stars wie Romy Schneider, Alain Delon und Conny Froboess und flirtete mit Peter Vogel. Damals genoß ich solche Glamour-Veranstaltungen noch. Man darf auch nicht vergessen, daß es die große Zeit des Films war. Dieser bedeutete für die Leute Glanz und Freude in der noch immer trüben Nachkriegszeit, und so wurde damals eine Menge Phantasie und Geld in Filme und alles, was damit zusammenhing, gesteckt. Es war natürlich nicht halb so prächtig wie in Hollywood, obwohl eine Menge Schauspieler aus Amerika hierherkam, aber man orientierte sich doch an der dort üblichen, beinahe religiösen Verehrung der Stars.

Das ist heute völlig anders. Immer wieder wird diskutiert, ob Film wichtig ist oder nicht, ob Filmförderung auch wirklich notwendig ist. Damals war das gar keine Frage, die Krise und der wirkliche Bruch mit dem alten Glanz der UFA-Zeit wurde erst in den sechziger Jahren vollzogen. Vorher schien die Welt des Films noch heil, es war eine lebendige Industrie im positiven Sinne, die Zuschauer nahmen regen Anteil an den Schauspielern, ein wenig wie heute bei den Rockstars. Und es wurden die Feste gefeiert, wie sie fielen. Ich begegnete dort vielen internationalen Stars wie Harry Belafonte oder Rita Hayworth. Rita gefiel mir ganz besonders. Nicht nur, daß sie mir als überaus schön erschien, sie war außerdem sehr freundlich und offen und hatte eine wunderbare Ausstrahlung.

Mittlerweile war ich in dieser Welt schon recht heimisch und auch etwas erwachsener geworden. Um so mehr schockte mich die Nachricht, meine Mutter wolle nun endgültig ihren Beruf aufgeben, um mich zu managen. Erstens kam sie Elli Silman damit in die Quere, und zweitens wollte ich selbständig werden und nicht plötzlich eine treusorgende Mutter haben. Außerdem wollte ich mich nicht für immer dem Filmgewerbe verschreiben.

Oft träumte ich davon, in einem Bauernhaus auf einer Hallig in der Nordsee zu leben und im Sturm der Brandung zu trotzen. In der Wirklichkeit wünschte ich mir, eines Tages auf der Bühne zu stehen, denn das Theater war eine frühe Liebe von mir. Ich kannte es vom Kindertheater in Hamburg und München, und ich hatte als kleines Kind selbst schon auf der Bühne gestanden – in den bedeutenden Rollen eines Pilzes, eines Hasen und eines Mondstrahls im weihnachtlichen Kinderstück. Von Anfang an habe ich den Geruch der Bühne und des Theaters geliebt, in den Pausen habe ich jede Loge untersucht, mich unter die Sessel gesetzt, den Geruch vom Theater ganz in mich aufgenommen.

Der schönste Geruch herrscht immer, wenn der Vorhang aufgeht, dazu das Licht, der Duft von Farben und Schminke, da fühle ich mich zu Hause, vollkommener kann es nicht sein. So ging es mir schon als kleinem Pilz in dem Kinderstück, und das hat sich bis heute nicht geändert. Natürlich ist es noch mehr als das, nämlich die Wahrheitssuche, die im Theater stattfindet, das Der-Wirklichkeit-und-der-Seele-der-Menschen-auf-den-Grund-Gehen. Das wußte ich als Mädchen noch nicht und erlebte es erst viel später. Aber während der Filmzeit störte mich oft der schöne oder unschöne Schein, der beim Kino eine so große Rolle spielt. Schauspielerin war ich gern, aber ich wollte es auf der Bühne sein, ohne Kamera, ohne Schnitte, ohne Effekte, die ich nicht selbst erzeugte. Mehr und mehr setzte sich in meinem Kopf fest: Ich will zur Bühne!

Im Privatleben war ich einen großen Schritt vorangekommen. Ich war nicht mehr unbedingt die Kleine, die keiner ernst nahm, und ich hatte endlich einen Freund aus der Nachbarschaft. Es war Ralf, der eine Sohn der Bären, und ich war richtig verliebt in ihn. Seine Küsse habe ich als echt gewertet, weil ich ihn wirklich lieb hatte. Er trug mich, solange ich wegen des Gipses nicht gehen konnte, durch die Gegend, nannte mich Prinzessin, und ich war jung und biestig. Ich hätte ihn auch geheiratet, vorausgesetzt, man hätte die Ehe auf ein Jahr begrenzen können. Auf ein solides bürgerliches Alltagsleben hatte ich keine Lust, und dafür war ich auch noch gar nicht geeignet. Soviel wußte ich schon. Und ich hatte ja noch eine Menge vor: nicht nur Theater zu spielen, sondern auch drauflos zu leben, richtig zu saufen – und in die Kirche zu gehen. Ich habe schon damals Sinn für Religion gehabt, aber noch nicht gewußt, daß ich mal in eine Situation käme, in der sie sehr wichtig für mich sein würde. Damals gab sie mir Trost und half mir, wenn ich mich allein fühlte. Aber ich war nun nicht mehr so einsam wie in meiner Pension am Kaiserdamm. Während der langen Zeit im Krankenhaus kümmerte sich Ralf ganz rührend um mich, er besuchte mich fast jeden Tag. Ich träumte von einem normalen Teenagerleben, bei dem man sich amüsieren kann, mit Gleichaltrigen zusammen ist und private Partys feiert, die nichts mit Film zu tun haben.

Im März 1959 erhielt ich den Bambi und erlebte die Preisverleihung mit einem Gehgips. Gina Lollobrigida und ich fuhren zusammen im Wagen. Als wir an der Menge vorbeikamen, kletterten die Leute auf unser Auto. Auf dem Balkon des Rathauses mußten wir uns dem Kinovolk präsentieren. Laute Sprechchöre erklangen, und zu Ginas Ärger waren die Sabine-Rufe kräftiger als die Gina-Chöre. Bei der Verleihung verbarg ich mehr schlecht als recht meinen Gehgips unter dem weißen Kleid und genoß die Nachbarschaft von Ruth Leuwerik, O. W. Fischer, Hansjörg Felmy und Gina. Ich hatte einen Riesenstrauß roter Rosen bekommen und war recht beeindruckt.

Wenige Tage später wurde mir der Gips abgenommen; zu Ostern begann ich mit den ersten Gehübungen. So ganz allmählich konnte ich mit dem kranken Fuß wieder Schritte machen. Es war wunderbar, endlich wieder mit beiden Füßen auf der Erde zu stehen. Aus dem Krankenhaus war ich noch nicht entlassen, wahrscheinlich zu meinem großen Glück. Denn hier war ich geborgen, alle kümmerten sich freundlich um mich. Oft saß ich an diesen herrlichen Frühlingstagen unter den Kiefern im Park, las Zeitungsartikel über Sabine Sinjen und fragte mich, wen sie damit eigentlich meinten. Oft sagte ich mir, ich wäre bestimmt glücklicher, wenn ich einen Vater und eine Mutter hätte, noch zur Schule ginge und abends mit Freunden und Freundinnen etwas unternehmen würde. Wie froh war ich, daß ich Ralf hatte, der mich vor der Einsamkeit bewahrte.

Ich las auch viel in dieser Zeit, zum Beispiel *Der Idiot* von Dostojewski. Ich war beeindruckt von der wunderschönen Nastassja Filippowna, der alle Männer zu Füßen lagen, und ich begann, mich in die Figuren hineinzudenken, versuchte, ihre Gefühle und ihr Handeln zu verstehen.

Nach Heilung meines Fußes und nach der Entlassung aus dem Krankenhaus war der Kampf zwischen Elli und meiner Mutter voll entbrannt. Beide zerrten heftig an mir, aber ich hatte meine Entscheidung längst getroffen: für meinen Beruf und gegen die hysterischen Damen.

Die Absage an meine Mutter war eine Sache, der Kampf mit Elli eine andere. Sie halste mir nach wie vor zuviel Arbeit auf, ohne je zu fragen, ob ich mit den Filmen, in denen ich spielen sollte, einverstanden war oder nicht. Mit ihr zu reden nützte nicht viel, und so versuchte ich, mir auf andere Weise zu helfen. Noch aber schaffte ich nicht den Absprung, sondern erfüllte widerwillig, aber getreulich meine Vertragspflichten.

Leider kam man auf die Idee, eine Fortsetzung zu *Stefanie* zu drehen, einen Film mit dem Titel *Stefanie in Rio*. Regie führte diesmal Curtis Bernhardt, ein bekannter Regisseur, der viele große Filme gedreht hatte, darunter *Der Tunnel, Der Mann, der den Mord beging, Fegefeuer, Die unterbrochene Melodie* und später in Hollywood *The Lady with Red Hair, Conflict, Possessed* und *The Merry Widow*. Offenbar brauchte er Geld, denn dieser Quatsch interessierte ihn überhaupt nicht. Außer Carlos Thompson und mir spielten noch Andréa Parisy, Françoise Rosay und Peter Vogel mit. Zu den Dreharbeiten fuhren wir nach Brasilien. Wir flogen von Berlin über Düsseldorf nach Rio de Janeiro. Als ich auf dem Düsseldorfer Flughafen den Namen der südamerikanischen Stadt las, war ich mächtig aufgeregt. Wir bestiegen eine Maschine, deren Propeller auf der gesamten Reise immer wieder ausfielen, glücklicherweise nicht alle gleichzeitig.

Carlos und ich hatten Schlafplätze; die anderen wurden vorne in die Touristenklasse gepfercht. In Paris mußten wir zum erstenmal wegen Propellerschadens zwischenlanden. Die nächste Etappe war Lissabon. Auf dem Weg dorthin sah ich den Golf von Biskaya und die lehmige rotgelbe Erde – wunderschön. In Lissabon hatten wir ewig Aufenthalt, weißgekleidete Mechaniker krabbelten auf dem Flugzeug herum, dann endlich durften wir wieder einsteigen. Aber die Reise ging nur ein paar hundert Meter weiter. Dann weigerte sich der Pilot, mit einer Maschine in diesem Zustand weiterzufliegen. Wieder gab es Reparaturen. Peter Vogel, der wie im ersten *Stefanie*-Film wieder meinen Bruder spielen sollte, hatte sich in sämtliche Stewardessen verliebt.

Schließlich starteten wir, ich sah unten im Wasser die Azoren liegen, und schließlich kamen wir bis Recife. Immerhin, doch die Propeller waren wieder reparaturbedürftig. Es dauerte zehn Stunden, bis sie wieder auf Vordermann waren, und in der Zwischenzeit vergnügten wir uns mit Spaziergängen am Meer, trotz meiner Angst vor Skorpionen. Ich seh' noch die Sterne, die so ganz anders waren, so aufregend, so hell. Der Mond hing ganz unten, und darüber die riesengroßen Sterne. Die letzte Etappe ging dann über Brasilien, man sah die Kegel, Krater, Wälder, und dann landeten wir in Rio.

Wir waren in einem prächtigen Hotel an der Copacabana untergebracht, und da war unheimlich viel Leben. Deutschland erschien mir danach wie eine Puppenstube. Hier aber war es wild, lebendig und toll. So andere Menschen mit so viel Temperament!

Vor dem Drehen wurden wir im Hotel geschminkt. Mit dem Aufzug fuhr ich hinunter zu Jettchen, der Maskenbildnerin, in den zweiten Stock, wo die Maske eingerichtet worden war. Hier wurde ich blond gemacht, onduliert und noch und noch geschminkt, und wenn mich der Page im Aufzug wieder nach oben brachte, starrte er mich an und sagte: »How is it possible?« Diese Veränderung einer müden, verschlafenen Sabine in eine elegante, schicke Dame konnte er nicht so richtig begreifen. Jettchen plagte sich immer mit meinen Haaren ab, die bis zur Hüfte reichten. Sie kriegte es mit dem Durchkämmen nicht auf die Reihe und schnitt immer ein bißchen ab. Als wir nach Berlin zurückkamen, wo ich bei der UFA drehen mußte, hatte ich fast einen Pagenkopf. Jettchen war einfach genervt und trank ein bißchen viel. Mir hat das nicht soviel ausgemacht.

Zum Drehen fuhren wir aus Rio hinaus auf eine Hazienda. Da lebten ganz seltsame alte Damen, die noch nie etwas von einem Weltkrieg gehört hatten. Sie wußten nicht mal, daß es so etwas gegeben hatte.

Eines Tages gab es Probleme mit den Technikern, die unzufrieden waren, weil man sie nicht angemessen bezahlt hatte. Sie weigerten sich, uns nach Hause zu bringen. So fuhr lediglich ein Bus bis Rio, in dem auch die Komparsen waren. Diese legten sich mit dem Busfahrer an, und der warf uns alle raus, mich inklusive. Nun stand ich da mutterseelenallein, morgens um fünf, außerhalb von Rio. Ich habe das einfachste gemacht, das man tun konnte, und bin zu Fuß ins Hotel gegangen. Am Straßenrand lagen zahlreiche Menschen und schliefen. Manchmal mußte ich vorsichtig über sie hinwegsteigen, wenn sie auf meiner Route lagen. Schließlich war ich dann doch zu Hause.

Ein andermal fuhr ich mit Françoise Rosay im Taxi von Rio zum Drehort. Diese wunderbare Schauspielerin war Kettenraucherin und zündete sich eine Zigarette nach der anderen an. Unterwegs ging das Taxi kaputt. Es war ihr sehr wichtig, daß wir pünktlich um dreizehn Uhr am Drehort waren. Der Taxifahrer klappte die Haube auf, stand ratlos vor dem Motor und suchte den Schaden. Françoise aß zu meinem großen Erstaunen eine Banane und rauchte mal für fünf Minuten nicht. Ein Glück, denn plötzlich nahm sie ein Stück Bananenschale, klebte es an irgendeiner Stelle am Motor fest, und plötzlich sprang das Auto wieder an. Das war Françoise, sie meisterte alle Situationen.

In unserem Hotel wohnte auch Friedrich Gulda, der in Rio konzertierte und in seinem Apartment Klavier übte. Eines Abends wurde ich eingeladen, mit ihm und Peter Vogel zum Marquis de Quevaz auf ein Fest zu gehen. Ich sagte zu Peter: »Was wollen die von mir? Ich kenne die doch gar nicht.« Da sagte er nur: »Na, was glaubst du wohl? Die wollen dich vernaschen.« Daraufhin blieb ich vor lauter Angst im Hotel.

Zu anderen, äußerst merkwürdigen Einladungen bin ich dann doch gegangen. Wir Filmleute wurden von seltsamen Deutschen, die außerhalb von Rio oder in der Stadt wohnten, in ihre Häuser gebeten. Es waren Flüchtlinge aus Deutschland, aber nicht etwa Emigranten, sondern solche, die nach dem Zusammenbruch des Dritten Reiches hatten fliehen müssen. Es waren, kurz gesagt, alte Nazis, die ihren Ideen treu geblieben waren. Sehr unangenehm. Ein seltsames Publikum hatten wir da, denn diese Leute mochten uns. Umgekehrt war die Wertschätzung nicht besonders groß. Von Brasilien habe ich sonst nicht viel gesehen, denn zum Reisen war leider viel zu wenig Zeit. So ist das ja oft: Man kommt in ein Land, glaubt, man wäre noch ewig dort, und dann ist die Arbeit zu Ende und man muß wieder nach Hause.

Es war meine letzte große Reise, denn nach dieser gefährlichen Tour mit den ständig ausfallenden Propellern packte mich doch gewaltige Flugangst, und die habe ich bis heute nicht verloren. Als wir wieder in Deutschland waren, erschien mir alles so winzig und proper, aber ich fühlte mich dennoch sehr zu Hause. Ich brauche einfach meine Sprache um mich herum, denn Sprache bedeutet mir sehr viel, sie vermittelt mir ein wunderbares Gefühl der Geborgenheit. Dies mag auch ein Grund dafür sein, daß ich nie lange im Ausland gearbeitet habe.

Das scheue Reh

Noch war die Serie von Filmen, die ich gar nicht so gern drehte, nicht abgeschlossen. Einer der Filme, die mir besonders gegen den Strich gingen, war *Die Försterchristel.* Er wurde in Jugoslawien gedreht, und ich hatte nicht die geringste Lust, daran mitzuwirken. Ich fuhr hin und wohnte in einem feinen Schloßhotel. Mir wurden Klamotten verpaßt, von denen andere Mädchen wahrscheinlich geträumt hätten. Mir aber gingen die weißen Tüllkleider allmählich auf die Nerven. Ich sollte darin mit Kaiser Franz Joseph, dargestellt von Peter Weck, auf der Wiese tanzen. In einer Szene sollte ich durch das Gras hüpfen und dazu singen. Außerdem sollte ich Blumen pflücken, die die Requisite in die Wiese gesteckt hatte. Der Text des Liedes lautete: »Hab' ein Herz frei und froh und Verstand sowieso, aber sonst gehört mir nix als minus x, holdrio.«

Einmal kriegt man so einen Mist noch hin, aber nachdem die Szene ein paarmal gedreht worden war, heulte ich, bekam dicke Augen und brachte die Maske und das gesamte Drehteam zur Verzweiflung. Der einzige, der den Humor nicht verlor, war Peter Weck. Er stand hinter einem Baum und versuchte, mir Mut zu machen. Vielleicht hätten wir die Szene bald geschafft, doch sie war noch komplizierter als bisher geschildert. Es sollte nämlich ein Reh hinter mir über die Wiese springen, während ich sang und Blumen pflückte. Und ich war nicht die einzige, die nicht so richtig wollte. Das Reh dachte ebensowenig daran, den Anweisungen der Regie zu folgen. Deshalb kam man auf die glorreiche Idee, es zu mir ins Hotelzimmer zu stecken, damit wir uns aneinander gewöhnten.

Als ich abends in mein Zimmer in der ersten Etage kam, wo ich mich mit dem neuen Zimmergenossen beschäftigen sollte, sagte ich nur »Hallo, Reh.« Mehr fiel mir nicht ein. Wie soll man auch mit einem Reh spielen? Trotzdem saßen wir uns keine Minute gelangweilt gegenüber. Es brach nämlich ein Gewitter los, vor dem sich das Reh und ich gleichermaßen fürchteten. Als es so richtig zu blitzen und zu donnern begann, sprang es erschrocken durchs Zimmer und rutschte auf dem glatten Parkettboden aus. So habe ich versucht, es einzufangen und auf mein Bett zu tragen. Aber ehe ich mich's versah, war es mit einem Satz aus dem Fenster gesprungen und in der Gewitternacht verschwunden.

Alle meine Versuche, mich vor der Abreise den Dreharbeiten in Jugoslawien zu entziehen, waren gänzlich mißlungen. Ich hatte mir die Haare kurz geschnitten und mir das falsche Blond herausgewaschen, so daß mein Mitteldunkelrotblond wieder zum Vorschein kam. Die Filmleute erschütterte das keineswegs. Ich bekam einfach eine superblonde Langhaarperücke verpaßt und entsprach wieder den liebsten Erwartungen des Publikums. Es freute mich deshalb besonders, daß dieser Gegenstand, der meine Ausbruchspläne zunichte gemacht hatte, eines Tages an einem grotesken Spektakel mitwirkte.

Die Handlung war folgendermaßen: Der junge Franz Joseph verabschiedet sich herzlich von der Försterchristel. Dann läuft sie ihrer großen Liebe, dem jungen Förster, dargestellt von Sieghardt Rupp, entgegen und springt zu ihm aufs Pferd. Um diese Szene bewerkstelligen zu können, sollte ich von einer Wippe aus springen, auf dem Pferd landen und dann Arm in Arm mit dem Liebsten davonreiten. Ich sprang also – und was passierte? Ich machte einen großen Satz über das Pferd hinweg. Der Kollege hielt mich gerade noch an den Füßen fest, und die blonde Perücke schleifte über den Boden.

Mein Unbehagen am Film wurde während dieser Dreharbeiten durch eine Nachricht verstärkt, die damals um die ganze Welt ging und viele Menschen erschütterte. Ich machte da keine Ausnahme. Die berühmte amerikanische Schauspielerin Marilyn Monroe hatte sich das Leben genommen. Mir ging diese Neuigkeit sehr nahe, und zugleich erschien mir die tolle amerikanische Kollegin wie ein Opfer des Filmbetriebs. Wenn man so benutzt wird, immer Dinge tun soll, die man nicht will, kann man vielleicht gar nicht anders, sagte ich mir. So will ich nicht enden, das kann nicht meine Welt sein. Und so wuchs in mir die Überzeugung immer mehr, daß ich mich neu orientieren müßte.

Groteskerweise war der Film *Die Försterchristel*, der mir so wenig gefiel, ein Riesenerfolg, auch im Ausland, und in Asien ganz besonders. Der Chef der japanischen Verleihfirma wollte unbedingt wissen, ob ich selbst gesungen hätte. Das mußte ich ihm schwören. Eigentlich hatte aber Ingeborg Hallstein gesungen.

Nach diesem Film mußte ich an einem Projekt mitwirken, das mir ebensowenig lag, an der Serie *Alle meine Tiere.* Darin sollte ich die Tochter eines Tierarztes spielen, und mein Serienvater war Gustav Knuth. Elli war fasziniert davon und meinte, das müsse ich unbedingt machen. Um meine Wut ein wenig zu mildern, bestand ich darauf, mit Brille zu drehen. Ich sah furchtbar aus, aber ich hatte mich geweigert, wieder die Schöne zu spielen, und das auch durchgehalten. Nach sechs Folgen merkten die Leute, daß ich nicht die geringste Spiellust hatte. So wurde ich durch einen dramaturgischen Trick in die Freiheit entlassen: Das Mädchen fährt nach Stockholm und schreibt in einem Brief, daß sie nicht mehr zurückkomme. Damit war es vorbei. Wie die Serie auf das Publikum wirkte? Während ich dachte, welch eine Blamage, wenn das jemand sieht, was sollen die Leute von mir denken, fanden es alle wunderschön.

Der Weg zur Bühne

Bei dem Film *Das Glas Wasser* nach der Komödie *Un verre d'eau* von Eugène Scribe, einer Intrigengeschichte am englischen Königshof, führte Helmut Käutner Regie, und Gustaf Gründgens war mein Filmpartner. Nun hatte ich es zum erstenmal mit einem wirklich großen Regisseur zu tun, der auch sehr viel Theater gemacht hatte. Da hab' ich mich natürlich sehr gebauchpinselt gefühlt, mit solchen Koryphäen zusammenzuarbeiten. Aber es war auch eine Arbeit, bei der ich viel lernen konnte, denn Käutner hatte ein sehr feines Gespür für die richtige Darstellung von Situationen und Personen. Ich spielte die Rolle der Abigail, eines einfachen Mädchens aus dem Volk. Gründgens war wahnsinnig aufgeregt und hielt mir einmal in einer Szene einen Brief, den ich lesen sollte, falsch hin. Um zu erkennen, was darin stand, hätte ich mich bücken müssen, um von unten zu lesen. Daß die Szene neu gedreht werden mußte, langweilte Gründgens über die Maßen, und er nahm sich aus Protest die *Bravo, Star-Revue* und solche Sachen und las sie.

Der große hehre Gustaf war schon ein toller Kerl, aber er war auch manchmal ein wenig kompliziert und überdies der König des Lampenfiebers. Er hatte sogar mehr Angst als ich. Abends, am Ende des Drehtages, riß er sich immer die Perücke vom Kopf, ohne Rücksicht auf Verluste, und der Maskenbildner hatte seine liebe Not, sie bis zum nächsten Tag wieder herzurichten. Sehr glücklich war Gründgens wohl damals nicht, denn er tat alles, um möglichst schnell in sein Auto zu kommen und wegzurasen. Daß ein so berühmter Mann mehr Angst hatte als ich, hat mich schon sehr beeindruckt. Und später, als junge Bühnenschauspielerin, gehörte ein Engagement durch Gründgens zu meinen sehnlichsten Wünschen. Aber das ging leider nicht in Erfüllung.

Käutner war ein überzeugender Regisseur, mit dem ich sehr gern gearbeitet habe. Hier hatte ich so etwas wie eine erste Berührung mit Theaterarbeit, denn Käutner war ein erfahrener Theatermann. Hier ist »die Trivialkunst Film bruchlos zusammengefügt mit den Traditionen des Theaters, es ist die Freude am vorgeschriebenen, nach festen Regeln ablaufenden Genrestück, bei dem gerade deshalb die kleinste Verschiebung der Gewichte plötzlich so bedeutungsvoll wirkt, es ist die ewige Lust des Komödianten, das Schwere leicht zu sagen«, hieß es einmal in einer Kritik. Diese Fähigkeit Käutners, feine Nuancen herauszuarbeiten, seine Personen in die richtige Richtung zu lenken, habe ich überaus geschätzt.

In *Sabine und die hundert Männer*, einer Filmproduktion, bei der Wilhelm Thiele Regie führte – seine Arbeit bestand weitgehend darin, daß er die Augen schloß und ein paar Betonungen monierte, das war alles –, spielte ich die Tochter eines Konzertmeisters (dargestellt von Dieter Borsche), der nach Krieg und Gefangenschaft ohne Anstellung ist. Die Tochter ist einfallsreich, und so gelingt es ihr, dem Vater wieder Arbeit zu verschaffen. Das alles war nicht besonders spannend, aber ich lernte Yehudi Menuhin kennen, der einen Geiger spielte und zwischendurch immer Yoga machte und auf dem Kopf stand. Für diesen Film wurde ich so ausstaffiert, daß ich wieder wie die blonde, liebe, nette Bini aussah, und das fand ich zunehmend furchtbar. Jupp Paschke, einer der Lieblingsmaskenbildner von Romy Schneider, hat mich immer onduliert. Meine Haare wurden mit Benzin gewaschen, damit sie richtig blond waren, brachen dafür aber immer mehr ab. Damit die ganze Prozedur vor dem Filmen abgewickelt werden konnte, holten sie mich schon um fünf Uhr morgens ab.

Dieser Film war ein Remake des Musicals *One Hundred Men and a Girl*, das der deutschstämmige Hollywood-Regisseur Henry Koster 1937 gedreht hatte. Für mich war es eine der letzten unliebsamen Produktionen.

In meinem Privatleben ging es mir allmählich besser, ich hatte die Unsicherheit der Pubertät abgelegt und war allmählich »partnerfähig« geworden. Eines Abends, es war während der Dreharbeiten zu *Das Glas Wasser* in Hamburg, stand Mutti Rodewold, eine Freundin meiner Mutter, in Begleitung eines fast zwei Meter großen jungen Mannes an der Ateliertür. Mutti Rodewold war eine besondere Dame. Ihr Mann war Bierkutscher, sie aber war eine frequentierte Hellseherin. Andreas hatte sie gefragt, ob sie ihn nicht mit mir bekanntmachen könne. Er war Student, hatte mich ein paarmal im Film gesehen und wollte wohl wissen, was für eine Person ich war. Ich glaube, ich verliebte mich auf der Stelle in ihn. Und so begann eine herrliche Zeit.

Andreas war ein echter Bildungsbürger, Sohn eines

bekannten Hamburger Medizinprofessors, belesen und phantastisch gebildet, aber zum Glück auch verliebt. Wir lasen viele, zum Teil recht schwierige Bücher zusammen, ich lernte, über Dinge zu diskutieren, mich interessant zu unterhalten – und ich war glücklich, einen so tollen Freund zu haben. Unsere erste hautnahe Begegnung hatten wir im Beisein von Minni. Ich glaube, das war das erste Abenteuer, dessen Zeugin sie wurde. Wenn ein Liebespaar damals miteinander schlafen wollte, war es nicht so einfach, einen geeigneten Ort zu finden. Wir wählten dafür einen von niemandem vermuteten, eher unromantischen, für den Zweck aber doch sehr geeigneten Ort: die Untersuchungsliege in der väterlichen Arztpraxis. Wir trafen uns, sooft es bei meiner vielen Arbeit möglich war. Andreas konnte als Student über viel freie Zeit verfügen. Das Hotel Vier Jahreszeiten, in dem ich wohnte, mied ich für solche Dinge. Da kam einem die Presse allzu schnell auf die Fersen, und ich wollte doch endlich ein Leben führen, das mir gehörte.

Die Sommerferien, vier geschlagene Wochen, verbrachten wir auf der Nordseeinsel Amrum im Haus von Andreas' Eltern. »Im Haus« muß man ganz wörtlich nehmen: Die Feriengäste hatten uns nämlich gesichtet, und nun trampelten sie in der Nähe des Hauses immer über die Dünen. Am Strand und auf der Straße erkannten mich die Leute, und ich war das so furchtbar leid, daß wir einfach keinen Fuß mehr vor die Tür setzten. Als wir nach vier Wochen kreidebleich zurückkamen, wollte niemand glauben, daß wir Urlaub gemacht hatten. Haben wir aber doch, und zwar auf die schönste und originellste Weise, die man sich denken kann. Welches Liebespaar geht an

Sommertagen mit herrlichem Wind und Sonne nicht an den Strand, sondern liest sich gegenseitig Bücher vor? Wir haben auch noch andere schöne Dinge gemacht, und die habe ich in bester Erinnerung. Minni nahm ebenfalls an diesem Urlaub teil, sie mochte Andreas auch sehr.

Die Freundschaft mit Andreas war wunderschön und währte auch recht lange. Nach unserem zweiten Sommerurlaub auf Amrum fuhr ich mit der Fähre aufs Festland und von dort aus mit dem Zug nach Köln. Minni blieb bei Andreas. In Köln sollte ich in einem vom WDR produzierten Fernsehstück mit dem Titel *Erinnerst Du dich?* mitspielen, in dem Peter Beauvais Regie führte. Ich kannte ihn ja bereits aus Ellis Agentur, er kannte mich, und wir freuten uns beide auf die gemeinsame Arbeit. Es war eine Produktion, die mir Spaß machte und die ich deshalb nicht ablehnte wie manch andere Filme und Serien. Außerdem hatte Beauvais bei den Schauspielern den Ruf eines guten Regisseurs. Ich freute mich darauf, Neues zu lernen. Der Abschied von Andreas für die Zeit dieser Produktion war mir nicht ganz leicht gefallen. Er versprach, mir viele Briefe zu schreiben, was er dann auch tat.

Vor Beginn der Arbeit rief mich Beauvais in meinem Kölner Hotel an, und noch bevor er etwas sagen konnte, rief ich eifrig in den Hörer: »Herr Beauvais, ich habe schon fast den ganzen Text gelernt.« Darauf antwortete er erschrocken: »Nein, um Himmels willen, bloß nicht! Ich muß doch alles neu übersetzen und bearbeiten!« So fing unsere langjährige Zusammenarbeit mit einem wunderbaren Mißverständnis an, aber es machte mir keine allzu große Mühe, die neuen Texte zu lernen. Im Aufzug des Hotels konnte man immer erschnuppern, ob Herr Beauvais das Haus schon verlassen hatte oder nicht. Wenn ja, dann duftete es stark nach Eau de Toilette; er hatte so etwas besonders gern.

Zu meinen Kollegen gehörten Fita Benkhoff, Fritz Tillmann, Charlotte Kerr, Alexander Kerst, Heinz Blau und Heinz Ulrich. Damals probte man Fernsehspiele wie Theaterstücke, das heißt erst vierzehn Tage sogenannte kalte Proben, dann heiße Proben mit den Kameras und dann, wie bei einer Premiere, die Aufzeichnungen der einzelnen Akte oder Takes. Peters Arbeitsweise gefiel mir sehr. Er übte in jener Kortnerschen Manier, die ich später noch bei Kortner selbst erlebte. Präzise erarbeitete er jeden Blick, jede Geste, hinter allem stand ein Gedanke, nichts war dem Zufall überlassen. Das hat mich sehr beeindruckt, ich spürte, daß ich hier sehr viel lernen konnte. Und das war wohl auch einer der Gründe dafür, daß ich mich Hals über Kopf in Beauvais verliebte.

In den Mittagspausen las ich ostentativ die wunderbaren, langen Briefe von Andreas. Ich merkte, daß Herr Beauvais dies registrierte. Meinen neunzehnten Geburtstag feierten wir gemeinsam und kamen dabei auch auf sein Alter zu sprechen. Er werde in drei Wochen fünfundvierzig, sagte er. Ich wollte es nicht glauben, und so zeigte er mir seinen Paß.

Verführt habe ich ihn, nicht er mich. Sonntags hatten wir frei, und Peter nutzte diese Zeit, um für die kommende Woche die Kameraschnitte der Aufzeichnungen zu erarbeiten. Ich bat Charlotte Kerr, mir White-Horse-Whisky zu besorgen, und damit besuchten wir ihn am Nachmittag im Atelier. Von seiner Vorliebe für dieses Getränk wußte ich von unseren Abenden in den im

Rheinpark gelegenen Rheinterrassen. Da tranken wir den Whisky immer mit allen Schauspielern.

Als ich mit Charlotte in seinem Atelier auftauchte, mag er zuerst nicht besonders begeistert gewesen sein. Aber ich blieb, und Charlotte verschwand, und abends waren wir in einer Bar, und ich fand es aufregend, einen neuen Mann kennenzulernen, über einen fremden Rücken zu streicheln. Er war aber auch nicht irgendein Mann. Er hatte einen Kopf, der kämpfte, der ganze Mensch, der er war, kämpfte – gegen Dummheit und vieles andere. Er gab mir dadurch etwas, was mir selbst vertraut war: Auch ich war dabei zu kämpfen, mich gegen viele Dinge zu wehren. Bei ihm fand ich Harmonie und Geborgenheit für viele Jahre.

Was mich an Peter außerdem faszinierte, war seine Lebenserfahrung. Er konnte stundenlang erzählen, und ich hörte ihm gespannt zu. Durch Krieg und Exil war er erwachsen geworden. Wie viele Geschichten hat er mir erzählt, die er in Amerika erlebt hatte. Als junger Mann war er nach New York emigriert, denn er gehörte zu den Juden, die sehr früh begriffen hatten, was in Deutschland geschah. In Frankfurt hörte er als Schüler den antisemitischen Vers »Und wenn das Judenblut vom Messer spritzt, dann geht's noch mal so gut«. Er nahm ihn ernst und hielt es nicht für eine harmlose Marotte von Rowdies.

Kaum hatte er sein Abitur in der Tasche, besorgte er sich einen Paß, fuhr von Frankfurt bis nach Holland mit dem Zug und nahm dort das Schiff nach New York. Noch im letzten Moment hat er es geschafft, seine jüdische Mutter aus Europa zu holen, und lebte dann mit ihr in einem Zimmer in Brooklyn, in keiner sehr schönen Gegend. Sie verdingte sich als Kindermädchen, er arbeitete als Tellerwäscher, aber nur, um sich vorübergehend über Wasser zu halten. Er hatte immer Schauspieler werden wollen, und das wollte er sich durch die Nazis nicht kaputtmachen lassen. So versuchte er alles, um irgendwie einzusteigen. Zeit, eine Schauspielschule zu besuchen, hatte er nicht gehabt. Er brachte sich vieles durch das Studium von Stanislawski selbst bei, rutschte dann in die Szene der ehemaligen Reinhardt-Schauspieler hinein und lernte eine russische Schauspielerin kennen, die für eine Weile seine große Liebe und Mentorin wurde.

Aber er kümmerte sich auch um Jobs. Er lief von Rundfunkstation zu Rundfunkstation, sprach überall vor, war dauernd unterwegs, und immer sagte man zu ihm: »No accent-parts this week.« Das war ganz erklärlich, denn dauernd kamen Emigranten, die mit deutschem Akzent sprachen, und davon hatte man allmählich ein bißchen die Nase voll.

Eines Tages sprach Peter an einem Broadway-Theater vor. Er stand mehrere Stunden in der Schlange, dann wurde er vorgelassen, und nachdem er vorgesprochen hatte, sagte der Regisseur zu ihm: »It's very fine, but you are a bit too young for the role.« Danach ging Peter in seine Restaurantküche zurück, und abends stellte er sich wieder an, denn die Schlange war erneut riesig. Als er wieder an die Reihe kam und der Regisseur sagte: »But you have already been here, why are you coming back?«, antwortete Peter: »Now I'm a little bit older«, und er bekam die Rolle.

Er hatte eben diese Chuzpe. Er spielte dann mit der Frau von Charlie Chaplin, Oona O'Neill, aber nur drei Abende, dann war Sense. Das Stück kam nicht an und wurde gleich wieder abgesetzt. Peter schlug sich den ganzen Krieg über durch, und nach 1945 kam er als Offizier der US-Army nach Deutschland zurück, nach Nürnberg, wo er Naziverbrecher verhören mußte: Ribbentrop, Göring und andere. Er war ein gütiger Mensch und unfähig, Rache zu üben. Er führte die Verhöre sehr fair und vorsichtig durch. Ich habe die Verhörprotokolle noch. Sie sind grauenerregend.

Peter sieht auf den Fotos aus dieser Zeit hervorragend aus. Schwarzes, gescheiteltes Haar, Zigarette im Mund. Da er nicht vorhatte, in Deutschland zu bleiben, kehrte er nach Amerika zurück. Als dann aber der Koreakrieg ausbrach und er keine Lust hatte, erneut in den Krieg zu ziehen, kam er endgültig nach Deutschland zurück. Hier wurde er so etwas wie der Sohn von Kortner. Er reiste mit ihm durch die Lande und lernte das Handwerk von Grund auf. Deshalb haben sie auch ähnlich gearbeitet. Peter hat sehr von Kortners Können und Erfahrung und auch von seiner phantastischen Ausstrahlung profitiert. Für beide war die Präzision der Sprache und der Bewegungen oberstes Gebot. Alles war auf das genaueste durchdacht. Ich begegnete dieser Art, wie schon gesagt, zum erstenmal bei Peter in Köln.

Das erste Buch, das Peter mir schenkte, war *Über das Marionettentheater* von Heinrich von Kleist, das wohl jeder Schauspieler kennen muß. Peter hatte eine kleine Widmung hineingeschrieben, die lautete: »Zur Klärung von einigem«. Ich habe es mit großem Gewinn gelesen und vieles darin Angesprochene aufgrund eigener Erfahrungen wiedererkannt. Denn es behandelt ja ein zentrales Problem des Schauspielers: die Unbefangenheit des Spielens, und wie schwer sie zu erreichen ist.

Nach Beendigung der Arbeit in Köln fuhr ich entgegen meiner ursprünglichen Absicht nicht nach Amrum zurück. Dem armen Andreas ließ ich nur Minni. Ich weiß nicht, wie er es geschafft hat, sie zu versorgen, obwohl ihn die Besitzerin so schnöde im Stich gelassen hatte. Mein plötzlicher Entschluß, ihn zu verlassen, traf ihn sehr, und er blieb noch zwei Monate auf Amrum, um sich von dem Schock zu erholen. Danach trafen wir uns in Hamburg, wo ich wieder einen Film drehte, und da gab er mir den Dackel zurück. Erst wollte er nicht glauben, daß das mit Peter von Dauer sein würde. In zahlreichen Briefen schrieb er mir, auf welchen Quatsch ich mich da bloß eingelassen hätte, dieser Mann sei doch um soviel älter als ich, das hätte keinen Sinn. Mich beeindruckte das überhaupt nicht, denn ich war längst auf einem anderen Planeten.

Auch wenn ich Andreas sehr geliebt hatte, zog es mich unweigerlich zu Peter. Mit Andreas gab ich die erste und letzte große Jugendliebe auf. Inzwischen ist er auch Buchautor und hat mir einen Roman von sich geschickt, eine Sympathieerklärung für einen Hund. Mit unserer Lektüre von früher – wir lasen Camus und andere Autoren dieses Kalibers – hat das allerdings nicht mehr viel zu tun. Aber warum sollte ein Kenner des französischen Existentialismus nicht Unterhaltungsromane schreiben?

Damals tat mir Andreas sehr leid. Aber Peter ging mir einfach nicht mehr aus den Sinn. Er hatte den gleichen Beruf, gehörte derselben Welt an wie ich, es wäre mir völlig unmöglich gewesen, von ihm wegzugehen. So blieb ich bei ihm und er bei mir.

Ein neues Leben beginnt

In Berlin verließ ich Ellis Villa mit der Agentur und allem, was in den Jahren zuvor so sehr mein Leben bestimmt hatte. Auch die Bären-Nachbarschaft mußte ich leider aufgeben, aber Ralf blieb mir zu meiner großen Freude bis heute ein lieber und guter Freund.

Ich zog nun in Peters Wohnung im ersten Stock des Hauses von Hanne Hiob in der Trabener Straße in Halensee, gleich hinter der S-Bahn. Nachts konnte es dort ganz schön unheimlich sein. Einmal fragte mich Peter, als wir dort im Dunkeln spazierengingen, plötzlich: »Was würdest du machen, wenn ich dich jetzt umbringen würde, wenn ich dein Mörder wäre?«

Peter war ein Hitchcock-Fan.

Unsere Gemeinschaft wurde sehr schnell aberwitzig fest; bald war der eine ohne den anderen so gut wie lebensunfähig. Einmal sagte Peter recht eindringlich zu mir, wenn irgendein anderer in unsere Gemeinschaft eindringen könnte, sei schon ein Riß in der Schüssel, und sie würde bald in Scherben gehen. Ich glaube, er hatte Unrecht, denn auf beiden Seiten passierte hier und da einiges, ohne daß unsere Seelengemeinschaft zerstört wurde. Peter und ich, das war nur in geringem Maß ein Vater-Tochter-Verhältnis – entgegen der Meinung vieler Leute.

Wir waren eine harmonische Gemeinschaft, beieinander angekommen, wir waren zu Hause und gingen durch die Welt, geschützt durch uns.

Peter war gesundheitsbewußt, trank frischen Orangensaft und lief morgens um den Grunewaldsee. Damals kannte man den Ausdruck »joggen« noch nicht. Ich trank gelegentlich etwas Whisky, wenn ich allein in der Wohnung war, und manchmal war ich recht hysterisch. Die Rolle der Quasi-Ehefrau war mir noch neu. Und auch später, als wir richtig verheiratet waren, habe ich diese Rolle nie richtig erfüllt. Das habe ich erst viele Jahre später mit Günther, meinem jetzigen Mann, gelernt. Damals, gerade neunzehn Jahre alt, war ich für eine Ehe noch viel zu jung, und ich erwartete zuviel von meiner beruflichen Zukunft, um mich auf ein bürgerliches Leben in Zweisamkeit einstellen zu können.

Meine ersten beruflichen Erfahrungen mit Peter blieben mir in bester Erinnerung. Ich sage deshalb »Erinnerung«, weil ich gehofft hatte, gleich eine neue Arbeit mit Peter machen zu können. Er aber hat mir diese Bitte nicht erfüllt. Ich sei noch zu jung und zu unerfahren als Schauspielerin, und außerdem hätte ich doch auch so genug Engagements. Das war zwar richtig, aber es war kaum etwas dabei, was mir wirklich gefallen hätte. Erst im Jahre 1965 gab er mir in einer Fernsehproduktion eine in meinen Augen wirklich ernst zu nehmende Rolle, die Sonja in *Onkel Wanja* nach Anton Tschechow.

Bis dahin aber war es noch ein weiter Weg. So entschloß ich mich, mein Glück allein zu versuchen, auch wenn ich dabei Elli, Atze Brauner und letzten Endes sogar Peter gegen mich hatte. Unser Privatleben war harmonisch, es gab keinen Streit, und nach Hause zu kommen, bedeutete für mich, nicht einsam und allein zu sein und Schutz zu haben. Aber natürlich kann das einem neunzehnjährigen Mädchen, das das Leben noch vor sich hat, nicht ganz genügen. Das Leben vor sich zu haben, hieß in meinem Fall, meinen Beruf noch besser zu erlernen, die Welt und die Menschen zu erforschen, auf die Suche nach den Geheimnissen des Lebens zu gehen. Was mich dabei aufhalten, mich daran hindern würde, war mir klar. Ich mußte weg vom Unterhaltungsfilm. Wie ich auf diesem Weg weiterkommen würde, das ahnte ich schon. Ich mußte auf der Bühne spielen, dort, wo man mit seiner ganzen Person, seiner ganzen Kraft präsent ist. Film ist für mich etwas furchtbar Enges; auf der Bühne hat man den ganzen Menschen. Aber es dauert, bis man gelernt hat, mit dem großen Raum umzugehen, mit der Bühne, dem Zuschauerraum, der ganzen Atmosphäre, dem Geräusch beim Aufziehen des Vorhangs.

Es war schon aufregend, als ich das 1961 zum erstenmal erlebte. Da sprach ich folgenden Satz: »Warum hast du mir das Kleid so lang gemacht, Mutter? Hätt' ich gewußt, daß du mir das Kleid so lang machen würdest, ich wäre lieber nicht vierzehn geworden.« Damit fing mein erster Auftritt im Theater an, in der Werkstatt des Berliner Schiller-Theaters, einer wunderbar kleinen Guckkastenbühne, in Wedekinds *Frühlings Erwachen.* Ich spielte die Rolle der jugendlichen Wendla Bergmann, deren Mutter sie aus Scham in kindlicher Unwissenheit über alles hält, was mit Sexualität zu tun hat. Wendla geht eine Liebesbeziehung mit dem jungen Melchior ein, wird schwanger und von ihrer Mutter zur Abtreibung gezwungen, an der sie stirbt.

Es war kein fröhliches Stück, aber es spielen zu können, war für mich damals ein großes Glück. Übrigens versuchte Peter in morgendlichen Sitzungen, mein verkrampftes Spiel als Wendla ein wenig zu verbessern. Es half zwar nicht besonders viel, aber ich blieb auch nicht durchgehend schlecht, und die Kritiken waren sehr gut. Selbst Herbert Kesting bescheinigte mir nach der Premiere Begabung. Meine beiden Partner Moritz und Melchior, von Joachim Ansorge und Konstantin Paloff gespielt, haben mir sehr über alle Anfangsschwierigkeiten beim Theater hinweggeholfen. Wie zum Beispiel Lampenfieber überwinden, wie richtig mit Angst umgehen? Sie nahmen mich in den Pausen bei der Hand, gingen mit mir im Freien auf und ab und zeigten mir, wie man atmet, um innerlich wieder ruhig zu werden. Beiden bin ich für ihre Hilfe noch heute dankbar.

Leider hat beide ein schlimmes Schicksal ereilt: Jockel hat sich Jahre später das Leben genommen, und Konstantin starb bei einem Autounfall auf den Elbbrücken in Hamburg. Verdammt, ich hätte sie noch gebraucht, sage ich mir manchmal ganz egoistisch. Immerhin nützen mir ihre beruhigenden Atemübungen noch heute! Es ist ja gar nicht so, daß man, wenn man älter und erfahrener ist, plötzlich kein Lampenfieber und keine Angst mehr hätte. Das hört wahrscheinlich nie auf. Und wenn ich bedenke, welch furchtbare Angst der wahrlich routinierte und große Schauspieler Helmut Lohner hatte, mit dem ich oft in Wien am Theater in der Josefstadt spielte. Einmal hat er aus lauter Verzweiflung Alkohol getrunken und ist dann wie tot auf die Bühne gefallen. Das war ihm lieber als diese furchtbare, manchmal kaum zu ertragende Angst.

Ich lernte diese Angst gleich bei meinem ersten Theaterstück gründlich kennen, und sie hat mich bis zu meinem letzten Stück nicht verlassen. Ich spürte schon damals: Das gehört dazu, damit muß man lernen umzugehen. Sie hat mich nicht abgeschreckt; von nun an blieb das Theater mein wichtigstes Berufsziel, und ich hielt nach neuen Rollenangeboten Ausschau.

Als Bühnenschauspielerin wurde ich wirklich anerkannt, nachdem ich 1967 am Schiller-Theater in *Undine* von Jean Giraudoux zusammen mit Helmut Griem gespielt hatte. Die Rolle der Undine hatte ich zweimal verkörpert: einmal 1965 im Fernsehen unter Peters Regie, und dann zwei Jahre später auf der Bühne. Bei der Bühnenfassung habe ich von der Arbeit mit Peter ungeheuer profitiert. Siegfried Rauch spielte dabei den Ritter und arbeitete intensiv mit Peter, der ihm viele Szenen vorspielte. Ich sprang ihm als seine Partnerin auf den Schoß, und hinterher machte ich dasselbe bei Sigi Rauch. Das war schon ein seltsames Gefühl. Ich habe mich in diese Arbeit sehr hineingekniet, manchmal bis an den Rand der Hysterie. Dann drohte immer mein Kreislauf zu versagen, und wir mußten Pausen einlegen. Aber so war das meistens, daß ich mich bei der Arbeit verausgabt habe. Ich konnte beim Spielen einfach keine Kräfte sparen. Und das habe ich eigentlich auch später nie gelernt, sondern mich immer wieder verausgabt, all die Jahre hindurch.

Für dieses Fernsehspiel hatte ich mir das Haar grünweißblond färben lassen. So konnte man damals aber unmöglich herumlaufen. Ich sah völlig krank aus und trug deshalb auf der Straße immer eine Mütze oder band mir ein Kopftuch um. Wir drehten auch nicht in der

Großstadt, sondern in Baden-Baden, wo es noch viel mehr auffiel. Aber für *Undine* sah es einfach toll aus. Wir hatten eine schöne Kritik von Herbert Ihering, der überhaupt meinen Beginn auf der Bühne und das Spielen ernsthafter Rollen positiv begleitet und mich sehr ermutigt hat.

Undine ist bis heute eine meiner liebsten Rollen geblieben. Für das Spiel auf der Bühne hatte ich dank der Arbeit mit Peter die besten Voraussetzungen. Dieses auf Märchenstoffe zurückgehende Stück hat einen ganz besonderen Zauber. Die Nixe Undine wird einem Fischerpaar vom Wasserkönig als Kind untergeschoben, dessen Tochter Bertha er an den irdischen Königshof entführt. Der Ritter Hans von Wittenstein hat sich im Fabelwald in Bertha verliebt, ist ihr verfallen, unterliegt dann aber in der Hütte der Fischer dem Minnedienst Undines. Diese versucht, Bertha zu ihren richtigen Eltern zurückzubringen, was aber an Berthas Hochmut scheitert. Undine, der Ritter und Bertha begeben sich auf die Burg der Wittensteins. Hans will von der Nixe nichts mehr wissen, wendet sich wieder seiner früheren Geliebten Bertha zu und will sie heiraten. Undine aber hat einen Pakt mit dem Wasserkönig geschlossen, wonach der Ritter sterben muß. Undine kehrt in ihr Element, das Wasser, zurück.

Im Gegensatz zu den traditionellen Undine-Geschichten wie *Die kleine Meerjungfrau* von Hans Christian Andersen ist es nicht Undine, die Erlösung aus ihrem Zustand durch eine liebende Seele sucht. Vielmehr sucht der Mensch sein in der Welt und der Individualität eingeengtes Sein zu erweitern. Hierbei hat Undine die Rolle der Vermittlerin. Für sie ist das Durchqueren der Elemente kein Problem, sie kann das Wasser heranholen und wieder bändigen. Dieser mythologische Stoff und alle Ausdrucksmöglichkeiten, die mir diese Rolle als junge Schauspielerin bot, faszinierten mich. Es gelang mir, glaube ich, auch das Publikum von meiner Undine zu überzeugen.

Allerdings war ich damals noch nicht so sicher, ob es wirklich ein Erfolg war. Das war ich erst, als ich Jahre später in unserem Ferienhaus die Kritiken zu dieser Inszenierung las. Willi Schmidt, den Regisseur, hab' ich sehr geliebt.

Die Premiere fand an einem Sonntag statt. Vormittags haben wir noch einmal geprobt, und dabei habe ich ganz leise gesprochen, um nichts rauszugeben. Dann habe ich versucht, mit Helmut Griem, der den Ritter Hans spielte, etwas zu essen, und danach bin ich in meine Pension, die Aida, gegangen. Das war eine Art Puff. Da hab' ich mich hingelegt und plötzlich ein Schreckenslampenfieber bekommen, und dann hab' ich zu der Besitzerin, Madame Aida, gesagt: »Madame Aida, ich brauche einen Cognac!« Den hab' ich auch bekommen. Es war Viertel nach drei; dann bin ich tief eingeschlafen. Die Premiere ging um halb acht los, und ich bin um Viertel nach sechs aufgewacht und hätte die Aufführung um ein Haar verschlafen. Als ich ins Theater kam, war die Garderobe voll mit Blumen. Das erinnerte mich an den Starkult, den ich vom Film her kannte, und später hab' ich das abgestellt, weil Theater Arbeit ist. Feiern soll man lieber erst hinterher. Da lagen auch noch Regieanweisungszettel, und Boleslaw Barlog, der Intendant, kam und sagte: »Hab keene Angst, Meechen.« Ich antwortete: »Ich hab' keine Angst.« Und tatsächlich war ich so ruhig wie eine kalte Hundeschnauze.

Dann ging ich hinaus als Undine und sagte: »Wie schön du bist! Ich wußte, daß es einen Grund haben muß, Mädchen zu sein, weil die Männer so schön sind.« Da gab es einen Mordslacher, und ich wußte nicht, warum. Am Ende hatten wir zweiundsiebzig Vorhänge, mit einem eisernen. Davon kann man heute nur träumen. Peter hatte mir gesagt, er werde nicht kommen, er war aber dann doch da. Gefeiert haben wir nicht, sondern ich bin die halbe Nacht mit Peter durch Berlin gelaufen und habe ihm Vorwürfe gemacht, daß er bei der Fernsehfassung meine letzten Sätze gestrichen hatte, weil er sie so blöd fand. Mir gefielen sie gut, und auf der Bühne hatte ich sie gesprochen. »Auf dieser Welt, die für uns von Schönheit strahlt, den einzigen Platz zu suchen, wo alles wie Lüge und Verrat zu Hause ist, und daran all seine Kraft zu vergeuden, das ist es, was den Menschen unglücklich macht. Ich bin glücklich. Ich bin die Glücklichste.« Das Nonkonformistische, das in der Figur der Undine steckt, das Anderssein, das Erkennen von Irrtum war, glaube ich, das, was mir an der Undine so besonders gefiel.

Peters Auffassung war eine andere, und wir konnten uns in dieser Nacht nicht einigen. Am nächsten Morgen mußte er früh um sechs wieder zur Probe nach Frankfurt. Hätten wir uns doch gemeinsam über den Erfolg gefreut und gefeiert. Aber das sollte nun eben nicht sein. Bedauerlich, was für einen Blödsinn man manchmal macht.

Nach der *Undine* mit Peter machten wir im Theater in der Josefstadt gemeinsam *Die Sommerfrische* von Carlo Goldoni. Zu meiner Freude war ich kaum noch in Filmen zu sehen. Niemand begriff meinen Weg so richtig, weder die Presse, die schrieb, jetzt sei meine Karriere vorüber, noch meine Mutter, die von Theater und Fernsehen sowie von der Art, dort zu arbeiten, nicht viel Ahnung hatte. Sie sagte mir immer wieder, sie fürchte um meine Karriere. Mich ließ das alles völlig kalt.

Ich lernte Ulrich Schamoni kennen. Uli wollte Filme machen, die sich vom deutschen Nachkriegsfilm unterschieden, die mit dem ganzen alten Plunder und Kitsch aufräumten, die sozialkritisch sein, sich der Gegenwart stellen sollten. Es war die Zeit des berühmten Jungen deutschen Films. Uli Schamonis Film sollte ursprünglich »Zwei Zimmer, Küche, Bad« heißen, erhielt dann aber den Titel *Es*. Er erzählt die Geschichte eines Paars, das unverheiratet zusammenlebt und glücklich ist. Eines Tages wird Hilke, die Frau, schwanger, und als ihr Freund das erfährt, will er das Kind auf Biegen und Brechen nicht haben. Schließlich läßt sie es abtreiben.

Schamoni nahm die Arbeit sehr ernst. Schon vor Beginn der Dreharbeiten schrieb er mir Briefe, erläuterte bestimmte Szenen, zum Beispiel jene, in der Hilke vor dem Spiegel steht, ihr Gesicht betrachtet und sich fragt, ob sie das Kind austragen soll oder nicht. Wochenlang diskutierten Schamoni und ich, wie wir uns was vorstellten. Diese intensive Vorbereitung hat mir sehr gefallen, und so habe ich die Rolle angenommen. Gedreht wurde der Film in Schamonis Wohnung gleich hinter dem Theodor-Heuss-Platz, und ich muß sagen, ich habe seine Frau bewundert, daß sie das alles über sich ergehen ließ. Dauernd war das ganze Team da, in ihrem Bett, in ihrer Küche, in ihrem Wohnzimmer. Sie hat das ausgehalten, eine tolle Person.

Die Dreharbeiten im Freien waren auch nicht ohne.

Da haben wir einmal im Grunewald eine Szene gedreht, bei der die Hilke im Volkswagen wirr und kopflos durch die Gegend rast, immer zwischen den Bäumen hindurch, und Gérard (Jerry) Vandenberg mit der Kamera hinterher. Plötzlich stand da ein amerikanischer Panzer, und da ich beim Drehen keine Scheu, Rücksicht oder Angst kannte, bin ich hinter dem Panzer her, um den Panzer rum, dann ausgestiegen und auf den Panzer gekrabbelt. Das haben die alles mitgedreht, und dann kam ein amerikanischer Soldatenkopf zum Vorschein: »Hello, hey, Ma'am!« Dann bin ich in den Panzer rein. Es war sehr nett und lustig, und als sie bemerkten, daß wir drehen, brachen alle in schallendes Gelächter aus.

Das gesamte Filmteam bestand aus jungen Leuten. Wir verhielten uns nach dem Prinzip »Don't trust anybody over thirty«, und entsprechend lustig ging es zu. So hat sich zum Beispiel keiner darüber beklagt, daß wir im Wald alles neu drehen mußten, sondern das Ganze wurde eher als eine Art Happening aufgefaßt. Es war ja damals die Zeit für so etwas. In einer anderen Szene bin ich (als Hilke) auf riesenhohen Absätzen wie eine Wilde durch den dichtesten Ku-Damm-Verkehr auf einen Bus zugelaufen, hineingesprungen und im Blitztempo die Treppen hinauf in die obere Etage. Jerry immer hinterher. Nie hätten wir daran gedacht, daß uns was passiert, und es ist uns auch nie etwas zugestoßen. Beim Synchronisieren des Films lernte ich Maximilian Schell kennen, der im Studio nebenan arbeitete. Ich glaube, er dachte, ich läge ihm zu Füßen, nur weil er Maximilian Schell ist, ähnlich wie Robert Hossein in Paris. Mit solchen Männern hab' ich nie was im Sinn gehabt.

Der Film ging dann auch nach Cannes. Auf dem Weg dorthin packte mich entsetzliche Flugangst. Neben mir saß ein reizender indischer Maharadscha und machte mir kräftig den Hof. Das lenkte mich so wunderbar ab, daß ich mich bereit erklärte, alles zu tun, was er wollte. Mehrmals sagte ich zu ihm: »Je fais tout ce que tu veux«, ich mach' alles, was du möchtest. Ich glaube, ich habe ihm sogar die Ehe versprochen. Nachdem wir gelandet waren, kam ich wieder zu Verstand, die Normalität hatte mich zurück, und von einer Verbindung mit dem Maharadscha war keine Rede mehr.

In Cannes erhielt *Es* den Preis der Filmkritik. (Später wurde der Film noch mit fünf Bundesfilmpreisen ausgezeichnet, darunter einer für mich als »Beste Hauptdarstellerin«.) Joseph Losey, der den Film gesehen hatte, wollte mich für den Film *Accident* engagieren, und auch Louis Malle wollte einen Film mit mir drehen, welchen weiß ich nicht mehr. Aber ich habe diese Angebote abgelehnt und die Ehefrau gespielt.

Zu jener Zeit war ich noch in Ellis Fängen, die einen internationalen Star aus mir machen wollte. Sie war darauf fixiert, daß ich Karriere in Hollywood machte – und das wäre beinahe auch geschehen.

Onkel Wanja

Solange Peter lebte, sind wir uns trotz Trennung und Scheidung immer sehr nahe gewesen. Wir waren in gewisser Weise seelenverwandt und haben manche Dinge geteilt, die nur uns gehörten. Da ich noch sehr jung war, als ich ihn kennenlernte (Peter war sechsundzwanzig Jahre älter als ich), blieb es nicht aus, daß er mich nicht nur als Menschen entscheidend prägte, sondern mich auch auf meinem Weg ins Schauspielerdasein begleitete, was allerdings nicht ohne Konflikte abging.

Schon in der ersten Zeit der Verliebtheit, in den ersten Monaten unseres Zusammenlebens, die normalerweise bei Paaren harmonisch verlaufen, versuchte ich, Peter dazu zu bewegen, mir zu helfen, am Theater als seriöse Schauspielerin vorwärtszukommen. Damit kam ich aber bei Peter nicht so recht weiter, denn lange Zeit hielt er mich für zu jung und arbeitete lieber mit erfahreneren Kolleginnen. Wie gern hätte ich zum Beispiel die Irina in den *Drei Schwestern* von Anton Tschechow gespielt. Er aber wollte zunächst nicht, daß ich aus unserer privaten Gemeinschaft berufliche Vorteile zöge. Später gab er mir dann doch zu meiner großen Freude die Rolle der Sonja in *Onkel Wanja*, einer Fernsehproduktion für das ZDF.

Sonja, die Nichte von Wanja, selbst durch eine unerwiderte Liebe zu dem Arzt Astrow verletzt, ist, nachdem sich auf dem Landgut, auf dem sie leben, eine allgemeine Desillusionierung breitgemacht hat, als Jüngste in der Gemeinschaft diejenige, die trotz aller Enttäuschung an das Leben glaubt und die anderen tröstet: »Wir werden weiterleben, Onkel Wanja. Eine lange Reihe von Tagen und endlosen Abenden. Wir werden geduldig alle Prüfungen ertragen, die das Schicksal uns noch auferlegt … Und wir werden ausruhen.« Ich habe die Rolle zusammen mit Peter in aller Sorgfalt und Genauigkeit erarbeitet und viel gelernt. Nicht umsonst war Peter ja Schüler von Kortner gewesen. Die Figur der Sonja, die ich später noch einmal am Theater in der Josefstadt spielte, ist mir ans Herz gewachsen, und ich mochte sie schon damals sehr, ohne zu wissen, daß ihre letzten Worte in dem Stück einmal für mich existentielle Bedeutung haben würden. Ein Zufall ist das bestimmt nicht. Theater hat mit Menschen zu tun, und Menschen erleben bestimmte Situationen, auf die bestimmte Wahrheiten zutreffen. Daß dies so ist, faszinierte mich beim Theater von Anfang an, und es wurde immer selbstverständlicher für mich, daß die Suche nach Wahrheit – am Theater und in meinem persönlichen Leben – eines meiner wichtigsten Ziele sein sollte. Sie ist es bis heute geblieben.

Im Jahre 1963 spielte ich an den Bühnen der Stadt Köln Theater, und zwar die Prinzessin in *Der Schatten* von Jewgeni Schwarz in einer Inszenierung von Rudolf Steinboeck sowie die Helena in *Ein Sommernachtstraum.* Hier führte Gerhard Klingenberg Regie. Ich war gern in Köln, denn es erinnerte mich an die Zeit, in der ich Peter kennengelernt hatte, und so verband mich Positives mit dieser Stadt. Die Kölner sind überaus freundliche Menschen. Vielleicht ist das ein Relikt aus der Zeit, als die Römer hier waren. Wer weiß?

Nach dem Theaterengagement in Köln drehte ich in Frankreich *Mein Onkel, der Gangster* mit Lino Ventura. Das war ein sehr schöner Film, in dem es richtig Spaß machte zu spielen. Ich mochte die französische Sprache, die Kollegen und überhaupt die ganze Atmosphäre furchtbar gern. Der Ventura war einfach ein toller Kerl. Ich erinnere mich an die Mittagessen mit dem gesamten Team an den langen Tischen, wenn wir schon geschminkt waren. Jeder brachte etwas Feines mit, aber das Beste hatte immer Lino dabei. Und dann der Wein. Ich dachte immer, mein Gott, vor dem Dreh! Aber es ging wunderbar.

In Paris wollten sie mich nach meiner Arbeit dort, die wohl recht gelungen war, zum Star machen. Ich habe dankend abgelehnt, da ich kein Star mehr sein wollte. Als Star kann man nichts mehr lernen, sondern muß sich immer als etwas geben, was man nicht wirklich ist. Keine gute Voraussetzung, um sein Handwerk wirklich von Grund auf zu beherrschen. Als Star arbeitet man nicht mehr richtig, man macht keine echten Erfahrungen, sondern spielt mit der Zeit nur noch dem Wunschdenken, den Erwartungen des Publikums entsprechend. Ich kannte das schon zur Genüge von meiner deutschen Filmkarriere, und es kam für mich bei aller Sympathie für das wunderschöne Frankreich nicht in Frage. Es schmeichelt einem natürlich, wenn man gefragt ist, und eine Filmkarriere in Frankreich hatte auch etwas Verlockendes. Aber ich wußte damals schon zu genau, was ich wollte; ich hatte die Bühne und alles, was an Faszinierendem dazugehört, kennengelernt. Dahin zog es mich zurück.

Die Atmosphäre in Frankreich war damals im übrigen noch nicht ganz unproblematisch. Zu tief saß in vielen Franzosen noch die Erinnerung an die Besatzung durch die Deutschen, und manchmal hörte ich, wie die Leute über die *boches* schimpften. Eines Abends wurde ich in gewisser Weise Opfer dieses Hasses gegen die Deutschen.

Wir drehten außerhalb von Paris, und der Sohn des Produzenten fragte mich, ob ich nicht mit ihm in die Stadt zurückfahren wolle. Ich war recht froh, denn ich war bereits um sieben Uhr abends fertig, und die anderen drehten noch weiter. So hätte ich lange warten müssen. Leider dauerte es dann doch ziemlich lange, bis ich in mein Hotel in der Rue François Ier kam. Auf der Fahrt redete mein galanter Fahrer davon, daß ich eine *boche* sei, die den französischen Schauspielerinnen die Rollen wegnähme. Jetzt fielen die Deutschen schon wieder in Paris ein.

Leider fuhren wir gar nicht nach Paris, wie er mir versprochen hatte, sondern wir landeten plötzlich auf einem Gutshof. Er meinte, es würde etwas dauern, ich könnte ruhig mit ins Haus gehen. Dann sagte er bestimmter: »Nun kommen Sie schon mit.« Und dann fand ich mich in einem Raum, in dem sich ein Pärchen vergnügte. Er sah mich an, um zu sehen, wie ich reagierte. Ich sagte nur: »Pardonnez-moi« und ging schnell hinaus. Dann führte er mich durch verschiedene Räume, in denen lauter Pärchen vögelten, und ich wurde aufgefordert mitzumachen. Es war ein recht mysteriöser Alptraum. Langsam wurde mir angst. Ich fragte mich, was geschehen würde, wenn sie mich zwängen. Ich bemühte mich, ganz ruhig zu bleiben, und ging langsamen Schrittes zur Tür. Dann folgten mir alle aus den diversen Zimmern, glotzten mich ganz seltsam an und grinsten. Ich habe mich auf einen Stuhl gesetzt, nach unten geschaut und mich ganz still verhalten. Schließlich kam mein Kavalier und sagte, jetzt könne ich wieder mitfahren. Dann hat er mich nach Paris gebracht, aber nicht etwa bis zum Hotel, sondern er hat mich irgendwo in der Stadt abgesetzt. Was das nun bedeuten sollte, habe ich nie so ganz begriffen, aber ich glaube, es hatte etwas mit den Ressentiments gegenüber den Deutschen zu tun. Das war im Jahr 1963, als die Politik der Aussöhnung zwischen Deutschen und Franzosen noch nicht so deutlich zu spüren war.

Hollywood, ja oder nein?

Peter und ich waren wegen Peters Arbeit nach München gezogen. Er hatte eine feste Anstellung als Fernsehspielchef bei einer Fernsehgesellschaft, und so kam eine gewisse Seßhaftigkeit in unser Leben. Allerdings mußte Peter viel arbeiten. Ich hatte es abgelehnt, in eine feine Gegend wie Bogenhausen oder Harlaching zu ziehen, und so mieteten wir eine Dreizimmerwohnung in einem Vorortsmietblock. Es dauerte eine Weile, bis wir dort eingerichtet waren. Besuch mußte auf dem Boden sitzen, weil es an Stühlen mangelte. Peter hatte seine Sachen in Koffern und konnte auf einen Schrank verzichten. Schließlich bauten wir uns doch so etwas wie ein Zuhause.

Wir hatten dann auch eine sehr liebe Zugehfrau, die es nicht ertrug, wenn ich, wie eigentlich gewohnt, etwas im Haushalt machte. Sie wollte eine *grande dame* im Haus haben. Morgens durfte ich gerade aufstehen, sie machte das Frühstück, und danach durfte ich ins Wohnzimmer oder an den Schreibtisch gehen und Arbeiten an sie delegieren, ihr sagen, was eingekauft werden sollte, wo zu putzen war. Ich durfte keine Tasse anfassen. Sie brauchte eine Dame des Hauses, und ich habe diese Rolle halt entsprechend erfüllt.

Peter und ich waren nun schon viele Monate zusammen, und immer noch waren wir glücklich miteinander. Deshalb war es ganz selbstverständlich für uns zu heiraten. Wir taten es am Nikolaustag 1963. Meiner Mutter hatten wir vorsichtshalber nichts davon erzählt, damit sie uns nicht schon vor dem Ereignis mit der Regenbogenpresse verrückt machte. So heirateten wir in kleiner Runde nur mit den Trauzeugen, und meine Mutter erfuhr erst davon, als alles geschehen war. Zum Termin im Rathaus erschienen wir in allerletzter Minute. Dies lag daran, daß Peter es über alles liebte, in der Frühe zu baden. Wenn der Produktionswagen morgens um halb acht kam, um ihn abzuholen, dann war klar, daß er sich bis fünf vor halb in der Badewanne aufhielt. Warum hätte es bei unserer Hochzeit anders sein sollen?

Um halb zehn sollte die Trauung stattfinden, um Viertel vor neun war Peter noch in der Wanne, ich hatte mein schwarzes Kostüm bereits an, um neun fuhren wir los und gerieten auf der Dachauer Straße gleich in einen prächtigen Stau. Immerhin, die Ringe hatten wir, aber keine Blumen. Die zog Peter aus einem Automaten an der Tankstelle, ungefähr drei Nelken, die die Köpfe hängen ließen. Um Viertel vor zehn waren wir beim Standesamt. Inzwischen hatte man ein anderes Paar vorgelassen. Unsere beiden Trauzeugen, Peter Capell, ein alter Freund von Peter aus Amerika, und Jan Schlubach, Peters Bühnenbildner, standen in schwarzen Nadelstreifenanzügen da und dachten schon, wir hätten uns anders entschieden und kämen nicht mehr. Schließlich wurden wir getraut, und ich habe mich verschrieben: Nach dem Jawort unterschrieb ich das Dokument nämlich mit Sabine Sinjen und nicht mit Beauvais. Vom Standesamt aus rasten wir gleich zu Peters Probe und köpften im Auto noch schnell einen Pikkolo. Das war die ganze Feier. Dann fuhr ich nach Hause, weil ich in dem Stück, das Peter gerade machte, nicht beschäftigt war.

Ich saß allein zu Hause und war deprimiert. So schön sollte die Ehe sein? Irgendwie gefiel mir dieser Tag überhaupt nicht. Nachmittags bin ich dann zu meiner Mutter gefahren, die gerade umgezogen war. Ich half ihr beim Einräumen der Schränke und sagte beiläufig: »Du, ich hab' heute früh geheiratet.« Was tat sie als erstes? Sie rief bei der *Abendzeitung* an, und dann ging es rund mit der Presse, mit Interviews, Glückwünschen und all dem Rummel, den Peter und ich gern vermieden hätten. Auf Hochzeitsreise gingen wir erst später, weil ich noch spielte und Peter Regieaufträge zu Ende bringen mußte. Zu Ostern fuhren wir aber auf eine wunder-wunderschöne Hochzeitsreise nach Sizilien.

Als ich wieder zu Hause war, konfrontierte mich Elli erneut mit ihren verlockenden Ideen. Für mich gab es kein anderes Ziel, als auf der Bühne zu spielen. Elli hingegen wußte durch ihre Jahre im amerikanischen Exil, daß es noch etwas anderes gab als die deutsche Provinz. Sie dachte nach wie vor daran, mich zum Hollywoodstar zu machen. Sie nutzte ihre internationalen Verbindungen, setzte sich mit ganzer Kraft für mein Fortkommen ein und brachte mich mit Stanley Kramer zusammen. Ich traf ihn gemeinsam mit Otto Preminger im Hotel Vier Jahreszeiten in München. Er suchte eine Schauspielerin für die Rolle der Elsa in dem Film *Ship of Fools (Das Narrenschiff)*. Nachdem sich die beiden voll Vergnügen mit den Mückenstichen auf meinen Beinen beschäftigt hatten, bot Kramer mir die Rolle an.

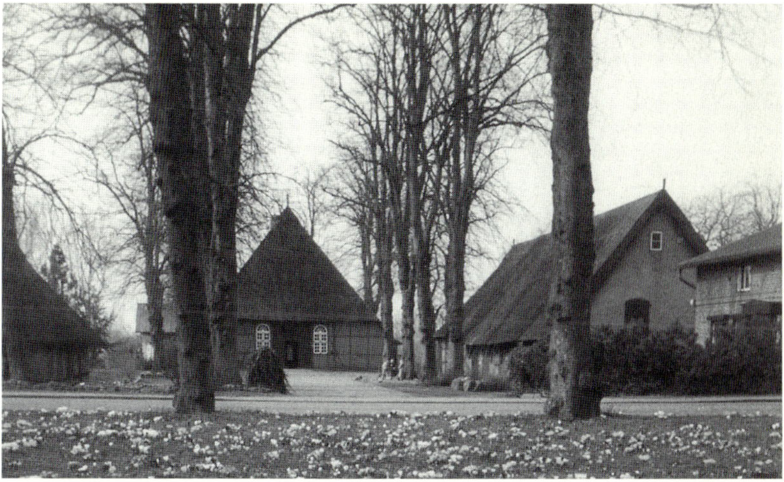

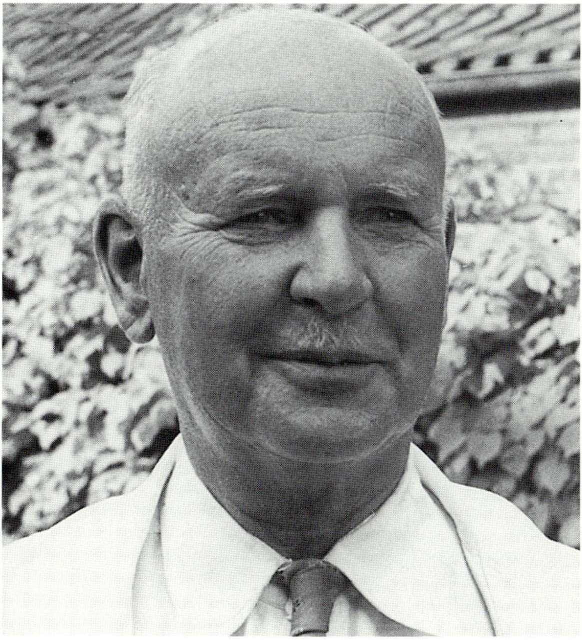

1 *(oben)*
Die Sinjen-Höfe in Barsbek

2 *(links)*
Großvater Kolbe, der Vater meiner Mutter, im Jahre 1958

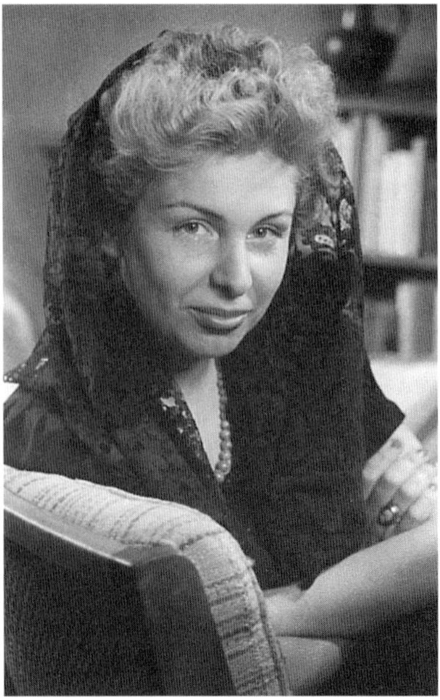

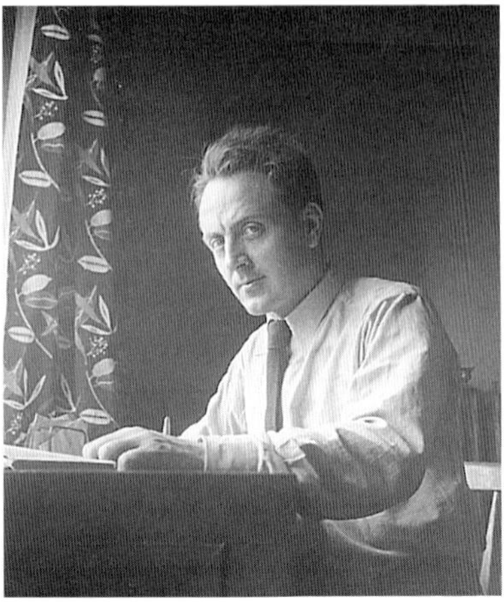

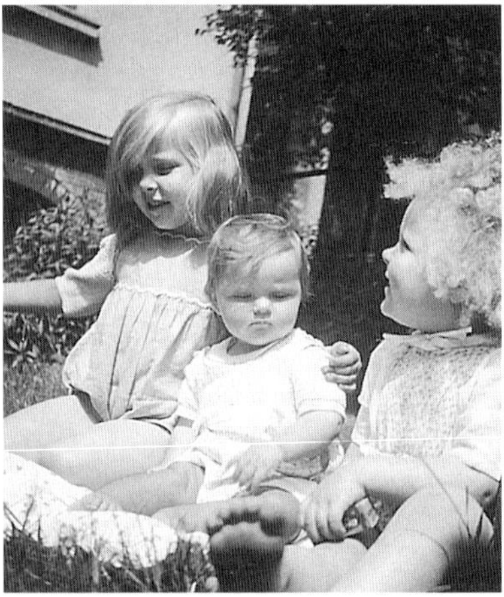

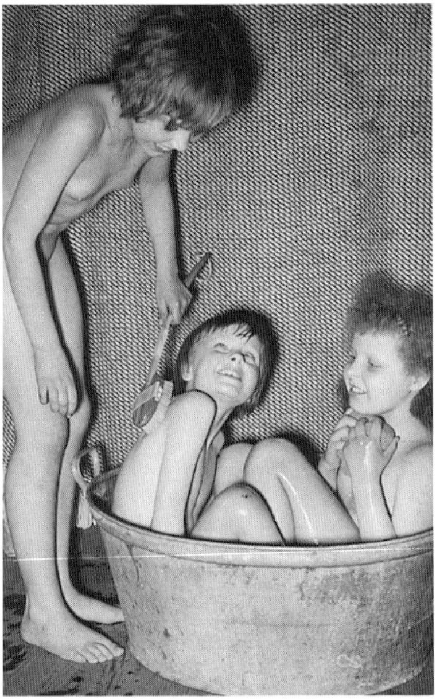

3 *(oben links)* Meine Mutter Marlen Sinjen, geb. Kolbe

4 *(oben rechts)* Mein Vater Max Heinrich Sinjen

5 *(unten links)* Mit meinen Schwestern Julia und Frauke

6 *(unten rechts)* Badefest in der Zinkwanne mit Julia und Frauke

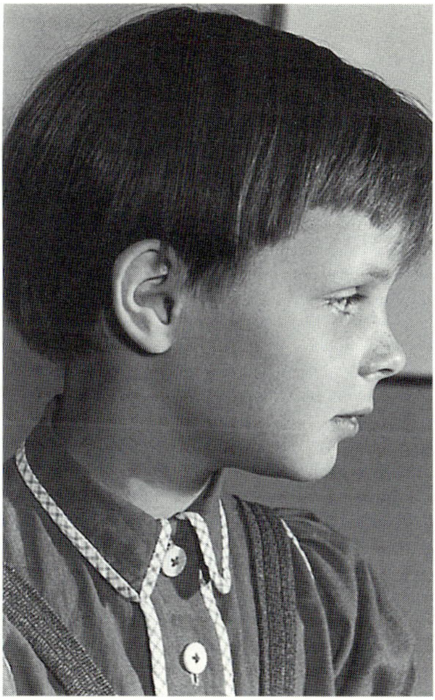

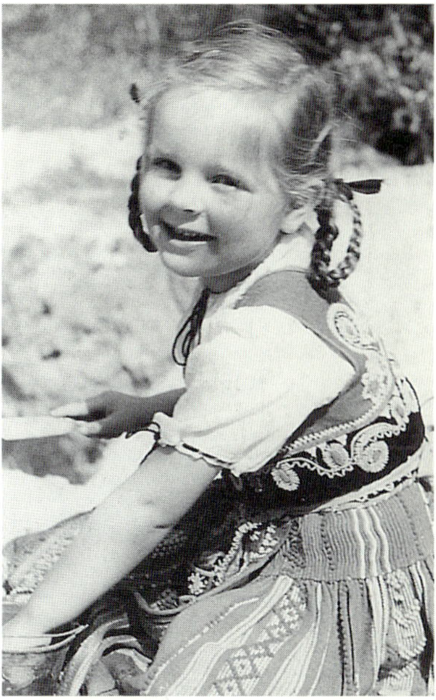

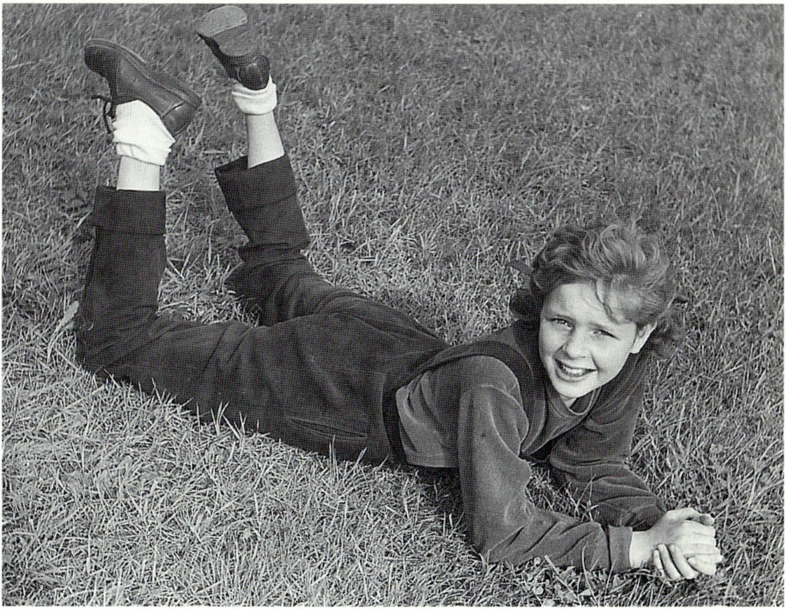

7 *(oben links)* Hier bin ich fünf Jahre alt.

8 *(oben rechts)* In diesem Kleid gefiel ich mir.

9 *(unten)* In den Sommerferien 1953

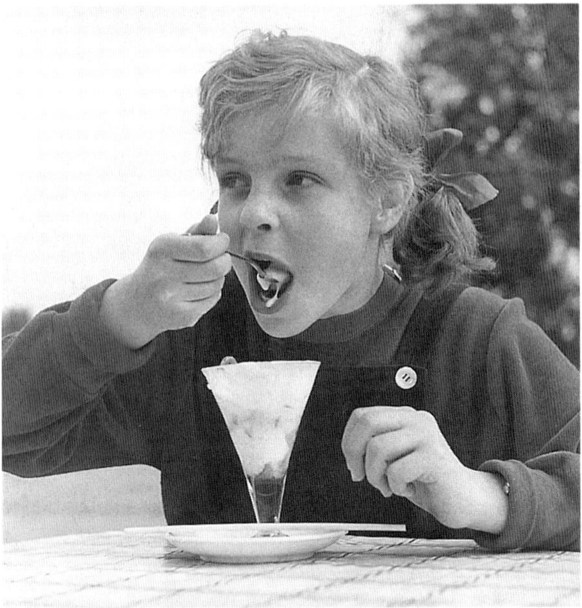

10 Meine Vorliebe für Eis

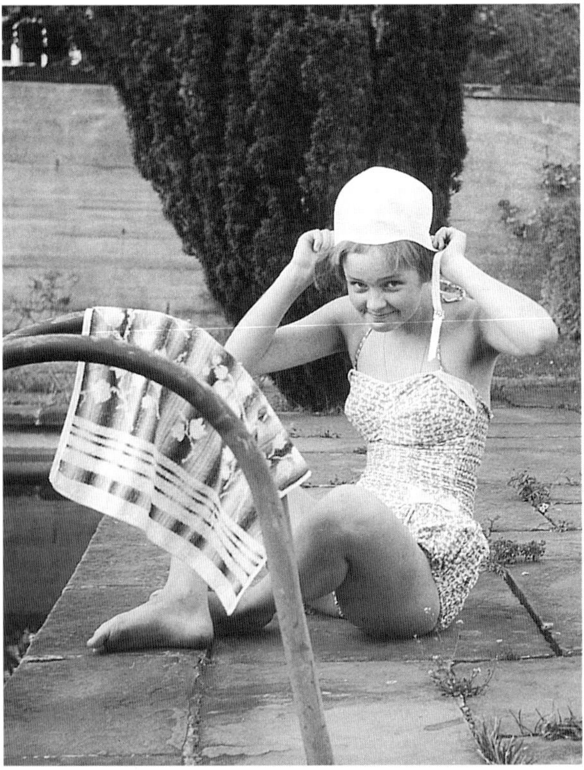

11 Am Swimmingpool von Elli Sielmans Dahlemer Villa

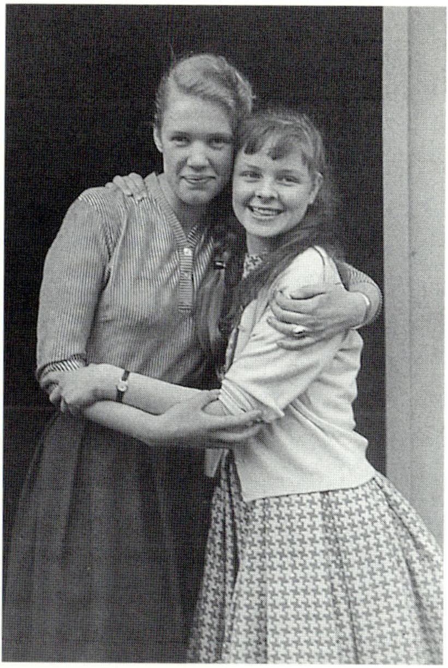

12 Mit meiner ältesten Freundin Uta aus Hamburg

13 Geburtstagsfeier bei Elli Sielman mit Familie Baer und den Mitarbeitern

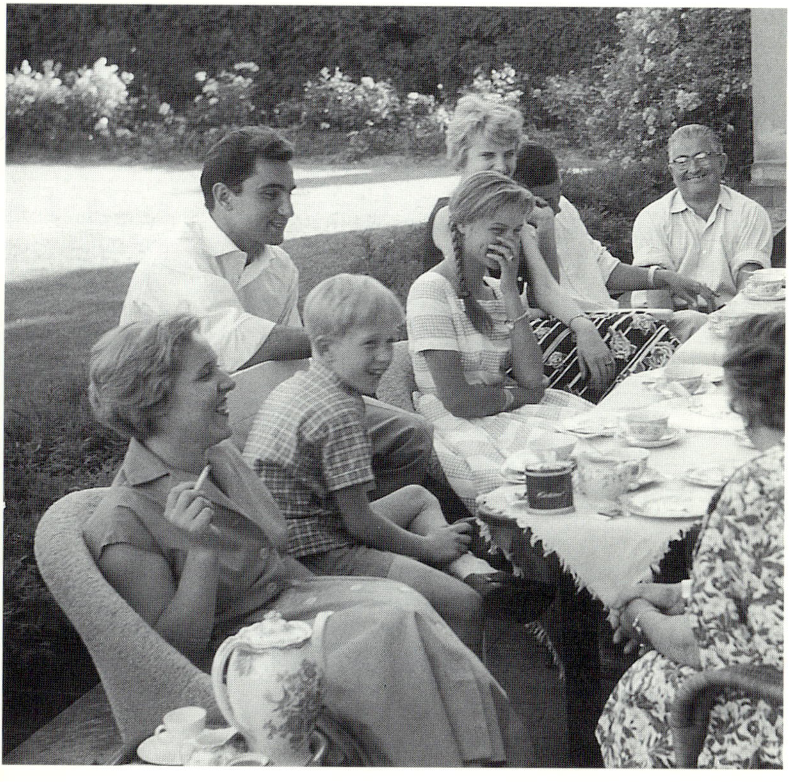

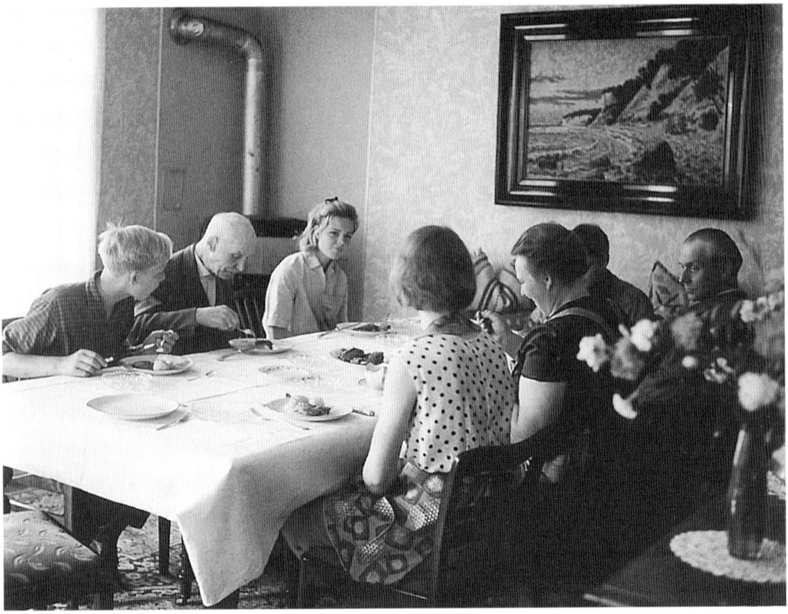

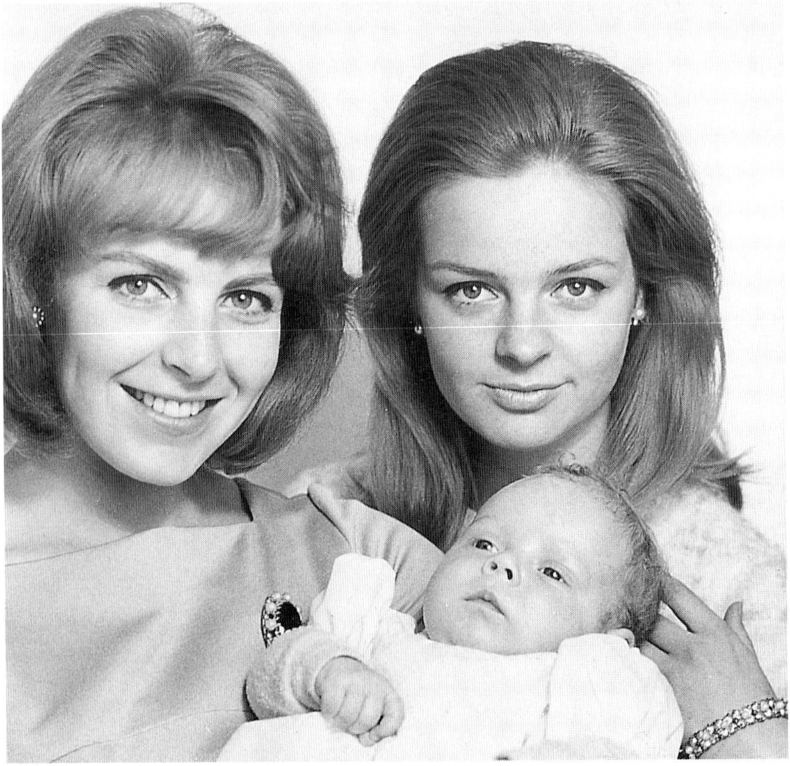

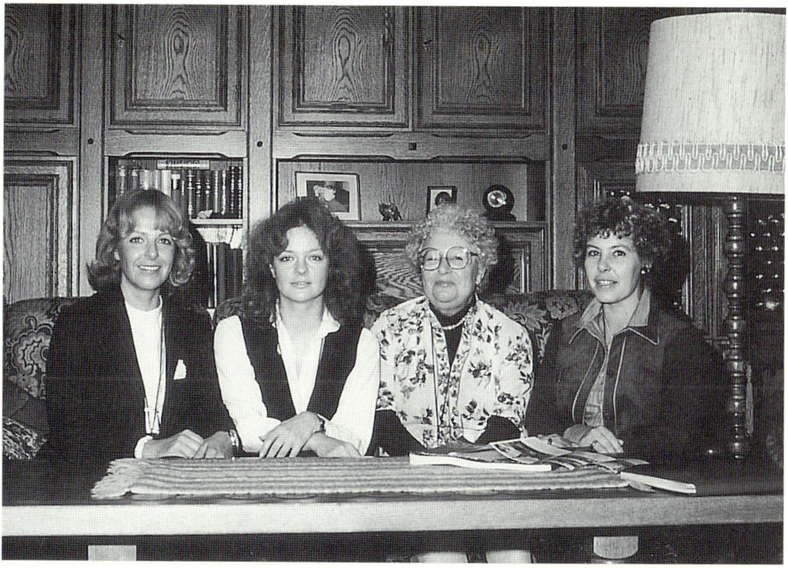

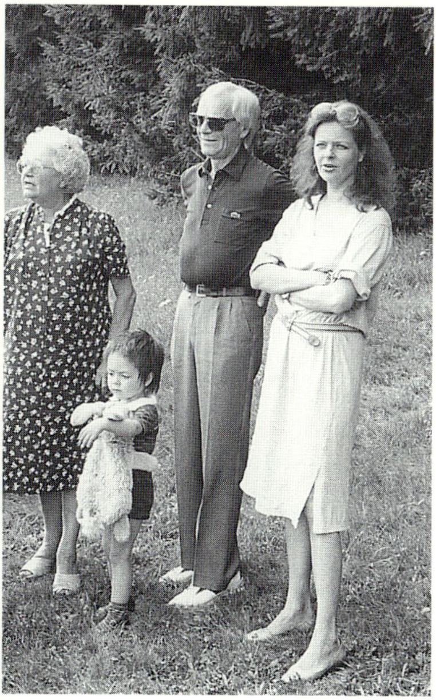

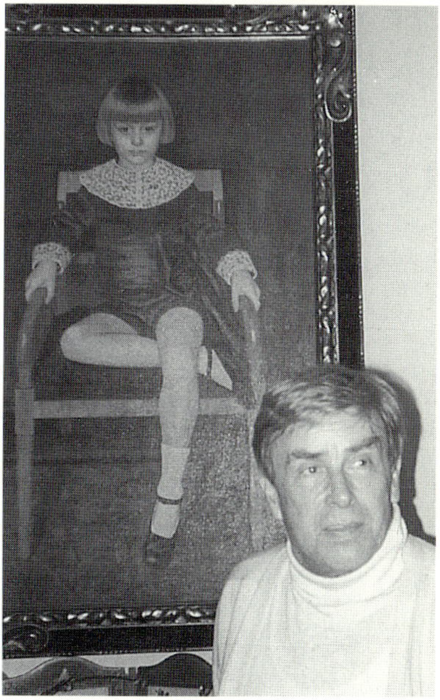

14 *(linke Seite oben)* Kaffeetrinken bei den Sinjens in Barsbek

15 *(linke Seite unten)* Mit meiner Schwester Frauke und ihrem Sohn Markus

16 *(oben)* Bei einem Familientreffen mit Frauke, Marlen und Julia (v.l.n.r.)

17 *(unten links)* Mit Marlen, ihrem Lebensgefährten und Simon

18 *(unten rechts)* Mein langjähriger Freund Erland Erlandsen

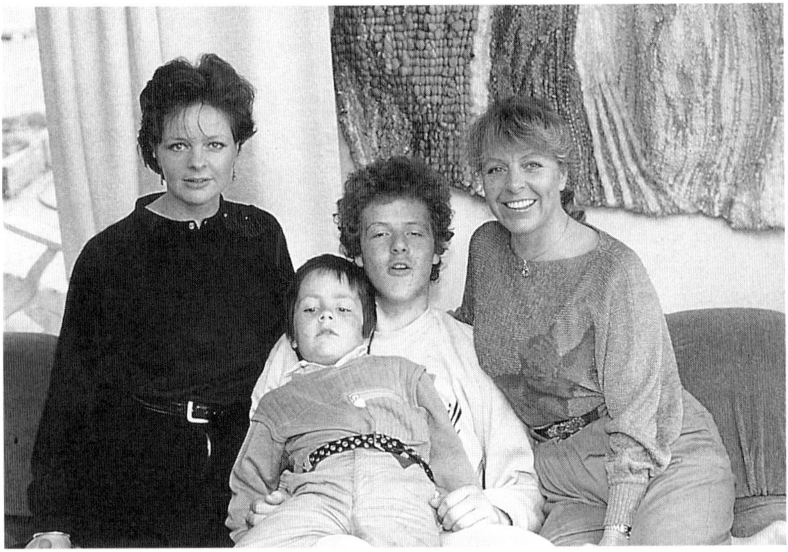

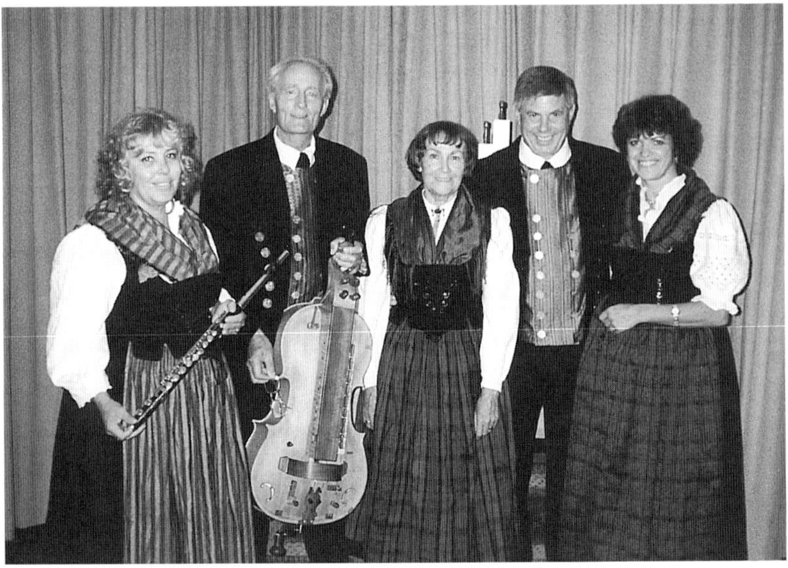

19 *(oben)* Zu Besuch bei meiner Schwester Frauke

20 *(unten)* Julia (links) und ihre bayerische Musikgruppe

Er hatte unter anderem Oskar Werner engagiert und fand noch andere berühmte Kollegen. Im Jahre 1964 erhielt ich einen Vertrag mit Columbia Pictures bei einer Gage von tausend Dollar pro Woche, wobei elf Wochen garantiert waren. Im Mai wurde der Vertrag unterzeichnet, am 8. Juni sollte ich in Los Angeles eintreffen, um mich zu akklimatisieren, und am 15. Juni war Drehbeginn. Auch für meine Unterkunft war gesorgt. Ich sollte bei Paul Kohner in Beverly Hills wohnen, dessen Haus im Stil eines Schweizer Chalets erbaut worden war. Mir wurde sogar zugesichert, daß dort jemand mit meinem Dackel spazierenging.

Was hätten sie in Amerika aus mir und dem Dackel für eine Rührstory machen können? Was wäre aus der blonden Sabine jenseits des Atlantik geworden? Wie hätte mir das Leben in Hollywood gefallen? Ich habe es nie erfahren, denn ich sagte alles wenige Tage vor Drehbeginn ab. Die Rolle erhielt Gila Golan, eine polnische Jüdin, die als Kind im Krieg in den Straßen von Krakau aufgefunden worden, unter falschem Namen durch Europa geflohen und schließlich in Amerika gelandet war. Den Konflikt Frau Beauvais oder Amerika hätte ich wohl nicht durchgehalten.

Mein Rückzug aus diesem Projekt vollzog sich schrittweise. Zuerst kritisierte ich das Drehbuch, worauf Paul Kohner zusagte, daß es nach meinen Wünschen geändert würde. Aber von Tag zu Tag wurde meine Panik größer. Als sie mir das Ticket zuschickten und ich es mir in unserer Mietswohnung gegenüber den Moosacher Gaskesseln ansah, bemerkte ich, daß wir in Anchorage zwischenlanden sollten. Eine Route über den Nordpol, das kam für mich überhaupt nicht in Frage. Ich stellte mir vor, im Flugzeug zu sitzen und über Eisberge zu fliegen. Das erfüllte mich mit heftiger Angst. Ich ging zu einem Psychiater, dessen Praxis ganz in Grün ausgestattet war, und beschrieb einen Alptraum, in dem ich auf einen Eisberg klettern mußte, auf dessen Gipfel ein unheimlicher Vogel saß. Ich schaffte den Aufstieg nie und hatte unendliche Angst.

Vermutlich war es eine Angst, die für etwas ganz anderes herhalten mußte. Ich wollte mich nicht für elf Wochen von Peter trennen, und ich nehme an, daß er mich hierin bestärkte, anstatt mich zu ermuntern, den Sprung nach Amerika zu wagen. Er sagte immer wieder, auf den ersten Film werde der nächste folgen, dann wäre ich dauernd in Amerika und überhaupt nicht mehr zu Hause, und unser ganzes Zusammenleben hätte keinen Sinn mehr. Wer das heute hört, wo uns Amerika so nahe gekommen ist, kann nur den Kopf schütteln. Ich selbst kenne nicht alle Gründe, weshalb ich auf meine Karriere in Hollywood verzichtete, aber ich nahm alle möglichen Prozeduren in Kauf, nur um aus dem Vertrag herauszukommen. So mußte ich mir von dem Psychiater bescheinigen lassen, daß ich unfähig sei, diese Anstrengungen zu bestehen. Der Anwalt, dem es gelang, den Vertrag aufzulösen, ohne daß Schadenersatzansprüche erhoben wurden, richtete die Mitteilung darüber an Herrn Peter Beauvais mit »verbindlichen Grüßen, auch [sic!] an Ihre Frau Gemahlin«. Das spricht wohl Bände.

Der Zeitschrift *Constanze* gab ich zusammen mit Peter im September 1964 ein Interview, das unter dem Titel erschien: »Sabine Sinjen – Mein Mann ist mir wichtiger als

Hollywood.« Während dieses Interviews hat Peter verschiedentlich an mich gestellte Fragen ritterlich-altmodisch an meiner Stelle beantwortet. »Darf ich helfen?« Und dann antwortete er für mich. Es waren sicher kluge Antworten, aber ich hätte auch selbst auf meine Weise antworten können. So etwas wäre heute für mich unvorstellbar.

Zu Beginn der sechziger Jahre war es jedoch keine Seltenheit, daß Frauen in dieser Weise von ihren Männern dominiert wurden. Mich hat das damals gar nicht gestört, ich liebte Peter und war glücklich mit ihm.

Warum ich so weit ging, auf diese große Chance zu verzichten, auf die Erfahrung, in Amerika zu arbeiten, die Menschen dort kennenzulernen und die Art und Weise, wie man in Hollywood Filme macht, kann ich heute nicht mehr so richtig nachvollziehen. Vermutlich wußte ich auch damals nicht alle Gründe. Ganz bestimmt war ich grundsätzlich dagegen, daß man mich zum Hollywoodstar machen wollte, weil ich das Starwesen und die damit verbundenen Zwänge zur Genüge kannte. Außerdem wollte ich mich nicht mehr Elli unterwerfen, und schließlich war ich mit meinen zweiundzwanzig Jahren wohl immer noch ein kleines Mädchen, das Geborgenheit suchte. Und die in Amerika zu finden, konnte ich mir nicht vorstellen.

Elli war sehr betrübt und nannte mich ihren »dicksten Gallenstein«. Sie hatte in der Tat Tolles geleistet, und es war recht undankbar von mir, daß ich ihr Anfang Juni in einem lakonischen Brief alle weitere Mitarbeit aufkündigte. Das muß sie sehr gegrämt haben. Ich habe mich damit wohl für alle Unbill gerächt, die sie mir während der Jahre in Berlin zugefügt hatte.

Jahre später habe ich mich mit Elli wieder versöhnt. Sie besuchte Günther und mich in unserer Steglitzer Wohnung zum Kaffee. Sie war schwer und hatte große Mühe zu gehen. Wir mußten sie mit aller Kraft die Treppe hochhieven. Auf jeden Treppenabsatz hatten wir einen Stuhl gestellt.

Elli hatte immer noch die tiefrot lackierten Fingernägel, wie eh und je die kräftigen Fingerkuppen. Diese Hände hatten mich immer fasziniert, wenn sie Apfelsinenstückchen in den tiefroten Mund schob, mit dem goldenen Armband und den Goldringen an den Fingern. Aber jetzt war Elli eine alte Frau, die Angst um ihr Herz hatte, Angst vor dem Alleinsein, Angst vor dem Sterben.

Ihren letzten Lebensmonat verbrachte sie in einem Dreibettzimmer mit anderen alten Damen, die auch im Sterben lagen. Sie hatte einen Schlaganfall erlitten und mußte in einem Gitterbett liegen. Ich besuchte sie eines Nachmittags im Krankenhaus, nahm ihre Hand. Elli konnte nicht mehr sehen und stöhnte furchtbar: »It's awful, it hurts.« Die Arme litt wirklich sehr. Sie versuchte, Kontakt zu mir aufzunehmen, und sie wußte genau, wer ihre Hand hielt. Ganz selten erschien so etwas wie ein Lächeln auf ihrem Gesicht, und sie hielt mich, so fest sie konnte.

Danach holte ich Simon vom Kindergarten ab, und unterwegs war mir, als würde der Himmel riesengroß und öffnete sich. Mir war unheimlich zumute. Ich brachte Simon nach Hause und fuhr noch einmal in die Klinik. Da war Elli schon gestorben.

Auf Ellis Beerdigung waren nur wenige Menschen. Sie hatte keine Angehörigen, und die meisten Leute, mit denen sie zusammengearbeitet hatte, waren entweder weit fort oder ebenfalls gestorben. So setzte ich mich in der Friedhofskapelle ganz nach vorn. Der Kantor der jüdischen Gemeinde, Estrongo Nachama, sang wunderschön »Gute Nacht, kleine Elli«. Ich fühlte mich in besonderer Weise geborgen bei diesem Gesang. Als nachher auf dem Friedhof Ellis Sarg in die Erde gelassen wurde, sah ich ihre roten Fingernägel vor mir, die sie selbst auf dem Sterbebett noch gehabt hatte. Auch sie würden in Erde übergehen. Zugleich packte mich Entsetzen vor der Unabänderlichkeit des Todes, ich wäre beinahe zusammengesackt, denn schließlich war mir Elli lange Zeit sehr nahe gewesen. Aber Estrongo Nachama fing mich auf und hielt mich so lange fest im Arm, bis Ruhe in mich einkehrte und ich allein weggehen konnte. Danke, Herr Nachama, das hat gut getan!

Es wäre mir bestimmt schwer geworden, hätte ich mich mit Elli nicht doch noch versöhnt. Schließlich hat sie mir über Jahre hinweg so etwas wie ein Zuhause geboten. Das konnte ich aber erst später erkennen. Damals, als sie mich nach Hollywood schicken wollte, war ich sehr geladen auf sie.

Wochenendehe

Peter war froh, daß ich bei ihm blieb. Und er tat alles, um mir über die Enttäuschung, die mit dem Verzicht verbunden war, hinwegzuhelfen. Er löste Elli bei der Führung meiner Geschäfte ab, denn ich hatte ja keine Agentin mehr. Er telefonierte mit Egon Monk vom NDR und fragte, was man tun könne, und Monk sagte: »Rufen Sie doch mal bei Everding in den Münchner Kammerspielen an.« Und dann ging alles ganz schnell: Everding lud mich ein, die Isabella in *Maß für Maß* vorzusprechen. Ich solle sie schnell lernen und dann gleich vorbeikommen. Ich tat es und ging wenige Tage später in die Werkstatt der Kammerspiele, um dort vorzusprechen. Es war übrigens das einzige Mal in meinem ganzen Leben, daß ich vorgesprochen habe.

Die Bühne war leer, unten saßen nur August Everding und Paul Verhoeven. »Gerechtigkeit, erhabner Herzog, lenkt den Blick auf eine, gern würd' ich sagen, Jungfrau.« Ich sprach die ganze Szene vor, und dann sagte Verhoeven zu Everding, wir sollten nun prüfen, wie laut ich sprechen könne, wie groß mein Stimmvolumen sei. Dann sagte ich alles lauter: »Gerechtigkeit, erhabner Herzog, lenkt den Blick auf eine, gern würd' ich sagen, Jungfrau!« Danach verabschiedeten sie mich sehr nett und freundlich.

Unten vor der Kantine begegnete ich Heinz Rühmann. Wir unterhielten uns eine Weile und waren uns gegenseitig nicht so recht geheuer. Zwischen uns war von Anfang an eine Animosität, die auch später, als wir ein Fernsehspiel zusammen drehten, nicht nachließ.

Ich fuhr nach Hause, und noch am selben Abend um sechs erhielt ich den Anruf: »Bitte morgen um zehn auf die Probe in den Kammerspielen. Sie haben die Isabella.« Da rotierte es plötzlich in mir. Zu allem Überfluß erhielt ich an jenem Abend noch ein Angebot für ein Fernsehspiel, und da wurde es mir zuviel. Ich sagte mir, in diesem Jahr mach' ich gar nichts mehr. Wenn man eine wichtige Sache abgesagt hat, soll man in demselben Jahr auch nichts anderes machen. Und ich nahm tatsächlich nichts mehr an. Dabei war ich erst zweiundzwanzig und am Anfang meiner Karriere!

Die Presse reagierte sofort. »Sabine Sinjens Karriere, 1957 begonnen und schon beendet« und ähnliches mehr war da zu lesen. Aber ich wußte mittlerweile, daß man sich mit dem, was die Zeitungen schreiben, nicht zu identifizieren braucht und nur seriöse Blätter von Bedeutung sind.

Als die Premiere von *Maß für Maß* stattfand – die Isabella spielte Doris Schade –, bin ich ins Theater gegangen und habe mich in die erste Reihe gesetzt. Irgendwie fühlte ich mich der Produktion doch verpflichtet, wollte auch dazugehören. Ob es schmerzlich für mich war oder nicht, weiß ich nicht mehr. Aber ich steckte wohl in einer Art Krise, in der ich Zeit für mich brauchte und nicht genügend Kraft für zuviel Arbeit gehabt hätte. Und so spielte ich in diesem Jahr einfach die Ehefrau, ohne freilich den Beruf ganz aus den Augen zu verlieren.

Über Peter lernte ich meinen lieben Freund Erland Erlandsen kennen, den wir in München häufig sahen. Er ist heute dreiundachtzig Jahre alt, war zunächst in Wien engagiert und ging dann ans Residenz-Theater nach München. Wenn er uns besuchte oder wir in München bei ihm waren, schenkte er mir immer exotische, amüsante Dinge aus dem Nachlaß seiner Mutter. Sie war die Geliebte eines reichen Kopenhagener Reeders gewesen und hatte von ihm die unglaublichsten Geschenke erhalten. Erland verehrte mir im Laufe der Jahre raffinierte Stoffblumen, bestickte, speziell für das Schlafwagencoupé hergestellte Pantoffeln oder ausgefallene Schmuckstücke und alles mögliche andere, und ich habe alles sorgfältig aufbewahrt. Seit dreißig Jahren ist er schon nicht mehr in Wien, aber immer noch hat er seine Wohnung dort, die er auch an Freunde verleiht. Günther wohnte dort vorübergehend, als er am Theater in der Josefstadt arbeitete, und er hat sich sehr wohl gefühlt.

Da Peter als Regisseur viel zu tun hatte, sprachen wir natürlich häufig über den Beruf, und ich lernte verschiedene Rollen und erarbeitete sie mit ihm. Das war für uns beide ein Gewinn, für mich als Schauspielerin, für ihn von der Regieseite her. Jetzt, wo ich bei ihm blieb, hatten wir keine Probleme miteinander, jedenfalls keine sichtbaren. Peter war der Meinung, Trennungen entfremdeten Ehepartner einander und man sammele dabei einen solchen Berg verschiedener Eindrücke an, daß man sie gar nicht bewältigen könne. Ich hingegen war der Meinung, daß man beim Wiedersehen nach längerer Zeit einen neuen Menschen vorfand, der einem fremd war. Zusammensein erschien auch mir viel schöner. Ich opferte dafür im Jahre

1964 meine Arbeit, aber das tat ich nur damals und später leider nie wieder.

Über Jahre lösten wir das Problem, daß wir uns wenig sahen, dadurch, daß wir gemeinsam arbeiteten, und das war nicht die schlechteste Zeit in meinem Leben. Es war harmonisch, heimatlich, man war zu Hause. Wenn uns aber der Beruf trennte, was trotz allem häufig vorkam, dann zog ich, sobald Peter unser gemeinsames Hotelzimmer verlassen hatte, sein Bett ab, stellte irgendwelche Sachen darauf, um mir zu zeigen: Jetzt bist du wieder allein und mußt selbst klarkommen. Das war nie besonders schwer, denn ich war Alleinsein ja gewöhnt. Außerdem brachte es meine Arbeit mit sich, daß ich mit vielen Menschen zusammenkam. Und da ich kein Kind von Traurigkeit war, habe ich auch schöne Dinge erlebt, wenn Peter nicht da war. Am schönsten fand ich es jedoch, uns gegenseitig zu besuchen, wenn wir schon keine gemeinsame Arbeit machten, und oft ist uns das auch gelungen. Jung wie ich war, fand ich es abenteuerlich, mich alle vierzehn Tage mit Peter irgendwo am Flughafen zu sehen, gemeinsam zu essen, miteinander zu schlafen, und dann ging es weiter: »You take the high road und I the low.« Das hat mir eine ganze Weile gut gefallen.

Durch Peter lernte ich eine Vielzahl berühmter und interessanter Leute kennen. Das war eine echte Abwechslung, wenn ich bedenke, wie allein ich zuvor lange Zeit gewesen war, und ich genoß es.

Ich erfuhr von ihm unendlich viel, Dinge, die seine Generation erlebt hatte, vieles, was im Dritten Reich geschehen war. Zwar sprach er nicht so gern darüber, aber bei bestimmten Dingen bestand er darauf, daß ich sie erfuhr. Als im Fernsehen die Filme von der Befreiung der Konzentrationslager gezeigt wurden, mit den Bergen von Leichen, den ausgehungerten, elenden Menschen und daneben den Wärtern, Wärterinnen und SS-Schergen, wohlgenährt und grob, bestand er darauf, daß ich mir alles bis zum Schluß ansah, um zu begreifen, was da geschehen war.

Peter war nicht gläubig, seine Mutter war Jüdin, die väterliche Linie hugenottisch und schon vor Jahrhunderten nach Franken ausgewandert. Daher auch der französische Name. Ich habe einige Erinnerungsstücke von Peters Mutter, die mir viel bedeuten, weil mir jüdisches Denken und die jüdische Religion wichtig sind, die mir mein Lehrer Loewald vermittelt hat. Viele Jahre später habe ich mich intensiv mit dem jüdischen Glauben beschäftigt. Dies geschah im Zusammenhang mit meiner Krankheit, die ich nie ertragen würde, wenn ich nicht Trost und Halt in der Religion gefunden hätte. Ich habe viele Bücher dazu gelesen; zwei davon habe ich immer bei mir und lese täglich darin. Ohne sie würde ich die Strapazen meiner Krankheit wohl kaum ertragen. Ein besonderes Vorbild ist mir dabei Martin Buber, der immer sagte, er habe vor dem Tod keine Angst. So weit zu kommen, ist für mich immer Ziel.

Damit wir ein Refugium hatten, in das wir uns zurückziehen konnten, ganz gleich, wo wir gerade lebten oder arbeiteten, kamen Peter und ich auf die Idee, uns ein Bauernhaus zu kaufen, in dem man sich sommers wie winters zu Hause fühlen, leben und arbeiten konnte. Dieses Haus ist mir, wenn auch nicht ganz ohne dramatische Umstände, bis heute erhalten geblieben.

Das Wunderbare an dem Haus ist, daß es mich an ein Hallighaus erinnert, an die Art von Wohnung, von der ich seit meiner Kindheit träume. Der Wind rüttelt am Haus, und Sturm fegt über den Ruckling – so heißt der Hügel am Rande von Straßwalchen, auf dem es liegt. Vögel fliegen im Tiefflug, die Häuser stehen schweigsam im Dunst. Das Haus ist den Elementen ausgesetzt und steht hier seit 1808 schutzlos im Wind. Aber es steht und hält stand. Hier kann man die Jahreszahlen vergessen, wenn man nicht gerade Radio hört oder fernsieht.

Wenn ich hier bin, erlebe ich eine unendliche, elementare Stille, ein Nie-dagewesen-sein, ein Vergessen-sein. Der Sturm war vor mir da, und es wird ihn auch nach meinem Hiersein noch geben.

Peter und ich haben dieses Haus in aller Naivität als zwei Ahnungslose im Jahre 1967 von Dietmar Schönherr gekauft. Es sah aus wie ein Dornröschenhaus, unglaublich idyllisch. Als wir das Haus erwarben, ahnten wir nicht, wieviel Geld wir noch würden hineinstecken müssen, damit es bewohnbar würde, damit es nicht mehr durch das Dach regnete, bis es so aussah, wie es uns gefiel. Mit viel Aufwand an Geld und Phantasie ist »Der Ruckling« aber im Laufe der Jahre zu einem wunderbaren Domizil geworden.

Wir verbrachten viel Zeit dort, lebten und arbeiteten gemeinsam. Peter bereitete Inszenierungen vor, ich leistete ihm Gesellschaft. Wir fuhren so oft wie nur eben möglich dorthin. Von Anfang an hat mich das Haus an die Sinjen-Höfe erinnert. Da kann man mitten in Österreich auf die Idee kommen, man wäre in einem Strohdachhaus im Norden, und manchmal pfeift da ein Wind wie auf einer Nordseeinsel. Die Küche ist wie eine Friesenküche eingerichtet. Man kann weit sehen wie auf dem flachen Land, und auch die Menschen haben Ähnlichkeit mit den kargen Leuten von der Küste. Einmal, als wir erst kurz dort wohnten, kam eine alte Frau mit ihrem langen Rock im Wind immer näher auf das Haus zu. Sie hatte auch einen Stock dabei. Ihr Rock flog ihr hoch bis zum Kopf. Dann stand sie in der Tür und fragte: »Is der Wagner noch do?«

»Nein, wissen wir nicht, den Wagner, kennen wir nicht.«

»Jo, i geh scho.«

Nach einer Stunde kam sie zurück, klopfte und sagte: »Is scho gestorben, der Wagner.«

Wie sehr mich das an die Menschen meiner Kindheit in Norddeutschland erinnerte und wie sehr ich mich plötzlich zu Hause fühlte! Immer wieder sind wir hierher gefahren, es war für uns beide eine durch nichts zu ersetzende Heimat. Manchmal hat mich dort allerdings ein Gefühl der Einsamkeit gepackt, und ich fand es dann zuweilen auch recht unheimlich.

Wie ist es dennoch gekommen, daß ich mich trotz der Harmonie, die zwischen Peter und mir herrschte, eines Tages von ihm trennte? Die Gründe sind vielfältig, und ich habe sehr lange vor diesem Schritt gezögert. Als ich ihn 1977 dann doch vollzog, waren wir lange zusammen gewesen. Es gab diese Verbundenheit zwischen uns, und vor der Trennung habe ich jahrelang versucht, mich mit Peter immer wieder zu versöhnen. Ich gehörte zu ihm, mein Leben war bei ihm – so mein Wunschdenken. In Wirklichkeit hatte sich mein Leben aber in eine ganz andere Richtung bewegt: Ich war erwachsen geworden, und nun merkte man doch den Altersunterschied von nahezu einer Generation zwischen uns. Peter sah und liebte in mir eine Frau, die ich gar nicht oder nicht mehr war.

Man darf auch nicht vergessen, daß sich das Bild der Frau von den fünfziger bis zu den siebziger Jahren stark weiterentwickelt hat, weg von der hübschen Puppe, die dem Mann ergeben ist, hin zu der »emanzipierten« Frau. Diese Entwicklung hatte ich nicht verpaßt, und obwohl ich keine politische Kämpferin bin, habe ich an Aktionen gegen den Paragraphen 218 teilgenommen, mich aktiv am Kampf der Frauen um ihre Rechte beteiligt. Da waren wir, dem Beispiel bekannter französischer Schauspielerkolleginnen wie Jeanne Moreau und Cathérine Deneuve folgend, mit einer Gruppe nach Bonn zu Hans-Dietrich Genscher und Willy Brandt gereist und hatten ihnen erklärt, daß der Abtreibungsparagraph unmenschlich und für den Tod zahlreicher Frauen verantwortlich sei, daß es schwer genug sei, ein Kind abzutreiben, und daß dies nicht auch noch kriminalisiert werden dürfe. Die Herren empfingen uns freundlich, hörten uns aufmerksam zu, aber viel bewirkt haben wir mit dieser Aktion nicht, wie man weiß. Trotzdem war die Tatsache, an so etwas teilgenommen zu haben, nicht ohne Wirkung auf mich und meine Art, mich selbst zu sehen. Ein Weg zurück war nicht mehr möglich, ich konnte nicht mehr einfach das junge Mädchen sein, das sich im Interview von ihrem väterlich-beschützenden Mann helfen ließ.

Was Peter in mir sah, kommt in den Rollen gut zum Ausdruck, die ich bei ihm gespielt habe: Fast immer sind es zerbrechliche, zarte Damen der Jahrhundertwende, sensibel und in einem traditionellen Sinn sehr, sehr weiblich, aber nicht unbeugsam. Eine besondere Art von Schönheit war sein Ideal. Er kaufte mir auch eine bestimmte Art von Kleidern, die mir nicht gefallen haben und die ich dann umtauschen mußte. Das waren so schwarze, enganliegende Roben, manchmal mit Leopardendruck. Solche Sachen hatte er gern. Er war ein sehr erotischer Mann. Natürlich habe ich manchmal auch das getragen, was ihm gefiel, doch ich hatte auch meinen eigenen Kopf. In den späten sechziger Jahren trug ich natürlich Miniröcke und diese weißen Ledermäntel, die innen mit Fell gefüttert waren. Und wenn wir in London waren, kaufte ich mir rosa Federboas und rosa Röckchen. Er hat die Kindfrau ganz gern gehabt. Irgendwann ging aber auch die Hippie-Zeit vorbei, und danach trug ich meistens schwarze Kleider oder dunkle Kostüme.

Peter war ein Ästhet durch und durch. Als ich lange nach unserer Trennung am Auge operiert wurde, konnte Peter das nur sehr schwer akzeptieren. Jetzt hatte ich auf einmal kurze dunkle Haare, und das Auge war dunkel umflort. Da hat Peter gesagt: »Wie siehst du denn aus!« Er war einfach hilflos.

Ein Glück, daß ich da schon mit Günther zusammen war. In all den Jahren, in denen sich mein Aussehen verändert hat, hat er mich deswegen kein bißchen weniger geliebt. Er fand mich immer schön und attraktiv. Das hilft mir natürlich sehr, mit diesem Problem fertig zu werden.

Peters Lieblingsfrauen – auf der Bühne lagen sie mir sehr. Spielen konnte ich sie, doch im wahren Leben sah

es ganz anders aus. Sich in eine etwas altmodische Existenz hineinzudenken, war kein Problem! Auch die Arbeit mit Peter gefiel mir nach wie vor gut, vor allem, weil wir uns intensiv auseinandersetzten, die Rollen diskutierten, wirkliche Partner waren. Peter war nach wie vor ein exzellenter Regisseur. Wir lernten bei der Arbeit voneinander und waren sehr zufrieden, wenn wir etwas zusammen machten. Für mich bedeutete die Arbeit mit Peter immer wieder eine Rückkehr nach Hause, weil ich mich, wenn wir nicht zusammen waren, durch ein Labyrinth von Lebensexperimenten quälte.

Wer bin ich eigentlich?

Lange bevor ich mit dem Experimentieren im Privatleben begann, also mit Peter noch in gutem Einvernehmen lebte, setzte ich mich in Berufsfragen heftig mit ihm auseinander. Bei der Arbeit an *Undine*, die wir 1965 in Baden-Baden drehten, fochten Peter und ich viel miteinander. Manchmal, fand ich, gab er die Rollen zu genau vor, so daß einem nicht genug Spielraum blieb, sie selbst zu entwickeln. In solchen Situationen haben wir uns nicht immer zu beider Zufriedenheit geeinigt. Manchmal war ich mit den Nerven *par terre,* und es wurde dann nur besser, wenn ich in der Mittagspause allein spazierenging. Ich war manchmal ein geschüttelter, gerüttelter Mensch. Dann drangsalierte ich Peter, und er konnte mir nur in Grenzen helfen. Ich mußte selbst zur Ruhe kommen, und das habe ich inzwischen, weiß Gott, gelernt. Es hat aber Jahre gedauert, bis ich so weit kam. Und dabei hat mir mein jetziger Mann enorm geholfen.

Zu Hause haben Peter und ich nie gestritten. Wenn wir uns auseinandersetzten, dann immer auf dem Gebiet der Arbeit. Im Privatleben hat lange Zeit nur Harmonie geherrscht. Man könnte meinen, dies sei bei einem beruflich stark engagierten Paar nicht so schwierig. Aber gerade das ist die Schwierigkeit – sich immer wieder aufeinander einzustellen, wenn jeder für sich ganz andere Dinge erlebt als der andere. Wir haben uns beide lange Zeit ziemlich engagiert, damit unsere Wochenendehe gut ging.

Manchmal habe ich es Peter bei der Arbeit ganz schön schwer gemacht. Als wir 1968 *Die Ratten* nach Gerhart Hauptmann fürs Fernsehen drehten, war ich wieder einmal nicht mit Peters Auffassung von meiner Rolle, der Pauline Piperkarcka, einverstanden und diskutierte dies und jenes stets von neuem. Bestimmt nicht immer im freundlichsten Ton; ich konnte mich vortrefflich um meine Rollen streiten. Inge Meysel, die die Frau John spielte, hielt es nicht länger aus und gab mir in einer Szene, in der sie mir eine Ohrfeige verpassen muß, eine so heftige Watschen, daß ich Nasenbluten bekam. So empört war sie über die Art, wie ich mit Peter umging. Da wir eine Farb-Ampex-Aufzeichnung für das Fernsehen machten, erschrak sie dann doch sehr, als sie bei mir das Blut herunterlaufen sah. Ich hatte eine Riesenwut auf sie. Heute kann ich ihre Reaktion verstehen, ich muß ihr mit meiner dauernden Kritik furchtbar auf die Nerven gegangen sein. Peter nahm den Vorfall gelassen. Nachdem ich von der Maske wiederhergestellt worden war, drehten wir die Szene neu, und nachher habe ich mich auch mit Inge wieder versöhnt.

Als ich mit Peter jung verheiratet war, erregte ich in Gesellschaft manchmal Aufsehen, weil ich laut und deutlich sagte, was ich dachte. Das mochten die Leute nicht immer. Einmal waren wir abends bei Heinz Drache eingeladen, und ich ließ mich ausführlich darüber aus, daß viele bekannte Schauspieler und Stars nichts als Geld im Kopf hätten. »Ich frage mich, was die dazu sagen, wenn sie mal in ihren Gräbern liegen. Dann nützt es ihnen doch gar nichts mehr.« Mit diesem Satz schockierte ich die Runde so sehr, daß Peter es für angebracht hielt, schnell mit mir nach Hause zu verschwinden. Ein anderes Mal feierten wir bei Hanne Wieder Silvester, und ich hatte mich herrlich betrunken. Ich muß so unerträglich gewesen sein, daß der Kortner zu Beauvais sagte: »Schicken Sie ihre betrunkene Frau nach Hause.«

An solche Episoden erinnere ich mich gern, denn sie beweisen, daß ich manchmal energisch, kritisch und kämpferisch war und nicht immer angstbestimmt, nervös, besorgt und angespannt. In solcher Verfassung war ich ja oft genug, denn Ferien und Entspannung gönnte ich mir nur selten.

Aber was in dieser chaotischen Zeit geschah, das würde ich heute nicht mehr verantworten, nicht bei Günther, nicht mit unserem Kind. Häufig sahen Peter und ich uns nicht, denn ich hatte inzwischen zahlreiche Engagements am Theater. Da redeten wir täglich per Telefon miteinander, hielten zusammen, auch bei räumlicher Entfernung.

Schau an, da weint's

Zwischen 1967 und 1971 habe ich viel in Wien im Theater in der Josefstadt gespielt – immer ein halbes Jahr lang, und in diesen Monaten immer zwei Rollen. Das war in jeder Hinsicht eine lehrreiche Zeit.

Von Otto Schenk, dem Regisseur, und auch von den Schauspielerkollegen habe ich viel gelernt. Da ich nebenher noch Fernsehen machte, konnte ich über Arbeitsmangel nicht klagen. Ich war unglaublich auf den Beruf fixiert und deswegen als Mensch sehr einsam. Arbeit war für mich dummerweise, wie ich heute finde, das allerwichtigste. Peter kam alle vierzehn Tage angeflogen, oder ich bin zu ihm nach Schwechat gefahren, und dann haben wir versucht, an anderthalb Tagen eine Ehe zu führen. Das ist auf Dauer aber ganz unmöglich.

In diese Zeit fällt auch die wunderbare Zusammenarbeit mit Fritz Kortner in *Der Kaufmann von Venedig*, den Otto Schenk für das Fernsehen machte. Kortner spielte den Shylock und ich die Porcia. Bei der Arbeit ergab es sich, daß ich zwei Regisseure hatte: für die Rolle der Porcia Otto Schenk, für die andere Rolle – die des Richters – Fritz Kortner. Bei dieser lernte ich grundlegende Dinge, die mir bis heute wichtig sind. Kortner hatte eine besonders liebe Art, einen zu motivieren. So sagte er zum

Beispiel: »Wenn Sie das *so* sagen, dann kann ich Ihnen antworten.« Wir haben vormittags im Theater sehr viel zusammengearbeitet. Er hat immer Ginseng und ich weiß nicht was getrunken, um sich zu kräftigen und gegen allen möglichen Unsinn erfolgreich anzugehen, der da passierte. Kortner war ein sehr gründlicher Arbeiter und ertrug keine Oberflächlichkeit. Wenn er mittags müde wurde, fuhren wir zu ihm nach Hause. Dann habe ich ihn in meinen Porsche gezwängt, und das war gar nicht so einfach, da er schon Mitte siebzig war.

Johanna Hofer, seine Frau, machte uns im Zitronenfalter-Hausanzug auf, hatte schon Kaffee gekocht, und dann haben wir uns hingesetzt und weitergearbeitet. Die Arbeit mit Kortner war eigentlich die schönste überhaupt. Die Genauigkeit des Gedankens mit jedem Wort prägnant zum Ausdruck zu bringen, darauf legte er Wert. Sätze wie »Kalt rieselt matter Schauer durch meine Adern, der fast die Lebenswärm erstarren macht« hat er unentwegt mit mir geübt und schließlich gefragt: »Halten Sie noch länger durch?« Waren schon Stunden vergangen, habe ich nein gesagt, bin nach Hause gefahren, und später machten wir weiter. Er hatte auch Sinn dafür, daß man ausruhen muß.

Was ich mit Fritz Kortner erarbeitet habe, insbesondere den Gnadenmonolog aus dem *Kaufmann von Venedig*, das hat Bestand. Nirgendwo wieder habe ich ein solches Ausloten der Tiefe, ein solches Dem-Wort-auf-die-Spur-kommen-wollen erlebt wie bei ihm. Die Arbeit mit Kortner hat mich geprägt, nicht nur als Schauspielerin. Er ist mir auch als Mensch sehr nahe gekommen, und noch Jahre später habe ich, wenn ich in den Kulissen stand und Angst vor einer Aufführung hatte, Kortner zu Hilfe gerufen. Dann war er mir sehr nahe, und ich hatte die Kraft, die Angst zu überwinden. An die Stelle der Angst trat eine ruhige Konzentration, die es ermöglichte, den Moment des ersten Auftritts so kostbar zu machen, wie er es verdient.

Johanna Hofer hat unsere Arbeit mit Wohlwollen begleitet und mich auch sehr unterstützt und angespornt, als die Dreharbeiten begannen.

1971 probierte ich, was geschieht, wenn Sabine mal nicht mit ihrer Stupsnase, sondern ganz anders auf die Bühne tritt. Wir spielten *Vivat! Vivat Regina!*, und ich fand meine Nase für die Rolle der Mary einfach unpassend. Das »süße G'sichterl« war dafür nicht geeignet. So ließ ich mir vom Maskenbildner eine gerade Nase machen und die Augenbrauen rasieren. Dazu gab es eine Renaissance-Lockenperücke.

Das gab eine Empörung in Wien! Auf der Titelseite des *Kurier* stand »Was haben sie mit dem G'sichterl gemacht?« Darüber war ich dann doch verwundert, denn das Stück war gut inszeniert, es wurde vernünftig gespielt, und die Kritiken waren gar nicht so schlecht. Aber das große Publikum mag es halt nicht, wenn man gegen seine Erwartungen etwas anders macht. Ich war natürlich froh über die Gelegenheit, eben das zu tun, und habe mich jeden Abend neu über die Nasenskulptur gefreut. Manchmal war sie ganz gerade, dann wieder ein wenig schief. Auf jeden Fall machte es Spaß.

Regie führte Peter, der vor der Premiere furchtbar aufgeregt war. Diesmal war ich diejenige, die ihn tröstete, und nicht umgekehrt. Ich konnte ihm die Überangst nehmen, und er fand zu einer Art gespannter Entspanntheit.

Das war auch mein Ideal beim Spielen: keine übermäßige Aufregung, aber doch genügend Gespanntheit, um nicht zu locker daherzukommen und die Rolle nicht ernst genug zu nehmen. Das kam zu meinem großen Ärger bei Kollegen oft genug vor.

Bei der Aufführung von *Vivat! Vivat Regina!* war mein Partner im Konversationsraum vor dem Fernseher verlorengegangen. Ich rief Lord Bothwell, doch er kam einfach nicht. Es ist nicht leicht, ein solches »Loch« auf der Bühne zu überspielen.

Auch bei *Die Sommerfrische* von Carlo Goldoni passierte es mir einmal, daß der Kollege nicht kam, weil er unbedingt ein Fußballspiel zu Ende sehen wollte. Da hatte ich noch Glück, denn in der Szene mußte ich Koffer packen, und das habe ich dann eben fünf Minuten lang gemacht und dabei versucht, das Publikum zu unterhalten. Das war schon fast eine komödiantische Herausforderung, die mir Spaß machte.

Während der Zeit am Theater in der Josefstadt lernte ich nicht nur das Theater, sondern auch das Leben kennen. Ich erlebte den Tod von Menschen und mußte lernen, mit Trauer und Leid umzugehen. Ganz bestimmt haben diese schweren Momente, die ich überwinden mußte, dazu beigetragen, mein Spiel, mein Verständnis für die Stücke und die Personen zu vertiefen.

Als wir *Die Sommerfrische* spielten, trennte sich ein Kollege, Franz Messner, von seiner Frau. Er wohnte nicht mehr zu Hause, sondern in einer Wohnung in der Josefstadt. Ich ging damals immer mit meinem Dackel hinter dem Schönbrunner Schloß bei den Pensionisten spazieren, und eines Nachmittags kam ich auf dem Rückweg durch die Piaristengasse. Wer wurde da von der Rettung – von Sanitätern – aus dem Haus getragen? Franzi Messner. Er hatte sich vergiftet, wahrscheinlich wegen der Trennung. Ich fragte den Mann von der Rettung, wie es ihm gehe, und da sagte dieser: »Den sehen Sie nicht wieder.«

Zwei Tage später hatten wir Vorstellung und mußten *Die Sommerfrische* umbesetzen. Da passierte etwas Gewaltiges. Am Schluß des Stückes waren wir alle auf der Bühne. Da ging ein Rauschen durch den Bühnenraum, und der Friedel, einer Kollegin, schossen die Tränen heraus. Wir dachten alle, der Geist von Franzi Messner sei auf der Bühne erschienen.

Was war tatsächlich geschehen? Ein neuer Bühnenarbeiter hatte die Toilettenspülung, die man während der Vorstellung nicht benutzen darf, bedient, und das Geräusch hatte sich überallhin ausgebreitet. So war es nicht der Geist des armen Franzi. Der hatte übrigens gar nicht sterben wollen, sondern nur aus Verzweiflung Tabletten genommen, dann aber gleich den Arzt gerufen. Dieser hatte die Rettung zu ihm nach Hause geschickt, ohne jedoch zu wissen, daß der Franzi in einer Ausweichwohnung wohnte. Deshalb war sie zu spät gekommen.

Ich finde es immer schrecklich, den Tod von Kollegen zu erleben. Aber unter Künstlern gibt es vielleicht mehr sensible Menschen als anderswo, und ich habe so manchen Freund durch Selbstmord verloren, weil er mit dem Leben einfach nicht mehr zurechtkam. Wie viele haben sich nicht freiwillig aus dem Leben verabschiedet; Josef von Baky stülpte sich eine Plastiktüte über den Kopf …

Sehr gern habe ich die Rolle der heiligen Johanna in

Jeanne oder Die Lerche von Jean Anouilh gespielt. Da das Theater sparen mußte, wurden die Mönche nicht von Statisten dargestellt, die Interesse am Theater haben und sich auch engagieren und ernsthaft mitspielen, sondern von Bühnenarbeitern, die in Kutten gesteckt wurden. Darunter hatten sie ihre Arbeitshosen und Arbeitsschuhe an, was man sehen konnte. Niemand hatte darauf geachtet, sie wie echte Mönche aussehen zu lassen; keiner hatte ihnen erklärt, daß sich das Geschehen auf der Bühne jedesmal neu vollzieht, daß es Wirkung auf das Publikum haben muß. So verhielten sie sich immer wurstiger, je besser sie das Stück kannten. Sie fanden es von Mal zu Mal langweiliger, und irgendwann schliefen sie sogar auf der Bühne ein. Es war nicht immer einfach, sie zu wecken, ohne Aufsehen zu erregen. Ich hoffe, das Publikum hat es nie bemerkt.

Am Vorabend einer der Aufführungen ging ich mit Peter und den Kollegen zum Heurigen. Peter, Walter Reyer und Guido Wieland tranken um die Wette, und in der Vorstellung am nächsten Nachmittag spielte auch Guido mit. Der war ein lebenslustiger Mensch, und zur Freude der Kollegen brachte er nach Auslandsflügen vom Flughafen immer alle möglichen Duty-free-Sachen mit, die wir dann gemeinsam genossen.

An diesem Abend gingen wir nach dem Heurigen noch in eine Bar. Dort fiel Guido hin und schnitt sich an einer Scherbe die Stirn auf. Wir fuhren alle ins Allgemeine Krankenhaus und durften zusehen, wie er genäht wurde. Die Wunde war ziemlich groß. Wie sollte er da am nächsten Tag auftreten? Glücklicherweise spielte er die Rolle des düsteren Anklägers, und so setzten wir ihm einfach eine Kapuze auf, unter der er, wenn auch nur mühsam, den Verband verbarg. Es war ein Riesenwickel, den er da um den Kopf hatte.

Nicht alle Stücke, die ich am Theater in der Josefstadt spielte, habe ich geliebt. Pavel Kohouts *So eine Liebe* mochte ich gar nicht und nannte es manchmal in meiner Unzufriedenheit »So eine Scheiße«. Es hatte etwas Sentimentales, und seine Qualität hielt sich, wie ich fand, in Grenzen. Sicher, es unterschied sich vom klassischen Repertoire, aber deshalb war's für mich noch lange nicht gut. Wie man sich manchmal über die Meinung des Publikums täuschen kann: Ich hatte gedacht, es würde ein Reinfall werden, aber nach der Premiere kamen die Leute begeistert an und sagten: »Endlich mal was Modernes!«

Als ich 1969 in *Zwei Herren aus Verona* von William Shakespeare die Julia spielte, war Klaus Maria Brandauer mein Partner. Damals arbeiteten wir zum erstenmal zusammen und haben uns sehr schätzen gelernt. Wir mochten uns und hatten einen lustigen Umgangston. Einer zog den anderen auf, wobei er noch etwas frecher war als ich. Aber eine gute Zusammenarbeit haben wir dabei trotzdem entwickelt. Für mich gehört Brandauer zu den besonderen Schauspielerpersönlichkeiten, die es nicht nötig haben, mit irgend etwas zu prahlen, seien es nun ihre tollen Angebote oder sonst etwas. Mit ihnen kann man über ganz andere, wichtigere Dinge reden als: »Übermorgen gehe ich nach Hollywood oder nach Hamburg.«

Während der *Zwei Herren aus Verona* hatten alle im Ensemble gerade die Underberg-Masche drauf. Jeder hatte ein solches Fläschchen im Ausschnitt, und auf der Bühne hat es gestunken, man soll's nicht glauben.

War das eine schöne Zeit, das Spielen am Theater in

der Josefstadt. Als ich Jahre später wieder einmal nach Wien kam, sagte mir die Garderobiere, Frau Haller: »Ach, daß Sie wieder da sind, das waren noch Zeiten damals.« Genauso empfinde ich es auch. Es war eine schöne Geborgenheit, da habe ich Wurzeln schlagen können, die mir geblieben sind.

Es war ja auch die Zeit der politischen Umtriebigkeit, in der sich viele engagierten. Meistens sah ich dabei erstaunt zu, denn mit Politik hatte ich eigentlich nicht soviel im Sinn. Außerdem wäre bei der vielen Arbeit auch gar keine Zeit dazu gewesen. Aber einmal ergriff mich dann doch eine Art 68er-Fieber. Da wollte ich aussteigen, irgendwohin reisen, weit weg, andere Welten kennenlernen, und eines Tages sagte ich zu Otto Schenk: »Du, Otti, ich muß nach Indien!« Da gab er mir lakonisch zur Antwort: »Fahr du nur von Wien nach St. Pölten, dann hast du alles gesehen.«

Einmal, es war ebenfalls mitten in der 68er-Zeit, habe ich mich Hals über Kopf in einen Fotografen verliebt, als ich mit Ulrich Schamoni den Film *Wir – zwei* drehte. Damals habe ich für mein Leben gern geflirtet, und ich fand das auch weiter nicht schlimm; aber manchmal war es dann doch abenteuerlich. Bodo, der Fotograf, lebte mit seiner Freundin, einer Fischverkäuferin, und noch ein paar anderen Leuten in einer Wohngemeinschaft. Ich war während der Filmarbeiten im Hotel untergebracht und zog vor lauter Verliebtheit, und weil ich aus dem einsamen Hotelzimmer rauswollte, mit in die WG. Da lebten alle auf solchen Hochbetten, aber ich sollte unten am Boden schlafen. Gemeinsam mit der Fischverkäuferin mußte ich immer aufräumen und die Wohnung saubermachen; dabei hatte ich aber auch noch meine Arbeit, für die ich ein bißchen ausgeruht sein mußte, während die anderen viel mehr Zeit für dieses Lebensexperiment hatten.

Es gab dort eine besonders engagierte Mitbewohnerin, die eifrig Überzeugungsarbeit leistete. So saßen wir abends stundenlang im Gemeinschaftsraum, und sie belehrte uns über das Unglück der Welt und wie man am schnellsten Abhilfe schaffen könnte. Das klang mir alles etwas fremd in den Ohren. Eine Zeitlang kamen meine Neugierde, mein Interesse an Menschen und an all dem, was in dieser Umbruchzeit passierte, auf ihre Kosten. Dann aber hatte ich irgendwann genug. Ich floh aus der WG, oder besser gesagt, ich kaufte mich frei, indem ich ins KaDeWe ging und jedem Mitglied der Kommune einen Dufflecoat kaufte. Damit entsprach ich völlig dem Klischee des reichen Filmstars und hatte meine Pflichten erfüllt.

Ausflüge und Abenteuer

1971 packte ich meinen schönen, inzwischen schon recht betagten weißen Porsche mit Schallplatten und Klamotten voll und fuhr nach Zürich, um am Schauspielhaus zu arbeiten. Ich spielte die Ophelia in dem Stück *Der nackte Hamlet* von Joseph Papp. Die Titelrolle spielte Christoph Bantzer, Regie führte Günther Büch. Peter arbeitete zur gleichen Zeit in Hamburg, wo er an der Staatsoper *Lucia di Lammermoor* mit Plácido Domingo und Joan Sutherland inszenierte. Wir konnten uns nur alle vierzehn Tage sehen. Jeden Morgen weckten wir uns per Telefon, jeden Abend sagten wir uns gute Nacht. Wir führten, wie so oft, die reinste Telefonehe. Ich fühlte mich allein.

Das Theater hatte mir eine Wohnung am Zöllikonberg besorgt, die Curd Jürgens gehörte. Wer nun glaubt, dort sei alles mit goldenen Wasserhähnen ausstaffiert gewesen, der täuscht sich. Es war eine Art Sozialbauwohnung mit einem kleinen, engen Flur sowie einem winzigen Schlafzimmer mit riesigem Bett und Spiegel über die gesamte Wandbreite. In der Küche stand nicht viel mehr als ein Barhocker aus den fünfziger Jahren, und an den Wänden hingen Filmbilder des Wohnungseigentümers. Im Wohnzimmer stand ein Schrank, in dem Alibianzüge für die Schweizer Steuerbehörde hingen.

Mir und Minni, meiner Dackelhündin, die an meiner Seite mittlerweile zwölf Jahre alt geworden war, gefiel es hier. Ich nahm sie jeden Tag mit zur Probe. In dem Stück hatten wir Schauspieler viele Songs, und es machte richtig Spaß, zusammen mit den Kollegen und der Band zu singen. Mein Kostüm war auch nicht ohne: Es sah aus wie aus dem Crazy Horse in Paris, ein Paillettenoberteil und nicht viel mehr.

Nach den Proben fuhr ich nie gleich nach Hause, sondern verbrachte mit Hubert Monloup, dem Bühnenbildner, und Günther Büch viele Nächte im Bahnhofsrestaurant des Zürcher Hauptbahnhofs. Zeitlos, zwischen den Zügen. Ich liebte die Atmosphäre auf Bahnhöfen und fand es abenteuerlich und romantisch dort. Es brachte Abwechslung in das Arbeitsleben. Darüber vergaß ich ein wenig, daß ich von Peter getrennt war, seine Nähe mir fehlte.

Im Faun, einem Lokal beim Theater, lernte ich den Schriftsteller Walter Mehring kennen. Wir verabredeten uns regelmäßig, denn ich war gern mit ihm zusammen. Er erzählte mir von Berlin und der Emigration, und ich hörte ihm gespannt zu. Er fühlte sich allein in dieser Welt. Seine Welt gebe es nicht mehr, sie sei vergangen, sagte er immer wieder wehmütig. Wir sahen uns recht oft, und auch später habe ich ihn wiedergesehen. Er war wie ich ein Mensch, neben dem immer ein Koffer stand. Später habe ich, wenn er in München war, seinen Koffer vom Carlton-Hotel zum Bahnhof getragen. Mehring zog von einem Hotel zum anderen und war nirgendwo mehr richtig zu Hause. Noch nie hatte ich jemanden kennengelernt, der so melancholisch war und zugleich so viel persönliche Ausstrahlung besaß.

Wenn wir uns trafen, dann war es auch immer recht

heiter, denn Mehring konnte über viele einfache Dinge lachen, und er fand es köstlich, als wir eines Tages in meinem alten Porsche durch eine Autowaschanlage fuhren. Ich glaube, ich habe ihn ein wenig aufgemuntert.

Als wir mal zusammen spazierengingen, rief ihm jemand nach: »Alter, du gehörst doch schon längst auf den Friedhof!« Das war Wasser auf Mehrings Mühlen, ganz im Sinn seiner Melancholie. In Gedanken war er immer irgendwie dabei, sich von dieser Welt zu verabschieden. Er schrieb an einem neuen Buch, seine Hotelzimmer lagen voll mit Textseiten und Notizen.

Seine Gedanken und all das, was er mir erzählte, waren in vergangene Zeiten gerichtet. Er erinnerte sich an seine Teilnahme am Dadaismus, seine Arbeit für das politisch-literarische Kabarett, als er sein eigenes »Politisches Cabaret« gründete, und an die Zeit nach dem Ersten Weltkrieg. Ich war fasziniert von dem, was er mir über das Theater der Weimarer Zeit berichtete. Mehring hatte sie alle gekannt: Max Reinhardt und die großen Gestalten aus Kunst, Theater und intellektuellem Leben, die durch Hitler vertrieben worden waren. Das hat er – wie viele andere auch – nie wirklich verkraftet, und es bestimmte stark sein Lebensgefühl. Wie oft saßen wir im Café bei einem Glas Fendant, und er beantwortete meine zahlreichen neugierigen Fragen.

Eines Tages sagte ich zu ihm: »Ich komme mit meinem Glauben einfach nicht klar. Was soll ich tun?« Er erwiderte: »Ich hab' was für Sie. Morgen bringe ich es Ihnen mit.« Am nächsten Nachmittag sagte er: »Besorgen Sie sich das *I Ging*, das *Buch der Wandlungen*, und hier haben Sie *Die Legende des Baal-Schem-Tow* von Martin Buber. Versuchen Sie es damit.«

Jahre später erhielten Martin Bubers Gedanken für mich größte Bedeutung. *Baal-Shem-Tow* wurde für mich wie eine Bibel, ein neuer Boden, auf dem ich stehen konnte. Welch wichtige Bedeutung es später noch für mich erhalten sollte, ahnte ich damals noch nicht. Ich bin meinem Freund Walter Mehring dankbar, daß er mir den Weg zu dieser mir ganz neuen Geisteswelt ebnete.

Die Premiere von *Der nackte Hamlet* war ein rechter Jubel, und ein Kritiker schrieb: »Sabine Sinjen singt aus der schönen Hüfte.« Das fand ich sehr charmant und außerdem nett ausgedrückt.

Während der Premierenfeier rief ich Peter in Hamburg an und wünschte ihm eine gute Nacht, so, wie wir es immer taten.

In derselben Nacht, so zwischen zwei und drei Uhr morgens, befand ich mich mit dem Schriftsteller Jacov Lind, der zur Premiere gekommen war und sonst in London lebte, auf einer Brücke über die Limmat. Wir waren nach der Feier noch ein wenig spazierengegangen. Er schien mich zu mögen und stand wie ein großer Schatten in meiner Nähe. Er war etwa Mitte fünfzig, ein großer, kräftiger Mann mit einer recht wilden schwarzgrauen Mähne. Auf der Feier war er mir wegen seines friedlichen, heiteren, ruhigen Temperaments aufgefallen.

Die Atmosphäre zwischen uns auf dieser Brücke war unwirklich und schön. »May I come with you?« fragte er mich nach längerem Schweigen. Ich war mächtig aufgeregt und erfreut, denn irgendwie hatte ich auf diese Aufforderung gehofft. Wir gingen zu meinem kleinen Porsche, und dann nichts wie ab zu mir nach Hause auf den Zöllikonberg. Zwei Stockwerke hoch und schnell aufgeschlossen. Schon im Flur fiel mir ein seltsam unangenehmer Geruch auf. Täuschte ich mich, oder hatte Minni, die immer so sensibel auf Premieren reagierte, etwa …? Ja, Minni hatte Durchfall und überall hingeschissen, in den Gang, ins Wohnzimmer, in die Küche. Wie grauenhaft und grotesk bei einem so romantischen Rendezvous!

Jacov drehte sich einen Joint, hielt sich ein kleines Transistorradio ans Ohr, lächelte und sagte: »Oh, it's beautiful!« Ich machte eine Weile sauber, er rauchte, und die Schwaden des Haschisch legten sich nach und nach über die Dackelspuren.

Es war *really beautiful*, und das blieb es noch eine Woche, obwohl Jacov jeden Tag nach London zurückfliegen wollte. Nach jeder Vorstellung stand er wie ein großer Schatten da. Es war ein wundervolles Erlebnis mit ihm, ein unwirklicher, schöner Traum, aus dem ich froh und unbeschwert erwachte.

Daß ich mich auf ernstere Abenteuer mit anderen Männern einließ, geschah erst später, als ich in dem Glauben lebte, alle Erfahrungen der Welt machen zu müssen, um endlich das Leben zu begreifen. Und ich habe wahrlich experimentiert. Warum ließ ich ein solches Chaos in meinem Leben zu? Ich war auf der Suche, ich spürte genau, daß ich noch etwas finden, noch etwas erleben mußte, um den Dingen besser auf den Grund gehen zu können. Eine Zeitlang habe ich gedacht, dies sei über die Liebe möglich. Ich habe diese umtriebige Zeit genossen; die Affären, die ich hatte, waren oft wunderbar, aber manchmal haben sie mich auch an den Rand des Wahnsinns getrieben. Von diesem chaotischen Leben wurde ich erst erlöst, als ich Günther kennenlernte.

Liaison dangereuse

Die abenteuerlichste und zugleich furchtbarste Geschichte während meiner wilden Daseinssuche war die mit Andras Fricsay, dem Sohn des berühmten, früh verstorbenen Dirigenten Ferenc Fricsay, den ich bei den Dreharbeiten zu dem Film *Sabine und die hundert Männer* kennengelernt hatte. Andras war Schauspielerkollege und führte auch Regie, und wir haben einige Arbeiten zusammen gemacht. Ich lernte ihn im Frühjahr 1972 in der Wohnung meiner Mutter kennen. Er bot mir eine Rolle in dem Stück *Gorilla, Gorilla* von Peter Weiser an, das dieser für die Wiener Festwochen geschrieben hatte. Andras war mit dem Motorrad gekommen, hatte seinen Helm dabei und lachte dauernd völlig unpassend. Wir beide gehörten demselben Jahrgang an, er war ein halbes Jahr älter als ich, und wir waren beide recht verrückt. Ich war einverstanden, in *Gorilla, Gorilla* mitzuspielen. Und so verließen Peter und ich im Mai den Ruckling und fuhren nach Wien, wo die Proben beginnen sollten. Gerade an dem Tag brach dort ein Erdbeben aus, und ich deutete es als schlimmes Vorzeichen. Zu Recht, wie sich bald herausstellte.

Meine beiden Kollegen Gertraud Jesserer und Peter Vogel hatten mir ihre schöne große Wohnung geliehen, weil sie zur gleichen Zeit am Hamburger Schauspielhaus engagiert waren. Während der ersten Probenzeit war Peter noch bei mir, dann aber mußte er zu Dreharbeiten nach Köln, und so hatte ich sturmfreie Bude, die auch wirklich genutzt wurde. Ich wollte endlich einmal Leidenschaft und Verliebtheit ohne Einschränkungen erleben.

Bevor mit Andras auch nur irgend etwas Ernsthaftes passiert war, geschah mit mir etwas Erschreckendes. Eines Abends, so gegen elf, lag ich im Halbschlaf und hörte plötzlich deutlich eine Stimme: »Sabine, Sabine! Ich liebe dich, steh auf und komm zu mir!«

Ich lag völlig erstarrt da, unfähig, mich zu rühren. Immer wieder diese Stimme. Es war ganz klar die von Andras. Mir wurde unheimlich, ich wollte nicht, daß jemand solche Macht über mich hatte, ich zwang mich unter Aufbietung aller Kräfte aufzustehen und ins Bad zu gehen. Dann ließ ich kaltes Wasser über meine Handgelenke laufen. Da krochen aus den Wänden plötzlich Würmer auf mich zu. Ich zwang mich, genau hinzusehen. Doch da hörte der Spuk auf. Es war nur das Muster der Fliesen im Bad.

Dieses Erlebnis hätte mir eine Warnung sein müssen, war es aber nicht. Ich war auf der Suche nach der Wahrheit des Lebens, ich schreckte vor nichts zurück, auch nicht vor dem Wüsten, Wilden. Ich wollte Wahrheit leben, denn ich glaubte, daß dies möglich sei. Andras und ich kamen uns näher, gefährlich näher. Aber das war noch nicht alles.

Peter war weit weg, und ich hatte mich während der Salzburger Festspiele 1972, als ich die Olivia in Shakespeares *Was ihr wollt* spielte, heftig in einen weiteren Mann verliebt. Es war ziemlich turbulent, denn nun hatte ich es im Grunde mit drei Männern zu tun: Peter, Andras und dem »dritten Mann«. Wie soll man das aushalten? Wessen Schritte hörte ich gerade auf der Treppe? Mit wem war ich wann verabredet? Wie konnte ich vermeiden, daß sie alle drei einander begegneten? Die Sache vereinfachte sich dadurch ein wenig, daß der dritte sich als Familienvater an einigermaßen regelmäßige Zeiten hielt. Trotzdem hatte ich immer Angst, Peter würde gleich aus dem Taxi steigen. Aber die Abenteuer waren mir wichtig genug, um all diese »Gefahren« auf mich zu nehmen.

Mit Andras begann es so, wie es häufig anfängt: Wir bereiteten Proben vor, saßen uns gegenüber, berührten uns leicht, sahen uns in die Augen, erst ganz kollegial – und dann mehr. Dann begannen die Proben. Andras hatte bestimmte Ideen, die mir gut gefielen und die ich ausprobierte, und er hat mich bewundert. Nach den Proben gingen wir oft zusammen ins Konzert. An Gelegenheiten, sich näherzukommen, mangelte es nicht.

An irgendwelche Folgen dachte ich nicht. Mein Erlebnishunger kannte keine Grenzen, und ich hatte nicht vor, grundsätzliche Lebensentscheidungen zu treffen. Es war wie ein Gärungsprozeß, in dem eine Menge geschieht, ohne ihn bewußt zu steuern. Dabei glaubte ich immer noch, ich wolle zu Peter zurückfinden. Aber Andras machte ernst und dachte an Heirat. Er informierte sogar seine Familie, und alle glaubten, wir würden an einem bestimmten Termin die Ehe eingehen. Das aber wollte ich keineswegs. Ich war nicht von Peter geschieden und hatte auch gar nicht vor, mich von ihm zu trennen. Trotz aller Eskapaden war ich Peter irgendwie immer noch nahe.

Das Schreckliche in der Beziehung zu Andras war sein

Fanatismus, waren seine Wahnvorstellungen, das Telepathische, das diese Beziehung die ganze Zeit über begleitete. Immer wieder wachte ich nachts auf und hörte, wie er zu mir sagte, ich solle zu ihm kommen. Es war wie ein Bann, aus dem ich mich kaum lösen konnte. Wir waren ein ausgelassenes, wildes, verrücktes Paar. Für *Gorilla, Gorilla* »probten« wir auf der Probebühne so exzessiv, daß ich mir einen Lendenwirbel ansplitterte und die Premiere um eine Woche verschoben werden mußte.

Mein armer Peter. Er pflegte mich, bis es mir wieder besser ging. Wie es zu diesem Zwischenfall gekommen war, erzählte ich ihm natürlich nicht so genau. Die Premiere war »irre«. Das Stück gefiel mir nicht besonders. Am Anfang mußte ich vorne an der Rampe Scampi essen. Vor Aufregung nahm ich zu viele in den Mund, verschluckte mich und spuckte beim Husten einer Dame in der ersten Reihe ein Scampi auf die weiße Bluse. Bis zur Pause wischte sie empört an ihrer Bluse herum; danach blieb ihr Platz leer.

Wenig später begannen die Proben zu *Was ihr wollt* mit Otto Schenk für die Salzburger Festspiele, eine Produktion, bei der auch Josef Meinrad, Helmut Lohner, Klaus Maria Brandauer, Christiane Hörbiger und andere mitspielten. Es war meine vierte Shakespeare-Rolle. Ich spielte Shakespeare besonders gerne, weil mir eine wichtige Lehrzeit als Schauspielerin, die Arbeit mit Kortner an der Rolle der Porcia im *Kaufmann von Venedig*, große Sicherheit gegeben hatte. Mit ihm hatte ich auch schon die Rolle der Julia durchgearbeitet, die ich zu gern gespielt hätte. Leider ist daraus nie etwas geworden, weil Kortner gestorben ist. So ist die Julia für mich immer eine Traumrolle geblieben.

Für die Zeit der Proben zu *Was ihr wollt* mietete ich eine kleine Wohnung in Nonnenthal, da mir das viele Hin- und Herfahren auf den Ruckling zu anstrengend war. Außerdem mußte Peter zu Dreharbeiten fort, so daß ich dort alleine gewesen wäre.

Andras machte Ferien auf Naxos und schickte mir in einem Schwung fünfzig Postkarten an das Landestheater Salzburg. Er machte die verrücktesten Sachen, kniete zum Beispiel auf dem Bahnsteig vor dem Zug, wenn ich ankam. Außerdem hatte er einen mächtigen Pistolentick. Sein Meisterstück passierte auf dem Ruckling. Er kam mit dem Motorrad angebraust, während Peter auf dem Markt im Ort einkaufte. Er wollte, daß ich mich endgültig von Peter trennte und ihn möglichst auf der Stelle heiratete. Ich bekam es mit der Angst zu tun, weil Peter jeden Moment auftauchen konnte, und bat Andras trotz meiner leidenschaftlichen Verliebtheit, möglichst schnell wieder wegzufahren. Da zückte er die Pistole, schoß ins Dach des Rucklinghauses und fuhr davon.

Andras' Wahnsinnshandlungen beeindruckten mich trotz ihrer Verrücktheit; meine Passion war ungebrochen. Schließlich zog ich sogar zu ihm in seine Münchner Wohnung. Ich blieb ein ganzes Jahr bei ihm, und wir lebten ein aufregendes und nervenaufreibendes Liebesleben.

Peter, der inzwischen natürlich von unserer Geschichte wußte, litt furchtbar. Ich seh' ihn noch, wie er in der Nähe von München einen Fernsehfilm für den Südwestfunk drehte und in einem Dorfgasthof wohnte. Ich war bei ihm gewesen, fuhr wieder nach Wien, und er stand ganz traurig auf dem Balkon und winkte zum Abschied. Das waren schreckliche Momente, auch für mich, die ich maßgeblich die Ursache für sein Unglück war. Peter tat mir leid, und auch ich war ehrlich traurig, so paradox das klingen mag, nicht mehr bei ihm zu sein.

Im Jahre 1974 spielte ich unter der Regie von Andras am Nationaltheater Mannheim August Strindbergs *Fräulein Julie*. Das war unsere letzte gemeinsame Produktion. In einer Kritik von Wilhelm Ringelband, der sich von der Aufführung recht beeindruckt zeigte, kamen wir beide, Andras und ich, gut weg. Offenbar hatten wir wenigstens auf dem Theater etwas Vernünftiges zustande gebracht. Unter der Überschrift »Ist *Fräulein Julie* denn heute noch spielbar?« hieß es:

»Ein Schauspielerstück par excellence ist dieses Wechselbad von Haß und Liebe [...] Fricsay profiliert alle drei Personen subtil und prägnant, besitzt Gespür für Strindberg und vermag seelische Vorgänge transparent werden zu lassen. [...] Sabine Sinjen als Julie ist die fünfundzwanzigjährige Kindfrau (kein Mannweib), aufgeputscht durch das Rumoren des Blutes, trotz Verachtung der Männer lüstern auf Jean, hochfahrend im Auskosten ihrer Standesüberlegenheit, bewußt mit dem Feuer spielend, bis zur Weißglut reizend – gleichzeitig aber auch hilflos nach dem Fehltritt, der neuen Situation nicht gewachsen, überrollt von der Agilität, mit der plötzlich Jean sie beherrscht, Aufbäumen gegen solches Ende und dann doch den Tod als (damals) einzigen Ausweg mit Würde akzeptierend. Die schmale, zarte Schauspielerin hat deutlich neue Töne gewonnen, bleibt glaubhaft im sprunghaften Wechselspiel der Emotionen und wächst überzeugend in den Trancezustand des Endes, das Klarheit nach aller Hektik besitzt.«

Hier fand ich nicht nur einige Parallelen zu meiner privaten Situation wieder, sondern unsere stürmische Liebesbeziehung war offenbar auch in Kreativität umgeschlagen.

Persönlich war es eine Katastrophe, ich war von Tag zu Tag deprimierter und erkannte immer mehr meinen Irrweg. So ergriff ich die Flucht aus dem bedrohlich-fatalen Liebesverhältnis mit Andras und nahm mir in München eine kleine Überlebenswohnung mit einer wunderschönen Terrasse. Andras kannte die Adresse zunächst nicht, konnte mich also nicht mehr erreichen. Dann aber erfuhr er sie doch, und er hat von draußen auf die Jalousie geschossen. Zum Glück nur einmal. Ich hielt mich so lange von ihm fern, bis ich das Gefühl hatte: Jetzt hast du dich befreit, der Bann ist gebrochen.

Zu meiner Befreiung trug wesentlich bei, daß Andras offenbar andere Frauen hatte. Eines Tages fand ich in seinem Auto ein mir unbekanntes weibliches Kleidungsstück. Mein Zorn war zwar groß, aber er half mir, Andras eines Tages zu vergessen.

Die weinende Madonna

Peter und mir war die Trennung schlecht bekommen, aber nun arbeiteten wir wieder zusammen und drehten nach Hedwig Courths-Mahler den Fernsehfilm *Griseldis*. Es war eine Wohltat, wieder in den heimischen Hafen zu kommen und dann so ein blondes, hehres Glück zu spielen. Das war etwas sehr »Gesundes«.

Peter und ich waren sogar wieder recht glücklich, wir kamen eben nicht voneinander los – trotz allem, was zwischendurch geschehen war. Peter hatte zwar Freundinnen, aber wir mußten uns jeden Tag sprechen; nur dann kamen wir zur Ruhe.

Mein seelisches Gleichgewicht hatte ich noch nicht ganz wiedererlangt, wie folgende Begebenheit zeigt: In meiner Wohnung in Nymphenburg packte mich eines Tages schreckliche Angst, ein Gefühl der Bedrohung schien sich von hinten anzuschleichen, saß mir im Rükken, ließ sich nicht abschütteln. Am nächsten Morgen ging ich, nachdem ich die ganze Nacht vor Angst gezittert hatte, zu einer Nervenärztin. Sie machte Gehirnfunktionstests und andere Untersuchungen und konnte nichts feststellen. Ratlos ging ich nach Hause. Ich wurde doch nicht langsam wahnsinnig?

Da läutete das Telefon, es war Frau Erlinger, die unser

Haus auf dem Ruckling versorgte. »In der Nacht ist eingebrochen worden, sie haben die beiden Madonnen und vieles andere mitgenommen, auch die Preise in Gold und die Bambis!« Selten hat mich eine Nachricht so beruhigt. Ich wurde also doch nicht verrückt, sondern es war nur eine böse Vorahnung gewesen, die sich durch Angstzustände manifestierte. Meine Angst war mit einem Schlag verflogen, ich war wie befreit.

Um die Madonnen tat es mir leid, sie weinten jetzt irgendwo bei fremden Menschen. Die Wurzel- und die Tränenmadonna, zwei alte Skulpturen, hatte mir Peter geschenkt, aber ich hatte ihn gewarnt. »Bitte, schenk sie mir nicht, sie bleiben nicht bei uns.« Genauso kam es. Es ist schon unheimlich, wenn man die Fähigkeiten eines Spökenkiekers hat. Ich wußte sogar, durch welches Fenster die Einbrecher eingestiegen waren.

Wenig später drehte ich auf Sizilien mit Hartmut Lange den Fernsehfilm *Eine »emanzipierte« Frau*. Mir fehlte Peter; andererseits war ich weiterhin auf der Suche nach dem Ziel meines Lebens. Ich war gereizt, vertrug die Helligkeit der Sonne nicht und war froh, als es auf der Rückfahrt hinter dem Brenner anfing zu regnen.

Bis 1976 verlebten Peter und ich eine schöne Zeit. Unsere Gemeinsamkeit, die so bedroht gewesen war, erschien uns jetzt um so kostbarer. Wir waren glücklich, Ruhe schien wieder in unser Leben eingekehrt zu sein.

Die liebste Arbeit war mir in diesem Jahr die Rolle der Katinka Bai in dem Fernsehstück *Am Wege* nach einem Roman des dänischen Autors Herman Bang. Peter hatte es für uns ausgesucht, und wir waren froh, endlich wieder zusammenzusein. Trotzdem haben wir während der Arbeit wie gewohnt gekämpft, weil Peter wieder einmal die Szenen vorgegeben hatte, und ich sagte, ich wolle sie doch erst entwickeln. Das kann man beim Fernsehen leider nicht so gut wie im Theater. Da die ganze Technik dabei ist, muß schnell gearbeitet werden; und das wollte ich nicht. Zu sehr war ich inzwischen an die Bühnenarbeit gewöhnt, hatte gelernt, die Dinge sich langsam entwickeln zu lassen. Zugleich wußte ich natürlich, daß das bei Fernsehaufzeichnungen nicht so einfach ist. Dennoch mußte ich kämpfen, ich wollte mich auseinandersetzen, und das ist für unsere Arbeit auch fruchtbar gewesen. Denn manchmal habe ich Peter noch auf neue Ideen gebracht, was er auch zu würdigen wußte.

Beim Fernsehen hat man viele Ausdrucksmöglichkeiten, und Peter wußte sie zu nutzen. Bei einer Großaufnahme zum Beispiel kann man mit geringen Mitteln unendlich viel ausdrücken. Peter hatte eine so liebevolle, genaue Beobachtung, daß er die Kamera oft auf einem Gesicht ließ, ohne daß etwas gesagt wurde, und man spürte genau, was dieses Wesen dachte. Das konnte er wunderbar beschreiben.

Die vielen Eisenbahnzüge, die in *Am Wege* vorkommen, erinnerten uns beide an uns, an die vielen Trennungen, die Abfahrten, die Reisen. In der Rolle der Katinka erkannte Peter mich wieder.

Langsam bekam ich durch unsere konzentrierte und schöne gemeinsame Arbeit nach der verrückten Beziehung zu Andras wieder Boden unter die Füße und war sehr erleichtert. Ich fühlte mich bei Peter geborgen und war glücklich. Die Dreharbeiten fanden in Niederösterreich statt, es spielten viele besonders nette Kollegen mit, die Komparsen waren Einheimische, und manche aßen Teile ihrer angeklebten Bärte in der Suppe mit.

Gleichzeitig fanden die Salzburger Festspiele statt, und ab und zu mußte ich dorthin, um in *Was ihr wollt* zu spielen, einer Wiederaufnahme aus dem Jahre 1972.

Arbeitssüchtig war ich damals wie immer schon. Zwischendurch trafen Peter und ich uns auf dem Ruckling, um für uns und zu Hause zu sein. Das Wetter war in diesem Sommer schön, und an einem besonders herrlichen Tag holte Peters Kameramann, Jost Vacano, Peter am Salzburger Flughafen mit dem Flugzeug ab, um Motive für den Film zu suchen. Dabei flogen sie auch dicht über unser Haus und drehten einige Runden; sie winkten und flogen wieder fort. Peter arbeitete noch am Buch für das Stück – draußen auf der Westseite unseres Hauses, wie früher. Bis Mitte Oktober blieben wir in der Gegend, um den Sommerteil des Films zu drehen. Der Winterteil entstand Anfang 1975.

Ich liebe die niederösterreichische Landschaft, ihre Weite und Kargheit, ich mag die einfachen, niedrigen Häuser. Morgens, wenn wir vom Hotel aus zum Drehen fuhren, stand immer ein großer, merkwürdig aussehender Mann mittleren Alters mit nacktem Oberkörper am Fenster und sah uns finster und ohne die geringste Bewegung an; für mich ein gruseliger Anblick. Peter amüsierte es eher. Als wir den Winterteil drehten, sahen wir nur den Schatten des Mannes im dunklen Fensterrahmen.

Am Wege erzählt die Geschichte einer Bahnwärtersfrau, deren Ehe sich an dem mangelnden Verständnis ihres Ehemanns aufgerieben hat. Sie fühlt sich von der Welt abgeschnitten, und immer wenn Züge vorbeifahren, glaubt sie, darin ihre Jugend wegfahren zu sehen. Man spürt immer stärker ihre eigene Verlorenheit und Isolation. Sie wird melancholisch und traurig, bis ein neuer Gutsverwalter eintrifft, in den sie sich verliebt. Es gelingt den beiden nicht, ihre Liebe zu leben, und als der Verwalter die Stadt wieder verläßt, stirbt Katinka kurz darauf an Tuberkulose. Sie geht an einem qualvollen Erstickungstod zugrunde.

Wenn ich mich heute an diese Szene erinnere, gruselt's mich immer noch. Ich kenne diesen Tod genau, denn ich habe mir von einem Wiener Medizinprofessor erklären lassen, wie solch ein Sterben vonstatten geht. Wenn man etwas spielt, ganz gleich, was es ist, muß alles stimmen. Das ist mein oberstes Prinzip. Deshalb erkundige ich mich immer eingehend, bevor ich mich auf die Bühne begebe oder vor die Kamera stelle, erarbeite die Szenen, damit sie genau und authentisch sind. Ich hatte den Erstickungshusten und den Schrei vor dem Ende lange geübt. Und alles war dann sehr echt: das Husten, das Abschiednehmen, die letzten Worte, alles. Da ist ein Bild in dem Film, in dem die Katinka an Rosenstöcken vorbeigeht, die für den Winter mit Säcken zugebunden sind. Auf diese Weise sagt sie der Welt ade.

Das Bahnwärterhäuschen, in dem wir drehten, war von unendlich vielen Feldmäusen besiedelt, diesen kleinen Mäusen mit bräunlichem Fell und runden Ohren. Bei jedem Schritt konnte man sicher sein, daß einem gleich wieder einige um die Füße flitzten. Vertreiben ließen sie sich nicht; also arbeiteten wir in ihrer Gesellschaft.

Als die Sterbeszene gedreht wurde, legte ich mich in das Himmelbett; am Kopfende hingen zu beiden Seiten lange Stoffbahnen herunter. Alles war genau mit der Kamera geprobt, ich spielte aber erst zur Aufnahme mit voller Kraft. Mein Schrei muß so furchtbar gewesen sein, daß der Dolbyfahrer vor Schreck mit dem Kamerawagen stehenblieb. Also noch einmal. Dann mitten im Spiel Peters Aus, da an den Bettvorhängen die Mäuse hochliefen. Beim nächsten Versuch fiel der Teelöffel, der mir zur Atemerleichterung auf die Zunge gelegt werden sollte, unters Bett. Nach der fünften Klappe funktionierte es dann endlich. Zur Belohnung für die vielen Hustenanfälle und Schreie kaufte ich mir in Wien eine dicke, warme, teure Jacke. Mir war bei der Szene richtig kalt geworden.

Durch unser häufiges Zusammensein waren Peter und ich uns wieder sehr nahegekommen. Auf dem Ruckling schleppten die Mäuse – wie jedes Jahr – die übriggebliebenen Maroni ins Haus in die Winterstiefel.

Da Peter in den Jahren zuvor viel unter mir zu leiden gehabt hatte, war er nun auch nicht ohne Freundin. Ich tat alles, um ihn zurückzuerobern, und als die Freundin erfuhr, daß wir wieder sehr viel zusammen waren, schickte sie pikiert alle Geschenke zurück. Ich fand das blöd und trug nun selbst die hübschen Broschen und Tücher.

Das Nora-Syndrom

Ewig dauerte die schöne Zeit der Gemeinsamkeit nicht. Der Hotelalltag hatte uns wieder, jeder wohnte da, wo er arbeitete. Peter war häufig auf dem Ruckling, um die Inszenierung von Tankred Dorsts *Dorothea Merz* vorzubereiten, in der ich die Hauptrolle spielen sollte. Ich ging derweil mit *Nora* von Henrik Ibsen auf Tournee und war mit meinem Lampenfieber allein im Hotelzimmer. Scheußlich! Dabei war ich, glaube ich, eine ziemlich gute Nora, weil sie meinem Wesen sehr entspricht und ich mich gut in die Situation, in der sie ist und in die sie sich immer tiefer verstrickt, hineinversetzen konnte. Auch ich war, genau wie Nora, noch auf der Suche nach Unabhängigkeit, nach meinem eigenen Weg.

Natürlich war sie für mich auch ein großes Problem, weil sie die Kinder allein läßt. Ein weiterer Unterschied war der, daß Nora lange Zeit erfolgreich ihrem Mann das heitere, fröhliche Vögelein ist, das sich ganz für ihn opfert. Erst die spätere Entwicklung und das absolute Mißverstehen ihrer Handlungen treibt sie dazu, ihren Mann zu verlassen. Nora sagt am Ende: »Wir haben in unseren ganzen Jahren, die wir zusammen sind, nie ernsthaft miteinander geredet.«

So war es bei Peter und mir nie, denn wir haben

jahrelang einen Dialog geführt, haben fast alles geteilt und miteinander besprochen, bis sich dann im Laufe der Zeit die Disharmonie eingestellt hat, weil ich zunehmend selbständig wurde. Insofern bin ich Nora schon ähnlich, und auch darin, daß ich eine äußerlich sichere Existenz, die mit Peter, verlassen habe, um ich selbst zu werden. An dem Nora-Syndrom habe ich ziemlich lange gekrankt.

Nach der *Nora*-Tournee erlebte ich eine wunderbare Freundschaft, bei der ich Peter gegenüber nicht in Konflikte geriet. Klaus Maria Brandauer, den ich schon am Theater in der Josefstadt sehr gemocht hatte, war mein Partner in dem Grillparzer-Stück *Ein treuer Diener seines Herrn.* Ich spielte die Erny, und wir wohnten in einem hübschen Hotel auf dem Land. Morgens um fünf führte der Klaus seinen Hund Gassi, und außerdem spielte er verliebt. So stand er in der Frühe auf meinem Balkon und rief:

»Hallo, Sabine, hörst du, wie die Kerle brüllen?« Damit meinte er die Vögel.

»Ja, Klaus, das ist schön und gut, nur will ich nichts von dir. Wir können uns gerne umarmen, das ist schön, aber sonst will ich Frieden.«

So war es denn auch: eine heitere Freundschaft voll Sympathie und Humor. So mag ich Klaus und schätze ihn bis heute.

Ein treuer Diener seines Herrn wurde bei den Burgspielen von Forchtenstein auf einer Freilichtbühne aufgeführt. Diese war riesig breit und ebenso die Zuschauertribüne. Mit von der Partie war Leopold Rudolf, einer jener Schauspieler, die ich zutiefst bewundere. Poldo, wie ich ihn immer nenne, lernte ich ebenfalls am Theater in der Josefstadt kennen. Seinetwegen war ich dorthin gegangen, von ihm wollte ich lernen. Mit Poldo zu spielen, dagegen verblaßte alles. Nix Amerika, nix Film. Sein Spiel war mein Ziel! Wie er in Anouilhs *Der arme Bitos* den Staub von seinem Anzug bürstete, war von ungeheurer Perfektion. Hier konnte ich lernen, hier war ich zu Hause. Als wir zusammen in *Onkel Wanja* spielten – er den Astrow, ich die Sonja –, habe ich ganz seltene, kostbare Momente auf der Bühne erlebt. Viele Leute sahen sich die Vorstellung mehrmals an, es war geradezu rührend. Oben hörte ich die Hörapparate summen und die Leute flüstern: »Schau! Das schöne Porzellan.« – »Paß auf, gleich weint sie wieder!« – »Schau, das G'sichterl.«

So charmant kann natürlich nur das Wiener Publikum sein. Hier in Berlin herrscht ein ganz anderer, ein recht rauher Ton. Als ich Jahre später in *Krankheit der Jugend* im Schloßpark-Theater davon spreche, daß ich mir mit Veronal das Leben nehmen will, mit den Worten: »Eine schöne Dosis von dem Gift, und dann geht man langsam hinüber, und dann ist es endlich zu Ende«, da höre ich: »Dat wär auch jut so, Frolln Sinjen!«

Da wäre Angelica Domröse, meine Partnerin in dem Stück, vor Wut beinahe runtergestiegen und hätte dem eine geknallt.

So offensichtlich also kann der Unterschied zwischen Wien und Berlin sein.

Auf der Freilichtbühne von Forchtenstein arbeiteten Poldo und ich nicht anders als am Theater in der Josefstadt. Hinten links im Eck spielten wir genau und differenziert die Situation, während unser lieber Regisseur Haeusserman weit weg auf der Zuschauertribüne saß und sich das Gesicht mit Nivea eincremte. Eigentlich spielte er nur Regie.

Wichtigster Gegenstand in dieser Zeit war für mich das Telefon, weil es mich mit Peter verband. Ihm konnte ich alles Leid klagen, aber auch von den freundlichen Erlebnissen berichten. Das Telefon stand in der Pensionsküche inmitten benutzter Teller und leerer Töpfe; eigentlich hätte es schon ganz überkrustet sein müssen.

Das Telefon konnte mich aber nicht immer trösten, und manchmal raste ich in meinem weißen Porsche von Wien nach Salzburg, um Peter zu sehen und wieder zur Ruhe zu kommen. Auf diesen Fahrten weinte ich oft, weil ich das Leben nicht aushalten konnte. Das war beim Fahren aber nicht das richtige, denn wenn man am Nachmittag gegen die Sonne fährt, sollte man keine Tränen vergießen; es blendet zu sehr.

Nach den Burgspielen waren Peter und ich frei. Wir konnten ungezwungen zusammen sein und genossen unsere Gemeinsamkeit, denn seine Freundinnen und meine Freunde waren weit weg. Wir arbeiteten jetzt an dem Fernsehfilm *Dorothea Merz* von Tankred Dorst. Darin wird die Geschichte von Peters Familie und seiner Mutter, aber auch die von Tankred Dorsts Familie und dessen Mutter erzählt, einer bürgerlichen Familie par excellence. Tankred wuchs in Sonneberg bei Coburg auf, Peter im Fichtelgebirge bei Weißenstadt. Da gibt es viele Gemeinsamkeiten. Peter und Tankred verstanden sich bei der Arbeit sehr gut, weil sie beide mehr oder weniger demselben Milieu entstammten, in dem die Rolle der Frau, ihre Stellung in der Familie ungefähr die gleiche war. Herrin über Haus und Kinder, über das Privatleben mit Ehemännern, die ihrer Arbeit nachgingen und die die große Autorität waren. Ohne sie waren die Frauen ein Nichts. Nach dem Tod ihrer Männer verloren die bislang geachteten Frauen ihren Status und lebten sozial gesehen als Witwen ein eher kümmerliches Leben – wie man es auch heute noch beobachten kann.

Ich spielte die Hauptrolle der nicht ganz unproblematischen Dorothea: erst die junge, ein wenig kapriziöse Frau, dann die Mutter, später die Witwe, eine immer unnachgiebiger und härter werdende typisch deutsche Frau.

Die Arbeit an der *Dorothea Merz* gab Anlaß zu zahlreichen Diskussionen. Wie hätte ich, Sabine, mich verhalten, wenn ich im Dritten Reich gelebt hätte, blond wie ich war und somit dem Ideal der Nazis entsprechend? Ob ich mich beim BDM engagiert hätte? Ich hoffte nur, daß meine Sturheit und mein starker Wille mich davon abgehalten hätten. Aber wer kann das heute schon wissen? Viele sagen: »Ich hätte da nie mitgemacht!« Ich glaube aber, so einfach ist das nicht, denn nicht jeder hat den Mut, nonkonformistisch zu sein. Wir fragten uns damals sehr eingehend: Zu wem gehört man auf dieser Welt? Ist man davor gefeit, bestimmte Dinge zu tun, Mitläufer zu werden? Wir diskutierten viel, und das beanspruchte meine Nerven sehr. Noch hatte ich meine intensive Lebenssuche ja nicht beendet, mir stand auf diesem Gebiet noch ein großes Stück Arbeit bevor. Und ich glaube, ich habe sie bis heute noch nicht ganz beendet.

Auf dem Friedhof, wo wir am Familiengrab der Beauvais' die Beerdigung des Mannes von Dorothea Merz drehten, fand Peter nur zehn Jahre später seine letzte Ruhestätte. Es gibt so viele Parallelen und Überkreuzungen und Knotenpunkte, da kann man manchmal nur staunen. Nicht auszudenken, wenn man so etwas schon vorher wüßte!

Peters nächste große Arbeit war die Inszenierung von Richard Wagners *Die Meistersinger* an der Deutschen Oper Berlin. Eine schöne Aufgabe für einen geborenen Wagnerianer wie ihn. Einen Großteil der Vorbereitungen habe ich mit ihm geteilt. Da arbeitete er meist auf dem Ruckling, hörte Wagner-Musik, machte sich Notizen, schrieb, und ich saß bei ihm, las Bücher oder besprach mit ihm die eine oder andere Szene.

Wir waren auch schon öfter zusammen in Bayreuth gewesen. Peter liebte große Garderoben und freute sich, wenn ich mich besonders fein machte. Mir lag das gar nicht so, ich wäre lieber provokant in Jeans, Batikhemd und mit strubbeligem Haar ins Festspielhaus gegangen. Aber ihm zuliebe trug ich dann schöne lange Kleider und Schmuck und steckte mir das Haar auf. Einmal besuchten wir in Bayreuth eine Vorstellung der *Walküre*. Kurz nach Beginn öffnete sich leise die Tür unserer Loge, und eine alte Dame wurde hereingeführt. Die Tür wurde wieder geschlossen, und nun hörten wir tief hinten im Eck ein Grummeln, Raunzen und Stöhnen. Peter flüsterte mir ins Ohr: »Winifred Wagner. Sie hat Hausverbot.« Kurz vor Schluß öffnete sich erneut die Tür, der Logenschließer half der alten Dame hinaus. In den Pausen war sie in ihrem Versteck geblieben und flanierte nicht wie alle anderen. Peter nahm diese absurde Situation mit Heiterkeit. Er ließ mit Gelassenheit geschehen, daß diese Frau, die Hitler empfangen hatte, sich ausgerechnet in der Loge eines Juden versteckte.

An Peter war so vieles liebenswert, und trotzdem war da diese Unvereinbarkeit zwischen uns, die wir zu überwinden suchten, ohne daß es uns gelang. Ich glaube, es hatte viel damit zu tun, daß ich inzwischen erwachsen geworden war, in Wien, Köln, Mannheim, Zürich, Berlin und an anderen Orten Theater gespielt hatte, viel gereist und viel allein gewesen war. Ich hatte eine Menge Affären hinter mich gebracht und auch die dunklen, dämonischen Seiten des Lebens kennengelernt. Ich hatte nicht die Absicht, die Hände in den Schoß zu legen, weiter hier und da ein wenig zu spielen und ansonsten die Ehefrau zu sein. Mir fehlte noch eine ganz wichtige Erfahrung: die Arbeit mit einem festen Ensemble.

Meine berufliche Erfüllung hatte ich zu diesem Zeitpunkt noch nicht gefunden. Ich spielte zwar an den verschiedensten Bühnen und im Fernsehen, aber ich hätte gern irgendwo fest zu einem Ensemble gehört. Ich war auf meinem Weg schon weit vorangekommen, hatte die Filmkarriere aufgegeben und auf große Rollen in Hollywood und Frankreich verzichtet, hatte mich konsequent und erfolgreich fast ausschließlich dem Theater zugewandt. Die Erfahrung des festen Ensembles, in das man eingebunden ist, die Arbeit mit den gleichen Partnern über Jahre, die Beziehung zu einem bestimmten Publikum, die besondere Atmosphäre einer Stadt, die man nur durch längeren Aufenthalt dort kennenlernt – all das fehlte mir noch, und ich wollte es unbedingt erleben.

Ich wünschte mir das sehr und wartete nur auf eine passende Gelegenheit. Wie froh war ich, als mir Boy

Gobert anbot, ab 1976 Mitglied des Thalia Theaters in Hamburg zu werden. Er tat dies nicht nur mündlich, sondern auch in einem wunderbaren Brief.

»Meine liebe Sabine,

laß mich Dir bitte noch einmal schwarz auf weiß wiederholen, was ich Dir neulich schon am Telefon sagte und was ich so ernst und aufrichtig meine.

Ich war damals sehr beeindruckt, daß Du zu mir kamst und mir sagtest, Du hättest dieses Dasein ›Sabine Sinjen als Stargast‹ satt, und Du möchtest Dich endlich einmal in einem Ensemble heimisch fühlen und Dich vernünftig schauspielerisch entwickeln können, ohne auf äußerliche Ansprüche Rücksicht nehmen zu müssen, die Du weder erfüllen könntest noch wolltest. Die Art und Atmosphäre des Thalia Theaters schienen Dir dafür der richtige Platz. Ich wieder hielt Deine Wünsche nach Deiner ersten Arbeit in *Weh dem, der lügt!* für erfüllbar, weil mir Deine Bühnenbegabung längst nicht umfassend aus- und erprobt zu sein schien. Daß allerdings mir der Theaterzufall die Möglichkeit geben würde, nun gleich eine ganze Sinjen-Farbenpalette vorzeigen zu können, ahnte ich damals nicht. Schon deshalb nicht, weil ich auch in anderen, mir entwicklungswürdig scheinenden Fällen eine derartige Chance nicht so schnell und so reich in die Hand bekam. Und so, liebe Sabine, solltest Du, finde ich, Deine Situation auch ansehen. Welche Schauspielerin kann in so kurzer Zeit ein derartiges Spektrum von Möglichkeiten vorzeigen?! Nach der derb-drolligen Edrita die naivschlaue, tief gläubige, es faustdick hinter den Ohren habende Rosie. Nach der urgewaltigen, sinnlichen poetischen Pegeen die Verwandlungskünstlerin in *Plunders-weilern.* [...] Schau Dich einmal um: selbst in meinem Haus, wo den vorzüglichen Frauen doch wirklich eine Menge geboten wird, läßt sich eine Parallele zu Deiner vielseitigen, vielschichtigen und reichen Beschäftigung nicht finden. [...]

Mit sehr herzlichen Grüßen

Dein Boy.«

Dieser Brief berührte mich sehr, und ich war unendlich froh darüber. Die Arbeit mit einem Regisseur, der einen so schätzt und der selbst noch auf der Suche und experimentierfreudig ist, sowie die Rückkehr nach Hamburg nach so langer Zeit waren für mich eine herrliche Aussicht. Ich war fest entschlossen, Boys Angebot anzunehmen.

Wenn man verheiratet ist, ist man bei wichtigen Entscheidungen auf seinen Partner angewiesen. Ich hoffte deshalb sehr, daß Peter sich mit mir freuen würde. Statt dessen war er über meinen Wunsch erschrocken und sagte, dann wäre es mit unserer Ehe vorbei, da wir nicht mehr gemeinsam planen könnten. Ich wollte mein Handwerk unbedingt noch besser erlernen und trotz aller Freude an der gemeinsamen Arbeit mit Peter nicht mehr so viele Fernsehproduktionen machen. So entschied ich mich – trotz Peters Bedenken – für das Thalia Theater. Peter behielt insofern recht, als wir außer in den Ferien kaum noch zusammenarbeiteten. Wir sahen uns nur noch selten, und ich spielte ununterbrochen Theater.

Ich glaube schon, daß sich das mit unserer Ehe hätte vereinbaren lassen, wenn wir nur gewollt hätten. Aber ich verfolgte meinen Entschluß konsequent, mit der Kraft und Verve, mit der ich alles mache. Das sah Peter gar nicht gern, und er ignorierte von nun an meine Arbeit, die mir doch so am Herzen lag. Peter ist nie zu meinen Aufführungen nach Hamburg gekommen, obwohl ich nichts lieber gehabt hätte. Zu sehr grollte er mir wegen meiner Entscheidung.

Nur ganz allmählich begriff ich, daß Peter nicht mehr mein Lebenspartner sein konnte, wenn er das, was für mich im Zentrum des Lebens stand, meine Arbeit auf der Bühne, so geringschätzte, daß er sie sich nicht einmal betrachtete. So lebte ich, privat in mich zurückgezogen, auf der Bühne jedoch lebhaft und voller Kraft, eine Weile ohne nähere Beziehung zu einem Mann. Den richtigen Lebenspartner fand ich nicht so schnell. Daß meine Versuche, Peter wieder näherzukommen – bei gemeinsamer Arbeit war es mir ja recht gut gelungen –, nicht wirklich fruchteten, wurde mir jedoch immer klarer.

Es war und blieb eine Wochenendehe mit Trennungen, Affären, Streit und Versöhnung. Wir mühten uns, so sehr wir konnten, aber es trat nie wirkliche Ruhe ein.

Ich suchte weiter.

In dieser Zeit dachte ich manchmal an eine seltsame Eingebung, die ich in den späten sechziger Jahren gehabt hatte, als ich mit Peter auf dem Weg zu Dreharbeiten in Italien durch das Mölltal fuhr. Plötzlich überkam mich der Gedanke: Hier könnte der Mann wohnen, den ich einmal lieben werde. Ich hatte keine Ahnung, daß ich damals ins Schwarze traf. Er wohnte tatsächlich dort, aber es sollte noch gut zehn Jahre dauern, bis ich ihm begegnete. Aber von diesem Unbekannten habe ich oft geträumt.

Über das Lachen

Richtig besiegelt war das Ende unseres gemeinsamen Lebens erst, als ich Günther kennenlernte. Mit ihm war mein früheres Leben, die Zeit der Suche und Neuorientierung, die Unruhe, Angst und Unsicherheit, schlagartig vorbei.

Begegnet sind wir uns auf recht kuriose Weise. 1977 probten wir am Thalia Theater das Stück *Palme oder Der Gekränkte* von Paul Kornfeld, dessen Hauptdarsteller der wunderbare Schauspieler Hans Christian Rudolph war. Er wird genauso heftig von Lampenfieber geschüttelt wie ich, und ich mag ihn sehr. Ich spielte das Fräulein Helene, die mit perlendem Juchzerlachen auf die Bühne stürmt, um Herrn Quinke, Herrn Kimmich und Herrn Plempe zu begrüßen. Lachen konnte ich nie im Beruf. Ich zog von Lehrer zu Lehrer, und alle gaben mir irgendwelche Ratschläge. Ich sollte mir auf die Schenkel schlagen, stoßweise lachen und was sonst nicht noch alles. Ich kaufte mir sogar Henri Bergsons Buch *Über das Lachen*. Nichts half.

Gesellschaftlich gesehen war es eine Zeit, in der es nicht viel zu lachen gab; überall lauerten Argwohn und Hysterie, es wurden Terroristen gejagt, und die Liberalität, die in den späten sechziger Jahren eingekehrt war, schien zu Ende zu sein. Da war einem kaum zum Lachen zumute. Aber danach fragt man eine Schauspielerin nicht. Ich wußte, daß es ein Mittel gab, mich zum Lachen zu bringen: Man mußte mir in den Po kneifen. Ich sagte es Gobert während der Probe, als die Szene einfach nicht gelingen wollte.

»Wer kann das machen?« Gobert saß in seinem Regiesessel und sah sich fragend um. Rechts saßen die Regieassistentin und die Souffleuse, links der Inspizient. Er schien an der Probenarbeit der Schauspieler nicht sonderlich interessiert, gähnte und machte sich hier und da Notizen. Einen solchen, eher gleichgültigen Menschen – denn so wirkte er – kann man gut dafür anstellen, muß sich Gobert gesagt haben. Der Inspizient mußte ohnehin immer da sein, also: »Herr Huber, bitte zu Frau Sinjen.«

Der junge Mann sah wirklich gut aus, aber das war mir egal und beeindruckte mich nicht im geringsten. Dieses scheinbare Desinteresse am Beruf war inakzeptabel für mich. Er kam auf dicken, weichen Sohlen über die Bühne zu mir herüber, und ich gab ihm die Anweisung: »Auf Stichwort, einmal kneifen!« Schon spurtete ich mit dem richtigen Lacher los. Alle waren beglückt und fassungslos.

Kaum zu glauben, was sich aus einer solch albernen Situation entwickelte ...

Unsere Liebe gestanden wir uns, als eines Tages die Probe abgebrochen werden mußte, weil Hans Christian krank wurde. Da fragte Herr Huber, ob ich nicht einen Kaffee mit ihm trinken wolle. Ich war alles andere als abgeneigt und schlug vor, nach Blankenese in mein Lieblingscafé, zum »Bäcker«, zu fahren. Nach dem Kaffee gingen wir an der Elbe spazieren. Wir waren beide mächtig aufgeregt und hatten Herzklopfen, als hätten wir uns zum erstenmal verliebt. Längere Zeit liefen wir nebeneinander her, dann nahm ich seine Hand – und da war es geschehen. Von diesem Augenblick an wußten wir, daß es die große Liebe war.

Nach dieser Zeit zarter, vorsichtiger Versuche, uns zu berühren, die nicht allzu lange dauerte, erlebten wir all das, was jungen Verliebten widerfährt. Denn bald war unsere Liebe stärker als alles andere, und – man wird's kaum glauben – das ist sie bis heute.

Nicht nur, daß wir unendlich verliebt waren, wir hatten uns auch unendlich viel zu sagen, unendlich viel zu diskutieren, unendlich viel zu fragen und zu erklären. Der Stoff ist uns auch nach über fünfzehn Jahren immer noch nicht ausgegangen!

Und auch körperlich fühlten wir uns stark zueinander hingezogen. Doch ich wollte erst die Premiere von *Palme* hinter mich bringen, um dann ganz offen für diese neue Liebe zu sein.

Das Warten hat sich gelohnt, denn Günthers warme, wunderschöne, leidenschaftliche Liebe hat mir das gegeben, wonach ich jahrelang gesucht hatte: das Gefühl der größten Geborgenheit.

Nun begann eine herrliche Zeit – eine Zeit des Schwebens. Da wir in drei Stücken gemeinsam beschäftigt waren – in *Das Jahrmarktsfest zu Plundersweilern, Der Marquis von Keith* von Frank Wedekind und in *Palme oder Der Gekränkte* –, konnten wir viel zusammen sein. Besonders schön war eine Tournee nach Schweinfurt, auf der wir im gleichen Hotel untergebracht waren. Nachts hat sich Günther mit seinem Kissen in mein Zimmer geschlichen, und bei der Abreise am nächsten Morgen sagte man an der Rezeption zu ihm: »Auf Ihrem Zimmer fehlt das Kissen.« Wir haben beide mit einem verlegenen Lächeln geantwortet.

Je fester unsere Beziehung, je beständiger unsere Liebe wurde, um so besser wurde ich damit fertig, daß der Abschied von Peter endgültig war. Auf wunderbare Weise wurde ich von dem quälenden Gedanken befreit, daß ich mich um unsere Ehe mehr hätte kümmern müssen: Ich machte die Erfahrung, daß man so geliebt werden kann, wie man ist. Das war völlig neu für mich, und es hat einige Zeit gedauert, bis ich glaubte, daß es das gibt – so schön, befreiend und herrlich war es.

Natürlich war unserer Umgebung nicht entgangen, daß Günther und ich uns nicht gleichgültig waren. Zuerst dachten die Kollegen, das sei nur vorübergehend. Als sie aber merkten, daß es ernst und ernster wurde, reagierten sie mit Erstaunen – und mit Neugierde. Sie kamen zu den Aufführungen von *Palme*, um zu sehen, wie der Inspizient die Darstellerin kniff. Wir waren lange Zeit ein wichtiger Gesprächsstoff, aber das war uns völlig gleichgültig.

1978 zog ich in die Klopstockstraße in der Nähe der Elbchaussee in ein altes Kapitänshaus mit wunderschönem Blick auf den Hafen. Hier baute ich mir ein richtiges neues Zuhause. Unsere Liebe gab mir die Kraft dazu. Jetzt war ich zum erstenmal wirklich ich selbst, ich lebte so, wie ich es gern wollte, ohne kämpfen zu müssen, und wurde trotzdem geliebt. Es war einfach unvorstellbar schön.

Mit Günther lernte ich eine mir bislang unbekannte Welt kennen. Er stammt aus einer Kärntner Lehrerfamilie, war bei seinem eigenen Vater in die Schule gegangen.

Die Familie wohnte auf tausend Meter Höhe in einem Dorf, das aus sechs Häusern bestand und in dem es weder Geschäfte noch einen Arzt gab. Die waren sechs Kilometer entfernt. Und es gab keinen Bus! Als Günther mir eines Tages diesen Ort zeigte, war ich ganz entzückt. Aber natürlich war es nicht leicht, dort zu leben, ohne viel Verbindung zur Außenwelt.

Ein Gymnasium gab es weit und breit nicht, so mußten Günther und sein Bruder ein Internat besuchen, das katholische »Bundeskonvikt« in Lienz in Osttirol. Es war zweihundert Kilometer von zu Hause entfernt, in dieser Gegend eine Weltreise. Nach zweijähriger Leidenszeit im Bundeskonvikt durften die Buben nach Klagenfurt, das nur noch fünfundvierzig Kilometer von zu Hause entfernt lag. Offenbar litten auch die Eltern darunter, ihre Söhne so selten zu sehen. Deshalb beschloß der Familienrat nach weiteren zwei Jahren, daß die Familie bis zum Abitur der beiden Söhne wieder zusammenwohnen sollte. Günthers Vater fand einen Lehrerposten in Penk im Mölltal in Oberkärnten, von wo aus sie zur Schule fahren konnten.

Günther hatte so lange in tausend Meter Höhe gewohnt, er liebte diese Gegend, von der aus man das gesamte Unterkärnten überblickt, wo oft die Sonne strahlend schien und unten dicker, weißer Nebel hing, in den er am liebsten wie in ein Wattebett gesprungen wäre. Die neue Umgebung war ein enges Tal, links und rechts erhoben sich Bergzüge bis zu zweitausend Metern. Seine Heimat ist der Gunzenberg geblieben.

Günthers Vater hätte es gern gesehen, wenn sein Sohn Lehrer geworden wäre, aber Günther zog es zunächst zu Mathematik, Philosophie und Psychologie. Zum Informatik-Studium ging er nach Graz, wandte sich schließlich doch noch dem Lehramtsstudium zu, jedoch glücklicherweise ohne das Examen abzulegen. Glücklicherweise deshalb, weil wir uns sonst vielleicht nie begegnet wären.

Nach etlichen Zweifeln stand eines Tages für Günther fest, was er wirklich werden wollte: Regisseur. Die Entscheidung war wie eine Erlösung.

Beim Besuch einer Freundin, die in Castrop-Rauxel am Theater engagiert war, erfuhr er, daß man dort einen Regieassistenten suchte. Er bewarb sich und bekam die Stelle. Nach zwei Jahren wechselte er an die Landesbühne Hannover, heiratete wenig später und zog zu seiner Frau nach Hamburg, als sein Vertrag in Hannover auslief. Die beiden waren jedoch zu verschieden; deshalb hielt die Ehe nur zwei Jahre.

Eine Freundin vermittelte ihm 1976 beim Thalia Theater die Stelle als Inspizient – so kamen wir zur gleichen Zeit an diese Bühne.

Wie er mir einmal zu meinem Vergnügen erzählte, hatte Günther keinen meiner Filme gesehen und keine Ahnung, wer Sabine Sinjen war. Unsere erste gemeinsame Arbeit war das von Rolf Henniger inszenierte Stück *Der Marquis von Keith.* Günther gestand mir später, ich hätte ihm damals schon gefallen, aber es sei ihm undenkbar erschienen, daß sich eine Protagonistin des Hauses mit einem kleinen Inspizienten einlassen könnte.

Im Sommer 1978 fuhren wir zum ersten gemeinsamen Urlaub nach Rab in Jugoslawien. Unterwegs besuchten wir Günthers Eltern, die im Sommer in zweitausendfünfhundert Metern Höhe eine Hütte des Alpenvereins bewirtschafteten. Bei dieser Gelegenheit lernte ich erstmals die Berge kennen und fand sie wunderbar. Als Mädchen aus dem flachen Norden hätte mir das Bergsteigen eigentlich seltsam vorkommen müssen, aber ich fand es herrlich, und daß es bergauf ging, machte mir keine besondere Mühe. Alles, was ich zu sehen bekam, war wunderschön, und außerdem waren wir ja verliebt.

Nach dem Besuch bei Günthers Eltern genossen wir auf Rab das Alleinsein und liebten uns. Das erste Mal in meinem Leben machte ich FKK, mußte aber stets eine große Schirmmütze tragen, denn für den Film, den ich noch mit Peter drehte, durfte mein Gesicht nicht sonnengebräunt sein. Die Zusammenarbeit mit Peter stand jetzt nicht mehr unter dem Druck der Erwartung, daß wir uns versöhnen mußten; ich mochte ihn, meine Liebe gehörte aber nun endgültig Günther.

Als wir wieder in Hamburg waren, lernten wir gegenseitig unsere jeweilige Lebenswelt kennen. Günthers »Genossen« vom Kommunistischen Bund Westdeutschlands bestaunten den Filmstar, und die Hamburger oberen Zehntausend blickten überrascht auf den Inspizienten. Wir waren glücklich miteinander und beschlossen, ein Kind zu haben. Die Meinung der Leute war mir dabei völlig egal; sollten sie doch denken, was sie wollten. Als ich dann tatsächlich schwanger wurde, bestätigte mich das in meinem Glauben, daß wir füreinander geschaffen waren. Mein lange Zeit gehegter Wunsch, mit Peter ein Kind zu haben, hatte sich ja nicht erfüllt.

Günther beschloß, am Theater aufzuhören und noch einmal zu studieren. Sein politisches Engagement hätte vermuten lassen, daß er Sozialpädagogik oder etwas ähnliches belegt hätte, aber nach reiflicher Überlegung entschied er sich für Germanistik und Theaterwissenschaften. Er war erleichtert, zwei Fächer gefunden zu haben, die ihm wirklich lagen und die nicht zu etwas nützlich waren oder die Welt verbessern sollten. Er wollte noch viel lernen und dann zum Theater zurückkehren.

Ich kann kaum sagen, wie froh ich war, daß ich endlich wieder einen Mann gefunden hatte, der mich verstand, den ich verstand, bei dem ich mich geborgen fühlte und umgekehrt, von dem ich wußte, daß er zu mir halten würde, was immer passierte. Ich veränderte mich, wurde sanfter, sicherer, und die lange Suche nach Liebe, Schutz, Geborgenheit und Glück in der Liebe war endlich vorbei.

Es war ein wunderbares Gefühl, seine Arbeit machen zu können, ohne nebenher tausend private Probleme bewältigen zu müssen. Ich hatte das große Glück, ein zweites Mal im Leben bei dem Menschen anzukommen, zu dem ich gehörte. Günther erging es nicht anders. Er war bei mir angekommen, wir waren beieinander zu Hause und unendlich froh.

Als Günther und ich uns begegneten, war meine Gärungszeit vorbei. Ich war jetzt eine selbstbewußte, erwachsene Frau, die ihren Beruf weitgehend beherrschte, die von ihrer Arbeit lebte, die ihre eigenen Ideen hatte und auch ausdrücken konnte, die von niemandem mehr abhängig war. Und so war ich auch im besten Sinne partnerfähig. Günther hat meine Selbständigkeit immer geschätzt und unterstützt.

Sich von sich weg in andere Menschen denken

Wie mir Boy in seinem Brief angekündigt hatte, waren die Rollen, die ich am Thalia Theater spielte, vielfältig. Wie eh und je hatte ich keinen Arbeitsmangel und genoß das viele Spielen sehr. Neben dem Theater machte ich auch hier und da noch Fernsehproduktionen.

Jede Rolle nimmt einen, wenn man ernsthaft an ihr arbeitet, auf ganz besondere Weise in Anspruch. Ich denke und fühle mich immer intensiv in sie hinein, und je nachdem, um welche Rolle es sich dabei handelt, fühlt man sich heiter oder belastet.

Sehr nahe ging mir die Rolle der Gesche Gottfried im gleichnamigen Fernsehspiel, bei dem Karl Fruchtmann Regie führte. Gesche ist eine historische Person und hat zu Beginn des 19. Jahrhunderts gelebt. Sie war eine Giftmörderin aus Bremen, die man lange Zeit für eine brave Bürgerin hielt und den »Engel von Bremen« nannte, die aber achtundzwanzig Menschen mit Arsen umgebracht hatte. Um sie spielen zu können, drang ich tief in ihre Geschichte ein. Gesche stammte aus kleinbürgerlichen Verhältnissen, einer biederen Schneiderfamilie, war von ihren Eltern zu Fleiß und Gehorsam angehalten und schließlich an einen verwitweten Nachbarn verheiratet worden. Dieser führte ein liederliches Leben, wie man es

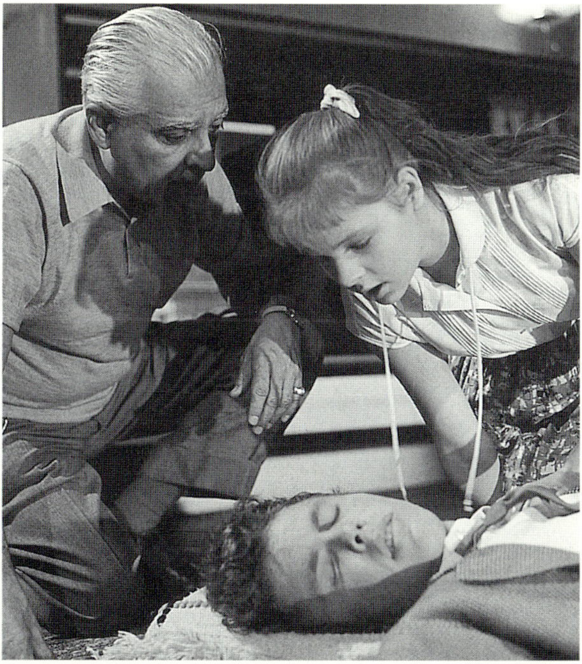

21 Bei den Dreharbeiten zu dem Film *Die Frühreifen* mit Peter Kraus. Regie: Josef von Baky

22 *Mädchen in Uniform* – Szenenfoto mit Romy Schneider

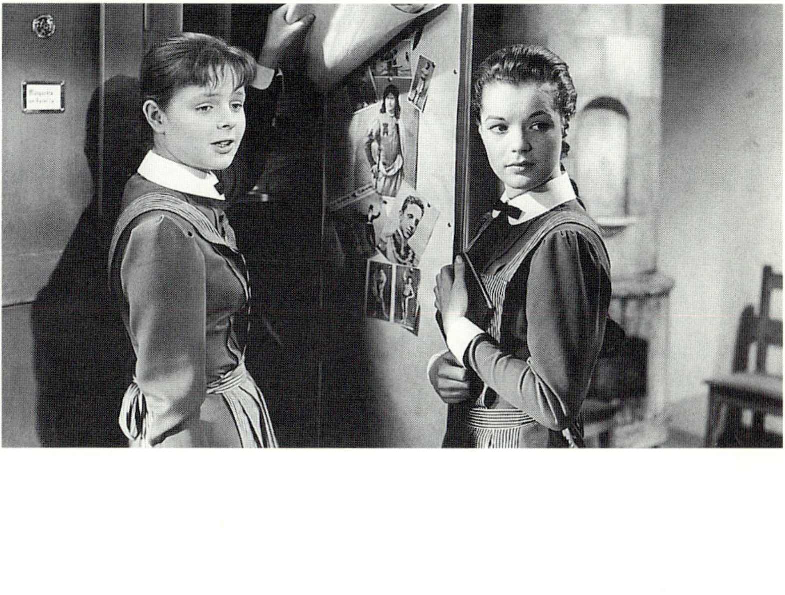

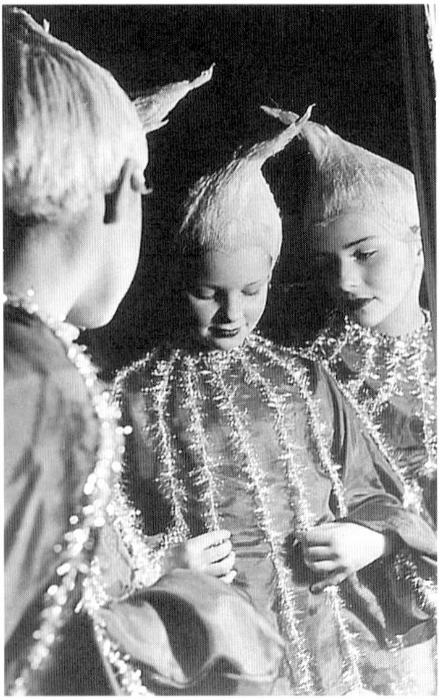

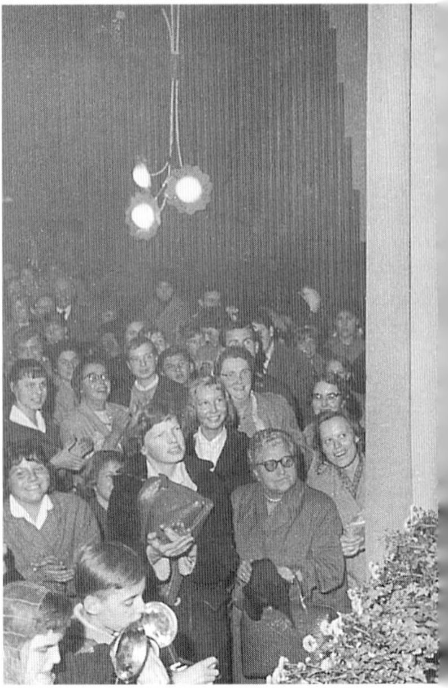

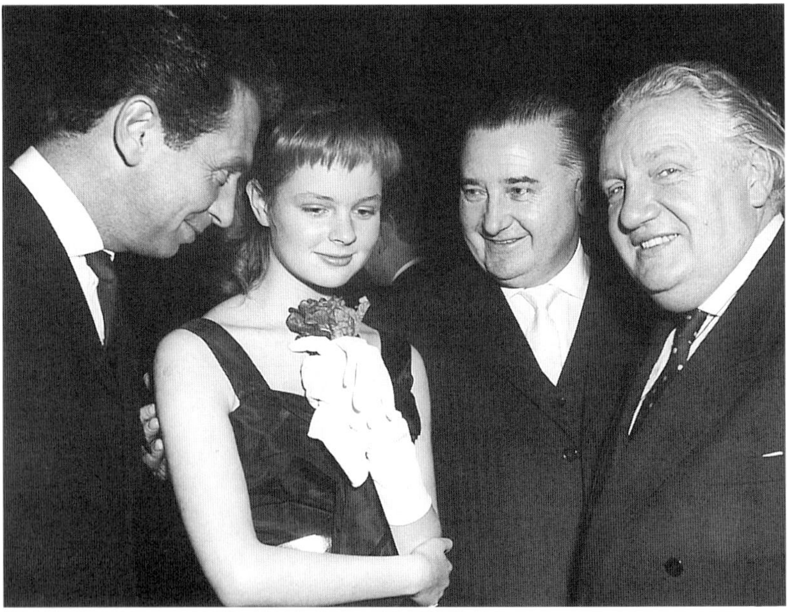

23 *(oben links)* Meine erste Rolle als Mondstrahl am Hamburger Schauspielhaus (1952/53)

24/26 *(oben Mitte und unten links)* Erste öffentliche Erfolge

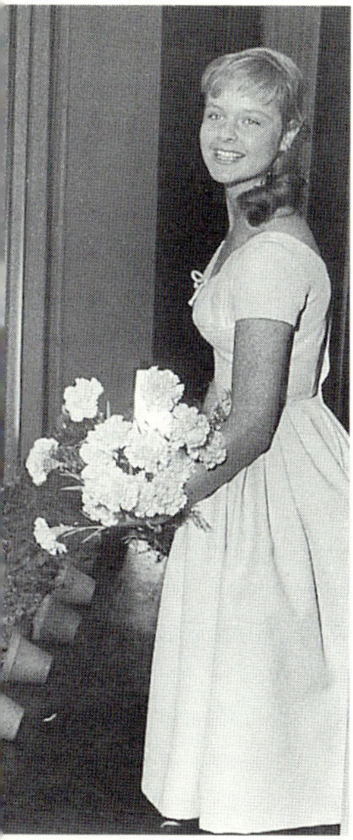

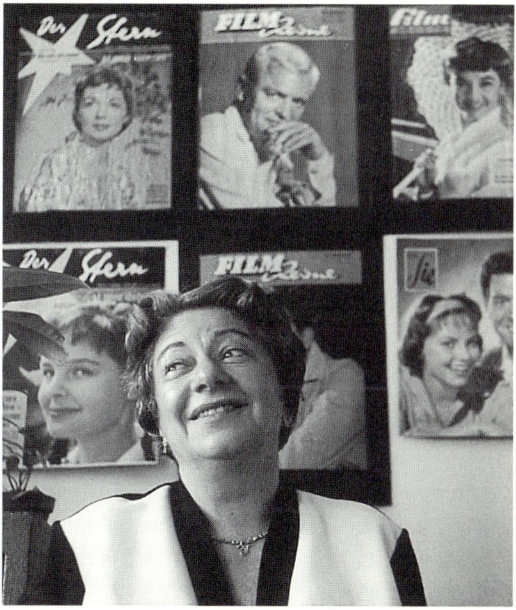

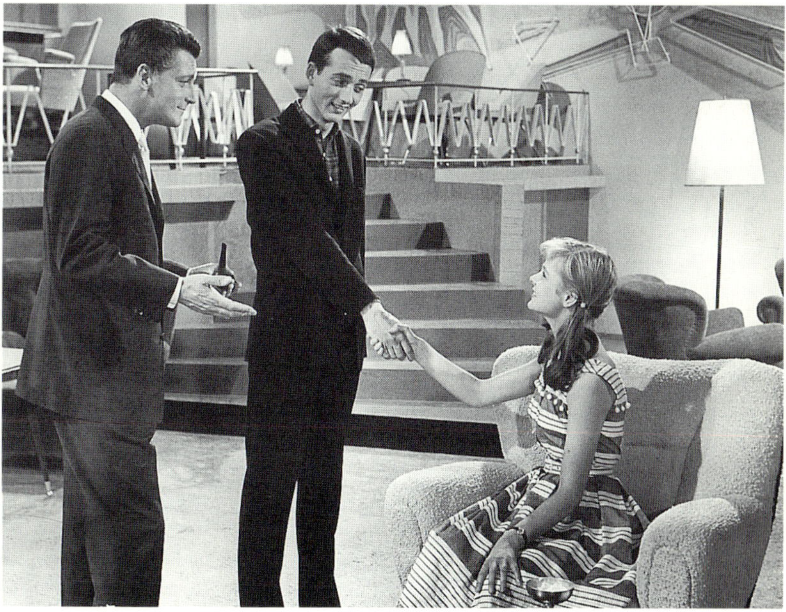

25 *(oben rechts)* Meine Agentin Elli Sielman

27 *(unten)* In *Stefanie* waren Carlos Thompson und Peter Vogel meine Partner.

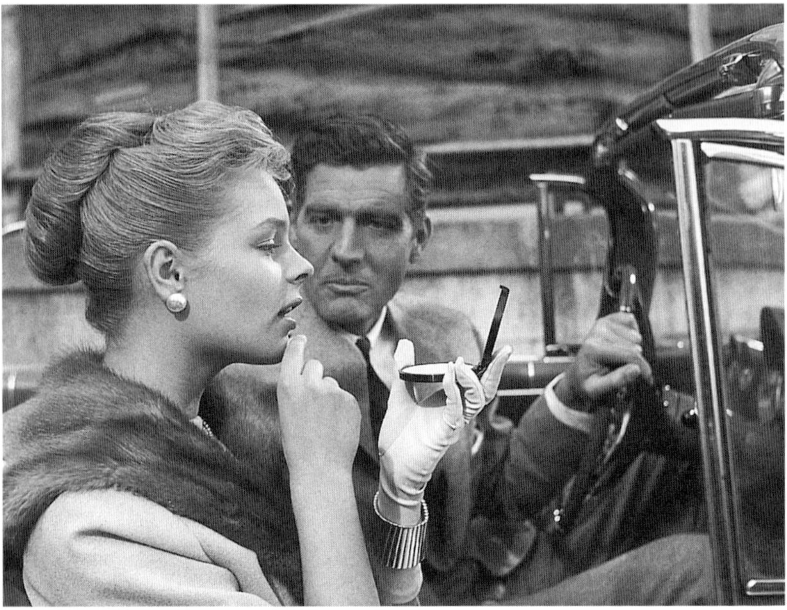

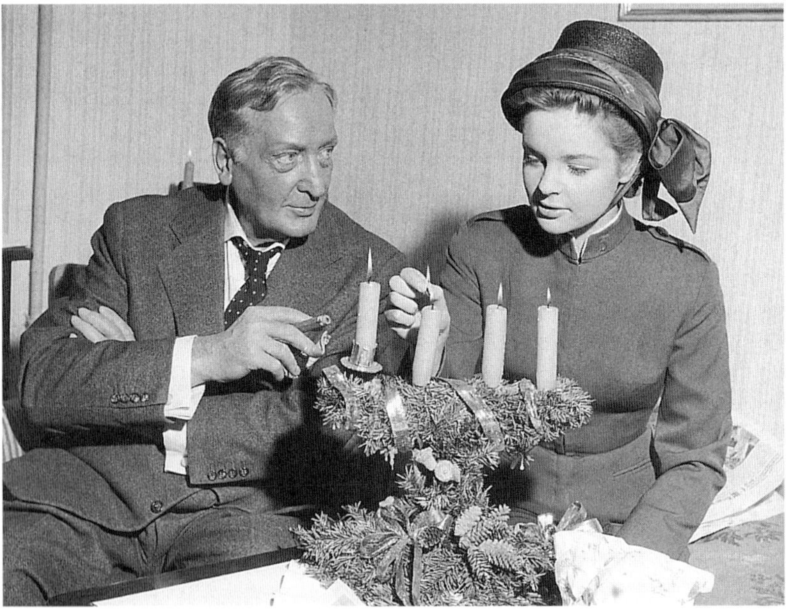

28 *(oben)* Paul Hubschmid als mein Lehrer im Film *Marili*

29 *(unten)* In der Rolle eines Leutnants der Heilsarmee in *Kein Engel ist so rein.* Neben mir Hans Albers

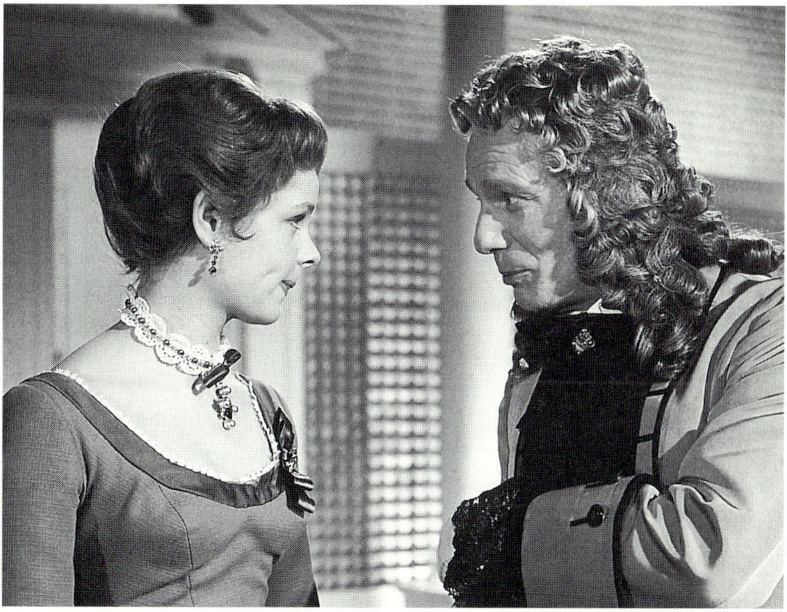

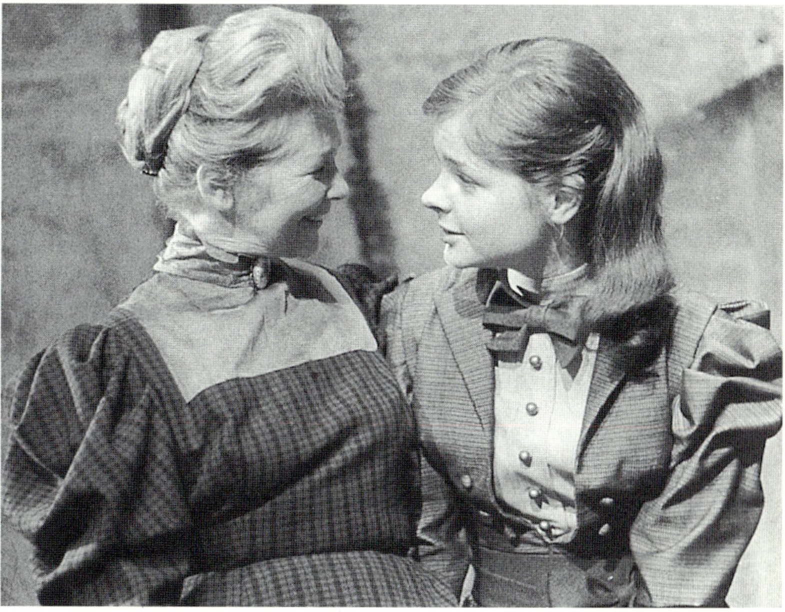

30 *(oben)* Mit Gustav Gründgens in dem Film *Das Glas Wasser*. Regie: Helmut Käutner

31 *(unten)* Mein erstes Theaterstück: *Frühlings Erwachen* von Frank Wedekind am Berliner Schiller-Theater mit Carsta Löck

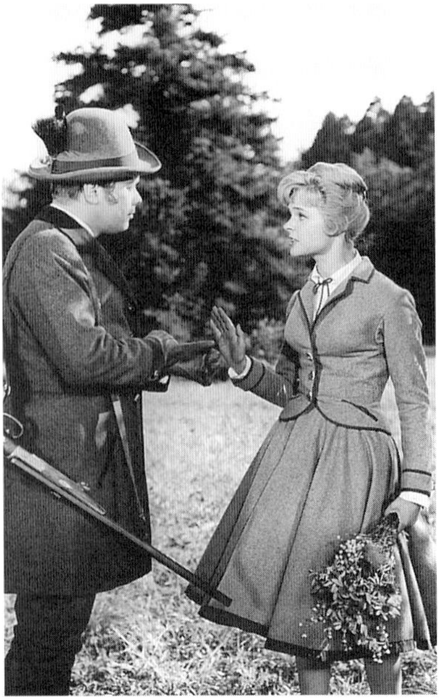

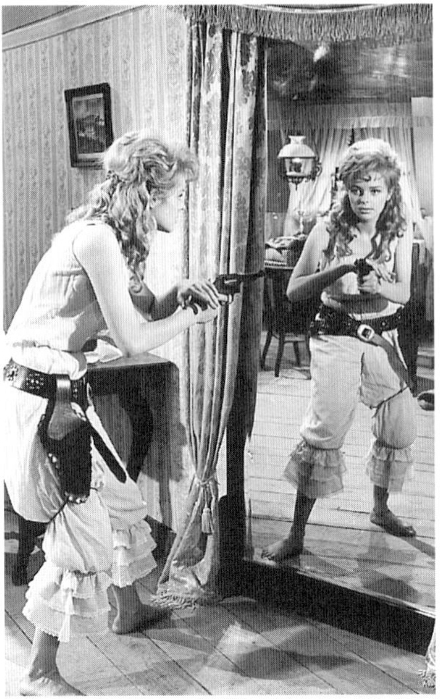

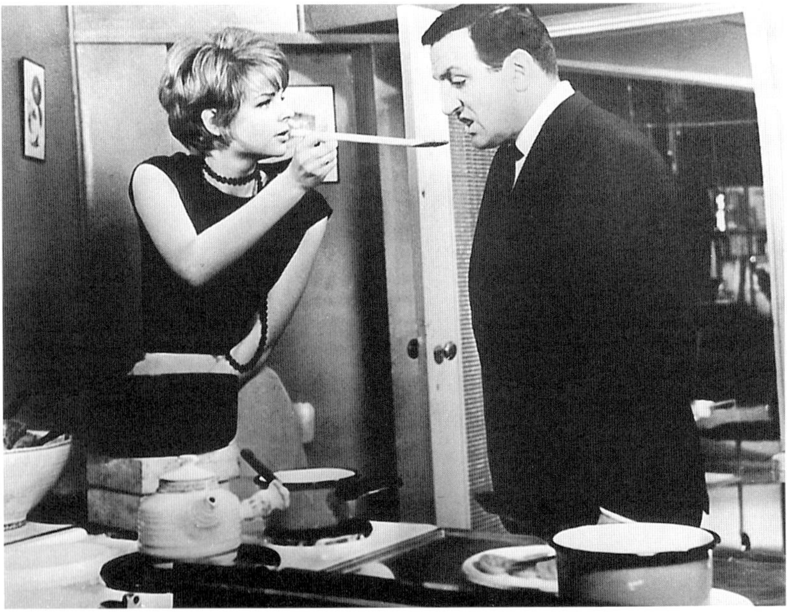

32 *(oben links) Die Försterchristel* mit Peter Weck (1962)

33 *(oben rechts)* Als Westernbraut in dem Streifen *Die Flußpiraten vom Mississippi*

34 *(unten)* Drehen mit Lino Ventura war ein besonderes Vergnügen: *Mein Onkel, der Gangster*

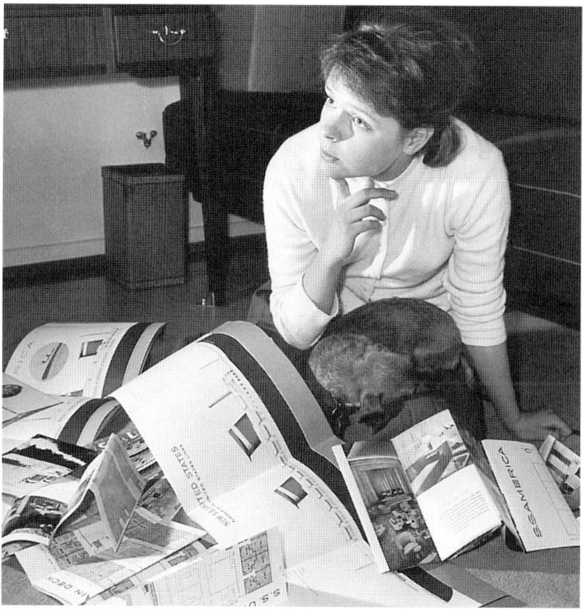

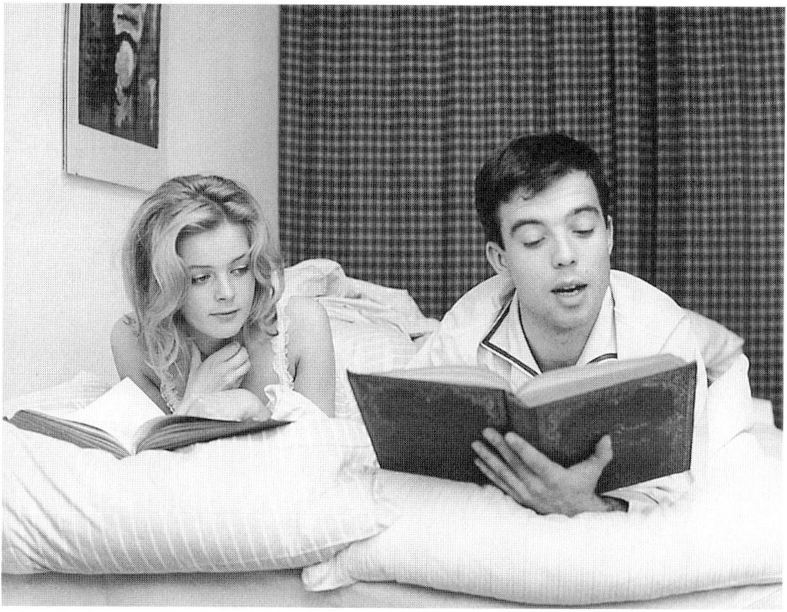

35 Soll ich wirklich nach Amerika gehen?

36 Mit meinem Filmpartner Bruno Dietrich in Ulrich Schamonis Film *Es*

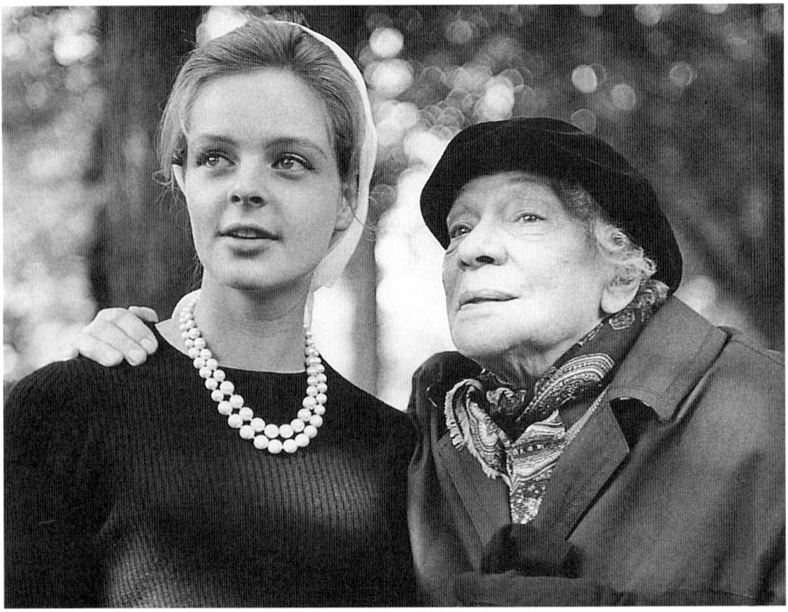

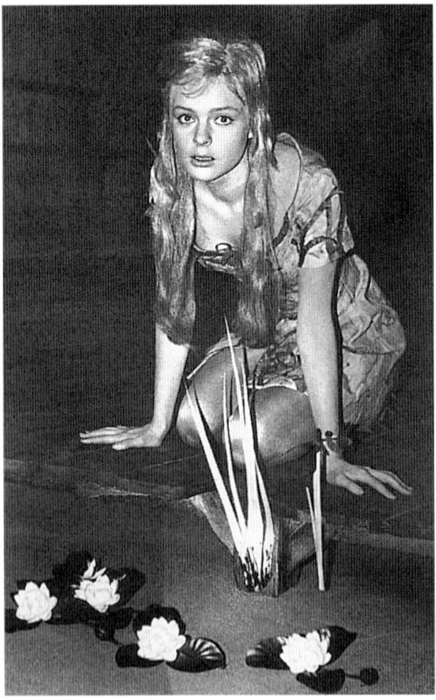

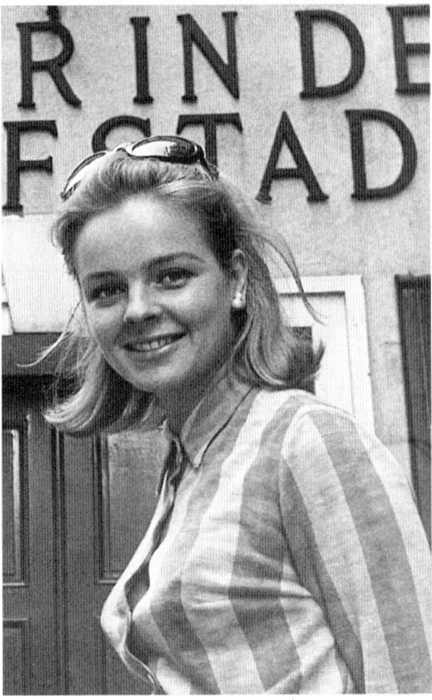

37 *(oben)* In *Es* war auch Tilla Durieux mit von der Partie.

38 *(unten links)* Eine meiner Lieblingsrollen auf der Bühne: als Undine in dem gleichnamigen Stück von Jean Giraudoux. Schiller-Theater, Berlin, 1967

39 *(unten rechts)* Eine neue Zeit beginnt für mich in Wien am Theater in der Josefstadt.

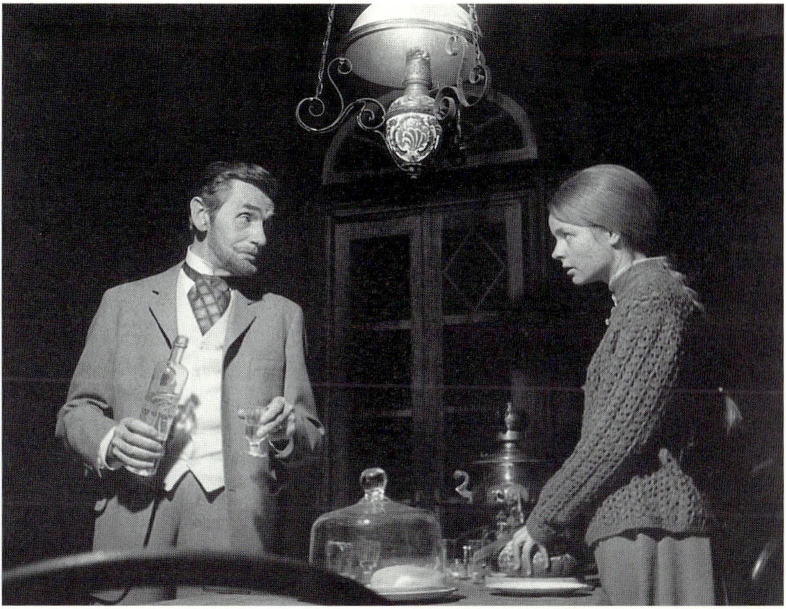

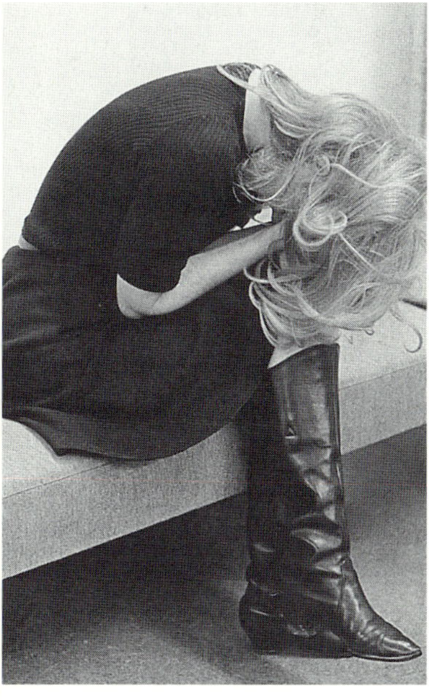

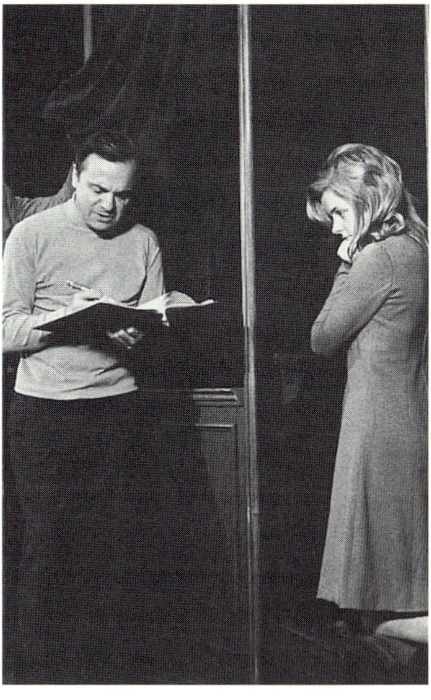

40 *(oben)* Mit Leopold (Poldo) Rudolf in *Onkel Wanja*

41 *(unten links)* Bei der Probenarbeit

42 *(unten rechts)* Probe mit Peter Beauvais zu *Jeanne oder Die Lerche* von Jean Anouilh

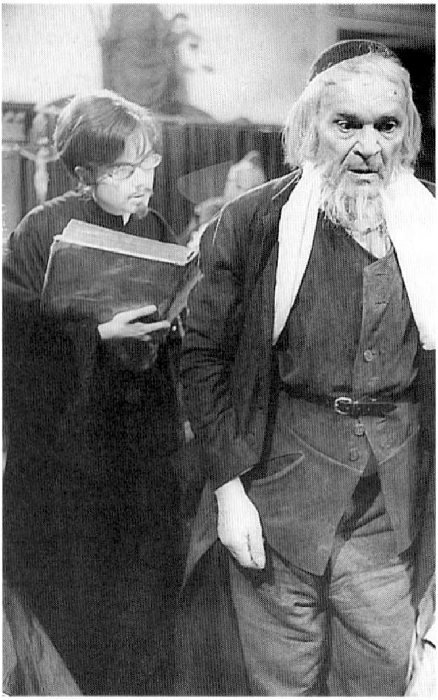

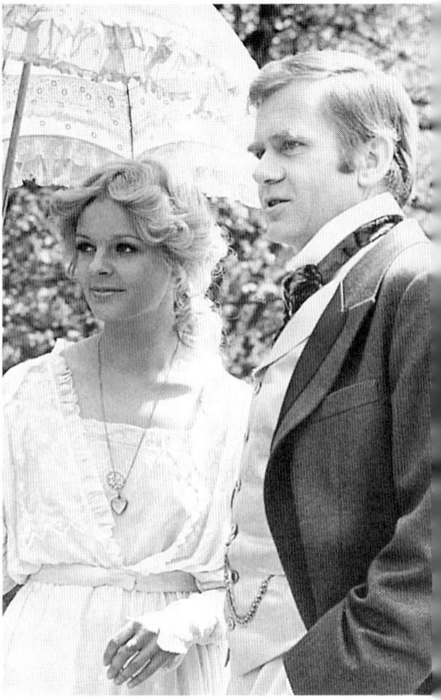

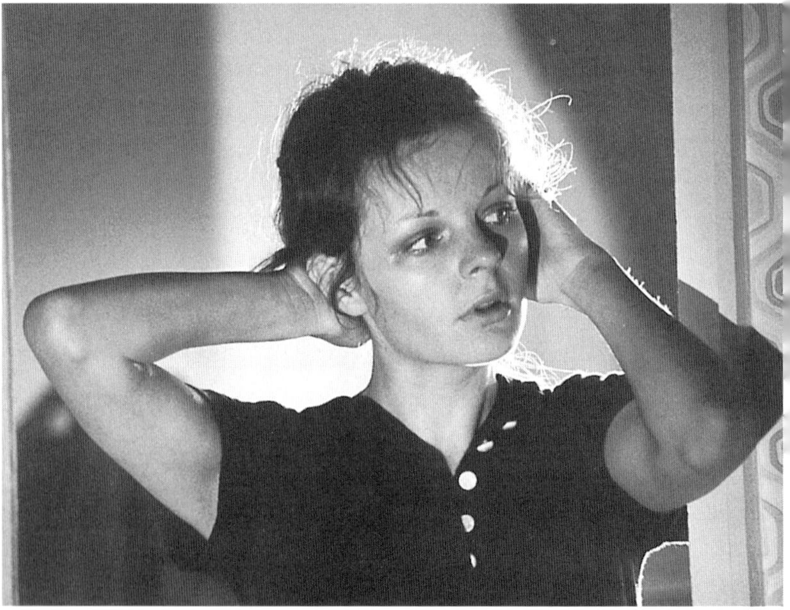

43 *(oben links)* Fritz Kortner als Shylock und ich als Porcia im *Kaufmann von Venedig* (1968)

44 *(oben rechts)* *Griseldis*. Nach dem gleichnamigen Roman von Hedwig Courths-Mahler

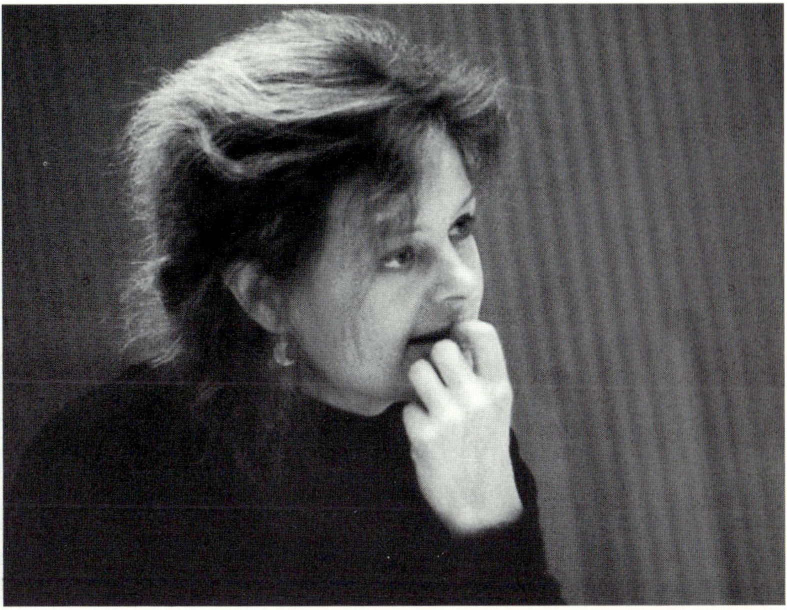

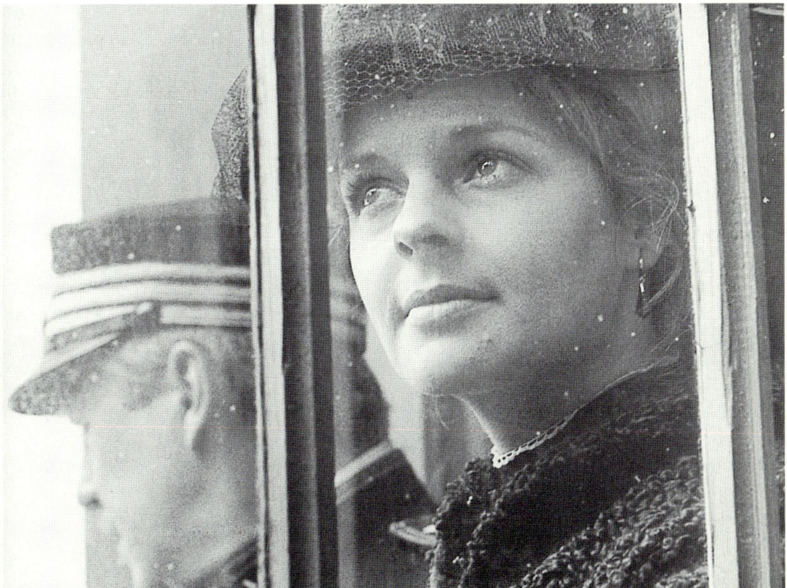

45/46 *(linke Seite unten und oben)* Bei Probenarbeiten

47 *(unten)* Mit Stephan Orlac bei den Dreharbeiten zu dem Fernsehfilm *Am Wege*

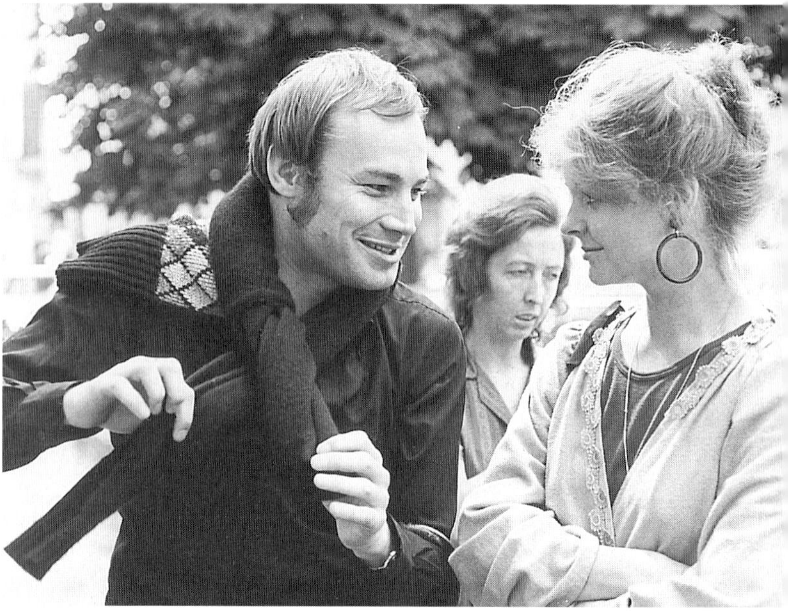

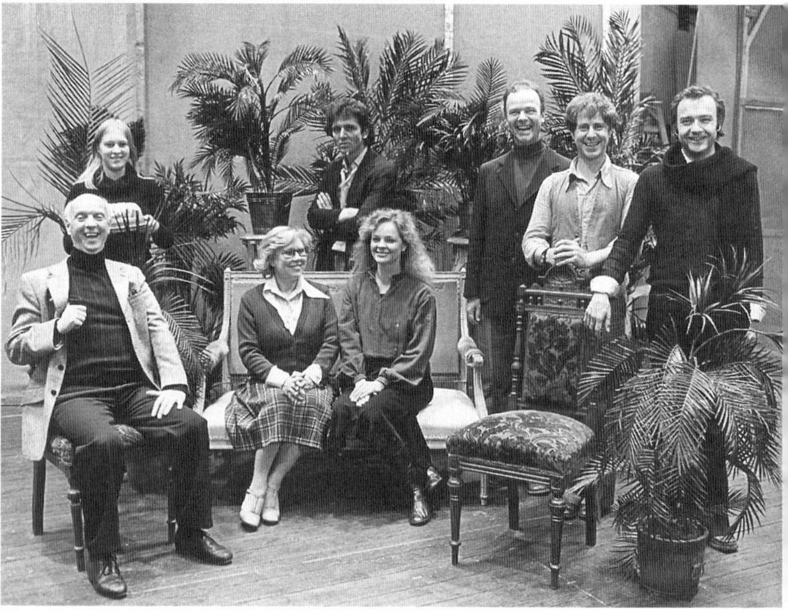

48 *(oben)* Mit Klaus Maria Brandauer bei den Proben zu *Weh dem, der lügt!* von Franz Grillparzer

49 *(unten)* *Palme oder Der Gekränkte* am Hamburger Thalia Theater. Bei den Proben zu diesem Stück lernte ich Günther kennen.

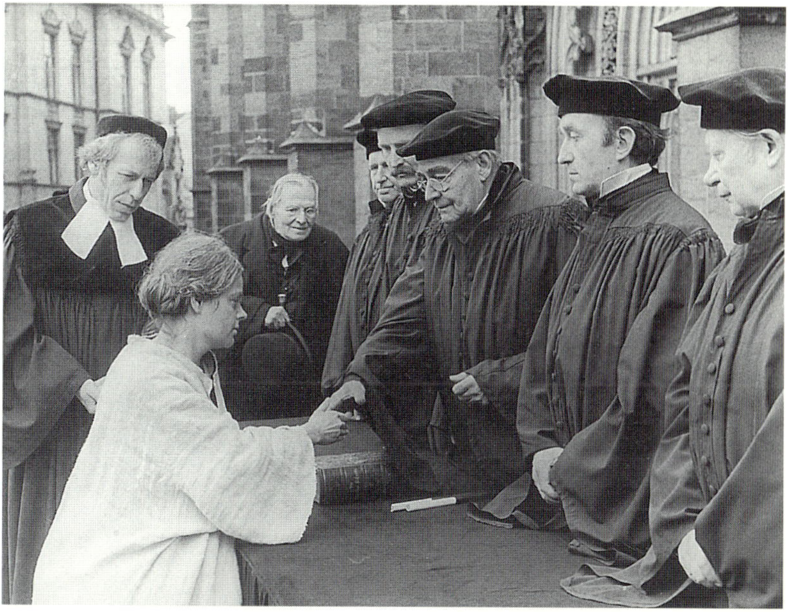

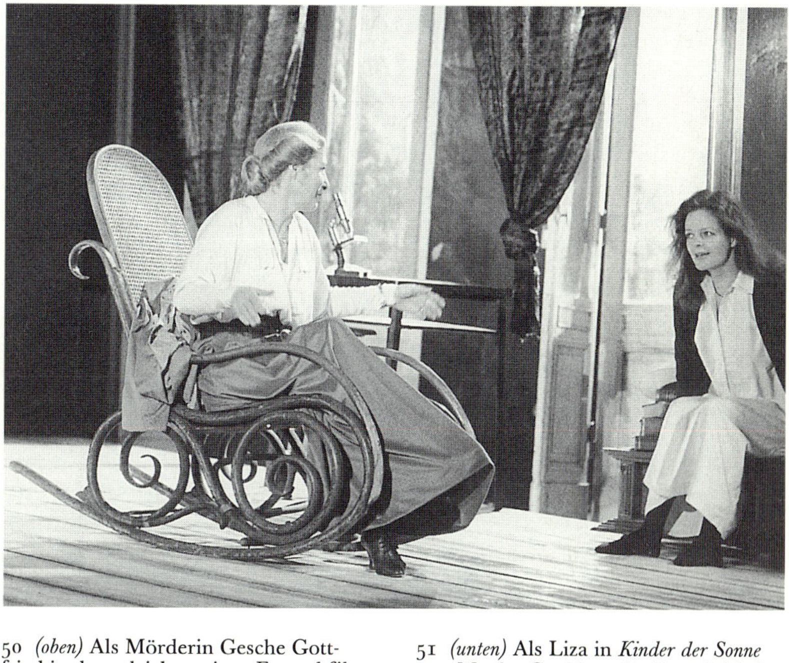

50 *(oben)* Als Mörderin Gesche Gottfried in dem gleichnamigen Fernsehfilm von Karl Fruchtmann

51 *(unten)* Als Liza in *Kinder der Sonne* von Maxim Gorki am Berliner Schloßpark-Theater

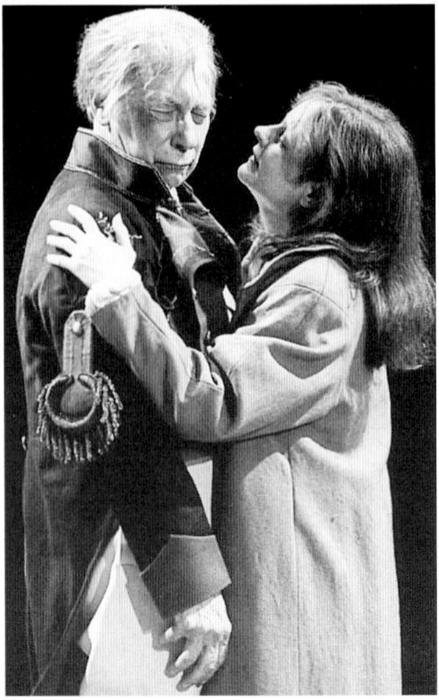

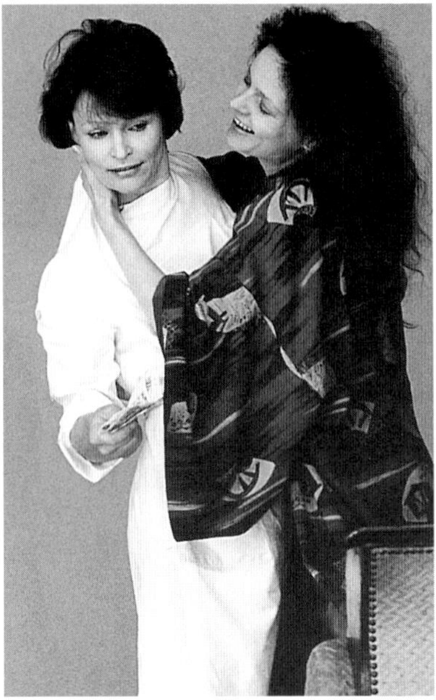

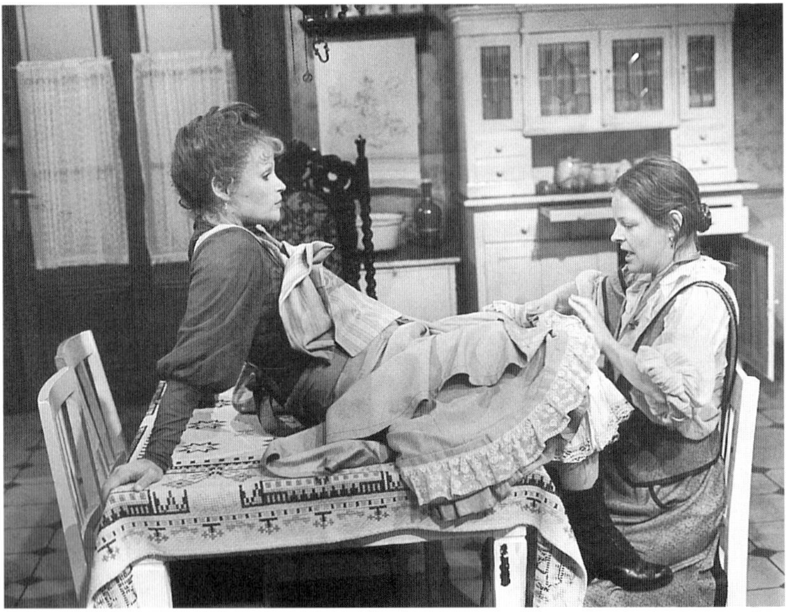

52 *(oben links)* Mit Carl Raddatz in *Fast ein Poet*

53/54 *(oben rechts und unten)* Mit Angelica Domröse in *Krankheit der Jugend* (1983) und in *Die Hose* (1985)

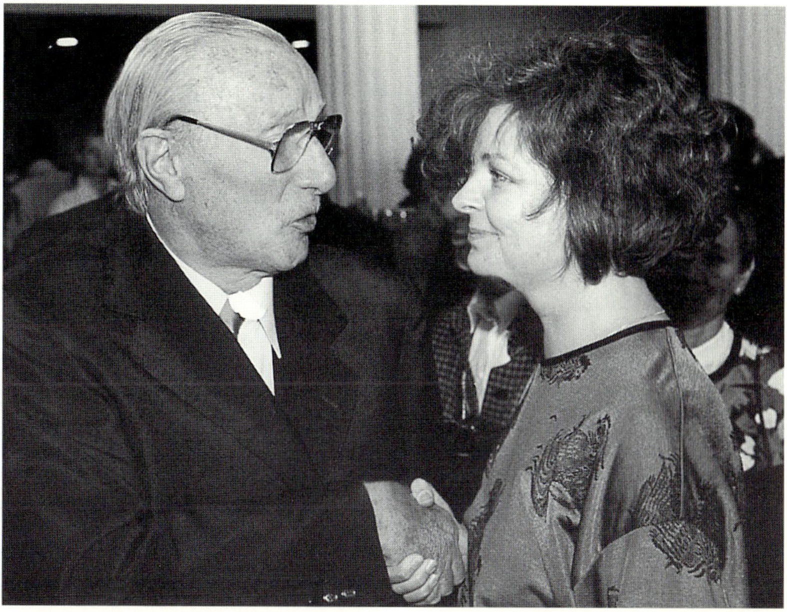

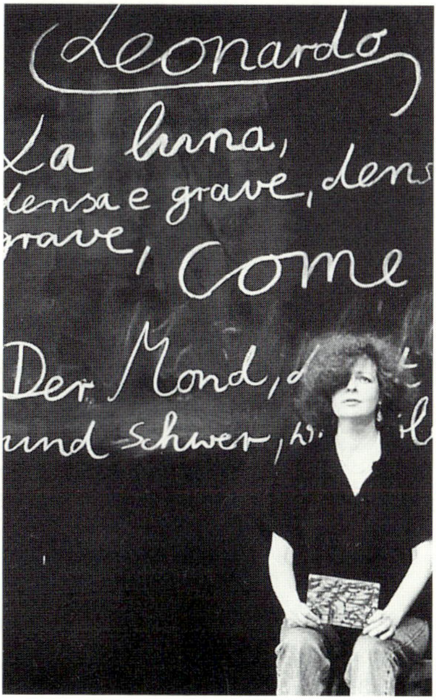

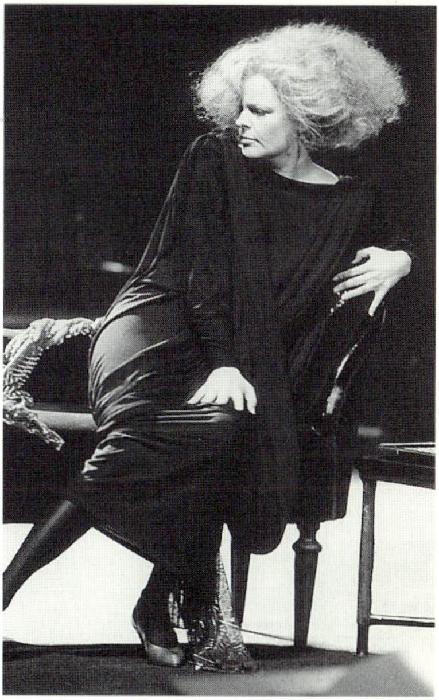

55 *(oben)* Der 80. Geburtstag von Martin Held wurde am 13. November 1988 im Schiller-Theater gefeiert.

56 *(unten links)* *In hora mortis* – Thomas-Bernhard-Lesung im Schiller-Theater am 6. Juni 1991

57 *(unten rechts)* Als Herodias in dem Stück *Salome* (Szenenfoto)

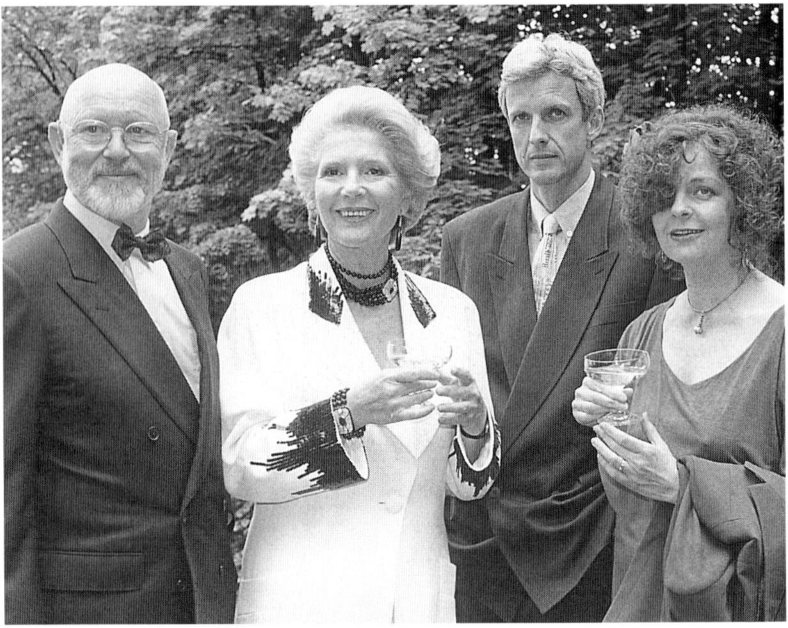

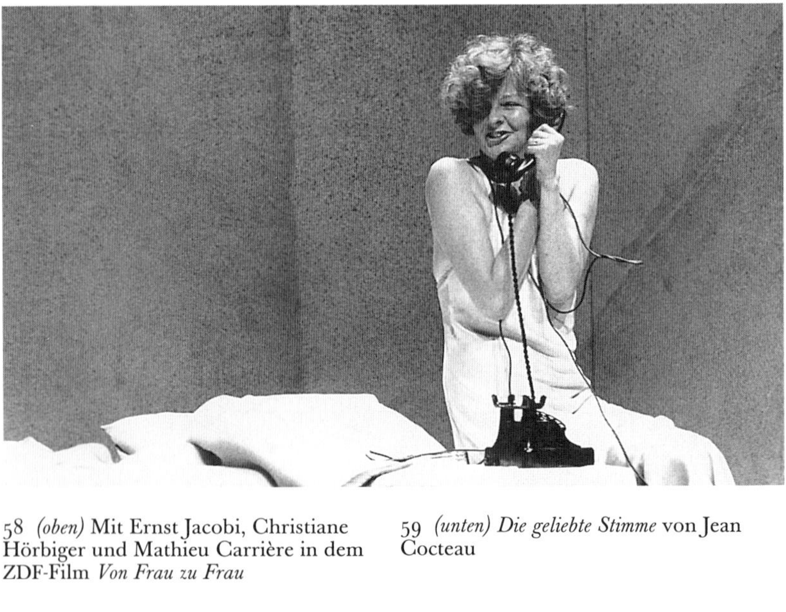

58 *(oben)* Mit Ernst Jacobi, Christiane Hörbiger und Mathieu Carrière in dem ZDF-Film *Von Frau zu Frau*

59 *(unten)* *Die geliebte Stimme* von Jean Cocteau

im 19. Jahrhundert nannte. Gesche arbeitete täglich von sieben Uhr früh bis zehn Uhr abends und versorgte zugleich den Schwiegervater.

Ihre Ehe war kein Zuckerschlecken. Sie erlebte Wochenbettdepressionen, unternahm zaghafte Seitensprünge, ertrug die Grobheiten ihres Mannes. Nach Jahren dieses unerträglichen Lebens, dem sie wehrlos ausgesetzt war, ergriff sie nicht die Flucht, sondern vergiftete zuerst ihren Mann und in den folgenden zehn Jahren Vater, Kinder und alle anderen. Da die Symptome der Arsenvergiftung denen der Cholera ähnlich waren, fand man lange nicht heraus, was die wirkliche Todesursache der Opfer war. 1831 wurde Gesche auf dem Bremer Domshof öffentlich enthauptet, und mehrere tausend Leute schauten aus Sensationslust zu. Wahrscheinlich waren das ähnliche Menschen wie die, welche heute so gern Reality-TV sehen. Vielleicht haben aber auch einige wenige Mitleid mit ihr gehabt.

Mir ging es jedenfalls so, daß ich die arme Frau bedauerte, denn offenbar hatte sie keine Möglichkeit gesehen, sich anders gegen ihr Leben zu wehren. Sie zerstörte übrigens auch sich selbst, indem sie kaum noch aß, und als man sie für die Hinrichtung entkleidete, bestand sie nur noch aus Haut und Knochen. Sie hatte ihre Magersucht, so kann man das fast nennen, unter sieben Leibchen versteckt, die sie übereinander trug.

Durch das Spielen dieser Rolle, die mir damals als die wichtigste meiner ganzen Laufbahn erschien, weil ich im Leben der Gesche so viele Parallelen zu dem heutiger Frauen sah, wollte ich den Frauen vermitteln, daß Menschen, denen man die Möglichkeit nimmt, sich gegen Unterdrückungsverhältnisse zur Wehr zu setzen, ein Ventil brauchen, und daß Gesches Handlungen so etwas wie Selbstverteidigung waren. Sie hätte aus den Verhältnissen raus gemußt, hätte sich mit ihrer ganzen Kraft und Phantasie befreien sollen und nicht diesen destruktiven Weg gehen dürfen. Ich las viele ihrer Briefe und stellte fest, wie unkonventionell sie gewesen war, wie sehr sie gelitten haben muß. Trotzdem wäre es natürlich falsch gewesen, aus ihr ein armes Opfer zu machen. Das war sie zwar auch, aber nicht nur.

Die Vorbereitungen verfolgten mich bis in meine Träume, ich sah immer Klumpen aus Fleisch und Blut vor mir. Ich habe versucht, mit Nägeln bestückte Bretter zu zerschlagen, um herauszufinden, ob ich die Energie hätte, Menschen zu töten. Ich schlug mit enormer Kraft zu. Es gelang mir, die Bretter zu zerstören, und ich kam zu dem Schluß, daß auch ich durchaus zu Gewalttaten fähig wäre. Warum ich das mit den Brettern machte? Es ging mir um die Frage, ob ich überdurchschnittliche destruktive Kräfte entfalten könnte, denn das hatte ja auch Gesche Gottfried getan – nur mit anderen Mitteln. Das Ergebnis meiner Experimente fand ich ziemlich grauenerregend, aber sie schienen mir notwendig, um die Gesche wirklich zu begreifen. Ich wußte nun, daß es Menschen ohne weiteres möglich ist, andere zu töten, und daß in jedem von uns so etwas wie ein potentieller Mörder steckt.

Wie sollte ich beim Spielen nun den richtigen Mittelweg finden zwischen einer Mörderin und einem armen Opfer?

Karl Fruchtmann war mir ein guter Gesprächspartner. Er brachte das Schicksal der Gesche mit dem seinen in Verbindung, vor allem in der Situation vor der Hinrichtung, in der sie auf ihren Richterspruch wartet. Wird sie nun zum Schafott geführt werden oder nicht? Fruchtmann war in Dachau gewesen und erinnerte sich an das Warten auf die Gestapo, während er in seiner Zelle saß. Würden sie kommen oder nicht? Würden sie ihn holen oder nicht? Würde er umgebracht werden oder nicht?

Bei seinen Berichten wurde mir klar, daß wir es hier mit einer realen Situation zu tun hatten, die ich so überzeugend wie möglich zu spielen hatte. Der Schluß der Geschichte, Gesches Hinrichtung, wurde auf dem großen Platz vor dem Bremer Dom gedreht. Dort wird sie herausgebracht, und dann wird ihr mit einem Beil der Kopf abgeschlagen. Vorher wurde noch ihr Urteil gesprochen und der Stab über sie gebrochen. Ich war in dieser Szene voll konzentriert, ließ mich zum Richtblock führen und nahm Abschied von der Welt vor all diesen Leuten – auch jetzt war der Platz voll mit Zuschauern, die beim Drehen zusahen, und für mich waren sie wie die Neugierigen, die bei der echten Hinrichtung dabei waren. Dann wurde der Stab gebrochen, und da passierte etwas Lustiges. Während ich meine Hände nach oben hielt, brach der Richter den Stab, und die beiden Holzstücke flogen mir in die Ärmel. Ich fand das wunderbar, obwohl wir die Szene dann wiederholen mußten. Da macht man hehre, bedeutungsschwere Arbeit – und dann passiert etwas Leichtes, Komisches, Befreiendes.

Es war ein hartes Stück Arbeit, dieser Fernsehfilm. Wenn man versucht, ein Wesen so sehr zu erfassen, geht das fast über die Substanz. Es war eine der Situationen, von denen meine Kollegin Angelica Domröse zu sagen pflegte: Du gehst darüber hinaus. Es ist gefährlich, immer auf diesem schmalen Grat zu gehen, der über das Maß normaler Schauspielerei hinausgeht.

Wir drehten tagsüber, denn abends stand ich mit Günther Flesch und Ernst Stankovski in Hamburg auf der Theaterbühne, wo wir *Das Jahrmarktsfest zu Plundersweilern* von Peter Hacks spielten. Das war das genaue Gegenteil zu der schwierigen Geschichte der Gesche. Auf der Bühne war ich für fünf verschiedene komödiantische Rollen besetzt, und das war ein guter Ausgleich. Dauernd mußten wir die Kostüme wechseln, ganz schnell von der Rolle der biblischen Esther in die eines dickbäuchigen Polizisten oder die eines feschen Jünglings schlüpfen. Stankovski verwandelte sich von einem Bänkelsänger in einen Amtsdiener, Günther Flesch war Strolch und dann plötzlich Silhouettenreißer.

Es war ein herrliches Gewirbel, das auch das Publikum begeisterte. Wir haben das Stück achtzigmal gespielt und hätten es ewig spielen können, weil es so gefragt war, aber dann ging uns langsam die Puste aus; es erforderte einfach sehr viel Kraft. Das Stück war noch sehr neu, hatte keinen besonderen Tiefsinn. Bei einem Ostberliner Autor, der sich auf Parteilinie bewegte, Vergnügen und Spaß zu empfinden, war für das Publikum und für uns sehr erquicklich. Dabei hatte Peter Hacks noch kurz zuvor die Ausbürgerung von Wolf Biermann begrüßt. Manchmal weiß man nicht, was man von den Leuten denken soll …

Im Zentrum des Stückes steht ein Esther-Drama, das fahrende Komödianten auf einem Jahrmarktsfest vorführen. Der Minister Haman hetzt gegen Mordechai, den Vertreter der kritischen Intelligenz und der Poeten. Hacks setzte sich hier mit der Zensur, der Geistfeindlichkeit und der Ablehnung von Kunst auseinander. In diesem komischen Rahmen war das Thema für das Publikum wesentlich angenehmer zu verkraften als in einem ernsten Stück. Es kamen auch Lieder vor, aber das Stück wurde nie derb, sondern hatte etwas ganz Poetisches. Es war eine Lust, es zu spielen, vor allem deshalb, weil es mich von der ziemlich belastenden Rolle der Gesche Gottfried ein wenig ablenkte.

In dem Stück *Ein wahrer Held*, das von dem irischen Autor John Millington Synge stammt, spielte ich die Rolle der Wirtstochter Pegeen Mike. Vom Inhalt her erinnert es an das Ödipus-Drama, ist aber eine Tragikomödie. Der junge, scheue Christopher glaubt, seinen Vater erschlagen zu haben, wird als vermeintlicher Mörder von der Polizei gejagt und kommt in ein stilles, abgelegenes Dorf. Eines Abends erzählt er in einer Kneipe seine Geschichte. Er wird aber nicht verurteilt, sondern der Wirt, seine Tochter Pegeen und die ganze Gesellschaft finden Gefallen daran und feiern ihn. So wird er zusehends zum Helden und schmückt seine Geschichte immer mehr aus. Niemand merkt, daß Christopher eigentlich ein naiver, schwacher Charakter ist. Nach und nach entspricht er dem Bild, das sich die anderen von ihm machen. Er verliebt sich in Pegeen, die seine Liebe erwidert. Da taucht der Vater auf, der gar nicht tot, sondern nur ohnmächtig war. Der tyrannische Vater verprügelt seinen Sohn, und da verliert dieser seine Heldenrolle wieder. Alle verachten ihn, allen voran Pegeen.

Um ihre Liebe und seine Heldenrolle wiederzugewinnen, versucht Christopher, seinen Vater wirklich zu töten, und er schlägt ihn mit dem Spaten nieder. Nun begreifen alle, daß zwischen einer erzählten Heldentat und einem wirklichen Mord ein krasser Unterschied besteht, und sie versuchen, Christopher zu lynchen. Da stellt sich heraus, daß der Vater auch diesen Schlag überlebt hat, und sie halten ein. Christopher verläßt, von den Dorfbewohnern verachtet, mit seinem Vater den Ort. Der Vater hat begriffen, daß sein Sohn sich gewandelt hat, und respektiert ihn. Pegeen merkt zu spät, wen sie verloren hat.

Die Figur der Pegeen gefiel mir sehr. Den Christopher spielte Peter Striebeck. Es gelang ihm wunderbar, die verschiedenen Entwicklungsstadien des ursprünglich naiven Jungen, der an den Ereignissen erwachsen und stark wird, deutlich zu machen. Inszeniert hat das Stück Karlheinz Stroux, der das Ganze, wie ich fand, in eine zu einseitig heitere Richtung gelenkt hatte.

Wir debattierten heftig, denn ich kam mit seiner Arbeit nicht zurecht. Er sagte immer: »Da muß Feuer unter den Röcken sein.«

Und ich darauf: »Was heißt denn das? Entweder ich spiele das jetzt so oder so, aber Feuer unter den Röcken, das ist für mich keine Regieanweisung!«

In der Tat kann ich mit so etwas wenig anfangen. Ich brauche als Regisseure ganz pragmatische Handwerker und keine, die sich so blumig ausdrücken.

Fünfmal habe ich mich geweigert weiterzuspielen, fünfmal hat Stroux mich zum Essen eingeladen, damit die Arbeit weiterging. Am Ende haben wir es dann ja auch gemeinsam geschafft. Aber bis dahin war es schrecklich. Er sagte am Ende immer: »Sabine, du mein Todesengel.« Ich hatte ihm nämlich gesagt: »Lieber Stroux, alle, die mit mir arbeiten und in Ihrem Alter sind, sind wenige Monate später tot.«

Stroux starb tatsächlich, allerdings erst acht Jahre später.

Das Stück habe ich in guter Erinnerung, weil es so

schön zeigt, wie beeinflußbar Menschen sind und wie wenig Charakter sie haben. Als Pegeen am Ende begreift, daß sie das wahre Wesen von Christopher nicht erkannt hat, ist es zu spät. Diese Szene mochte ich sehr, und ich habe meine ganze Kraft hineingesteckt.

Die Thalia-Zeit war wunderbar, sowohl von der Vielfalt der Stücke her, aber auch weil ich Günther dort kennengelernt hatte und – das schönste von allem – von ihm schwanger wurde.

Daß Peter und ich zusammen nie Kinder hatten, war für uns beide immer ein Rätsel, und ich habe es bis heute nicht ganz verstanden. Dagegen unternommen haben wir nie etwas. Ich hätte mich sehr über ein Kind gefreut und war furchtbar enttäuscht, daß es nie klappte. Peter hatte ja bereits eine Tochter, und für ihn war es weniger schmerzlich als für mich. Ob sich mein Unterbewußtsein dagegen sträubte, meine Psyche dagegen war, mit Peter ein Kind zu haben, ob ich einem Kind vielleicht am Anfang meiner Karriere und bei meinem starken Engagement am Theater nicht gerecht geworden wäre? Eines steht fest: Als Simon zur Welt kam, hatte ich die besten Voraussetzungen, ein Leben zu führen, bei dem ein Kind gut gedeihen kann. Ich gehörte zum Ensemble des Thalia Theaters, war nicht dauernd auf Reisen und konnte mich zusammen mit Günther unserem Sohn viel widmen. Alles andere wäre mir unverantwortlich erschienen, und wer weiß, ob ich die Verantwortung, die man für ein Kind haben muß, in jüngeren Jahren schon aufgebracht hätte.

Als Gobert mir ankündigte, er verlasse Hamburg und gehe als Intendant der Staatlichen Schauspielbühnen nach Berlin und wolle gerne, daß ich mitgehe, war ich traurig und froh zugleich. Weg aus Hamburg, der Stadt, die ich immer so geliebt, in der ich meinen Mann kennengelernt habe, in der unser Sohn geboren ist, in der ich am Theater glücklich war, hin in eine andere Stadt. Andererseits war es nicht irgendeine Stadt, sondern »mein« Berlin. Hier hatte alles angefangen, hier fühlte ich mich zu Hause, und der Gedanke, wieder am Schiller-Theater zu spielen, dort, wo ich zum erstenmal auf der Bühne gestanden hatte, war einfach verlockend.

So sagte ich zu, und 1980 zogen wir wieder in meine zweite Heimat. Günther war nicht so begeistert, von Hamburg wegzugehen, denn hier hatte er sich zum erstenmal wohl gefühlt, seit er in Deutschland lebte. Er hatte hier auch viele Freunde gefunden. Da er aber wieder studieren wollte und ihm die Universität in Berlin als die geeignetste erschien, fiel ihm der Ortswechsel nicht zu schwer. Außerdem war er da zu Hause, wo Simon und ich waren. Ohne ihn wäre ich nie nach Berlin gegangen.

Unser Leben sollte so aussehen, daß er sich um das Kind kümmerte und studierte, während ich als Ernährerin der Familie am Theater arbeitete. Das war für uns alle drei eine ideale Lösung, denn Günther ist ein wunderbarer Vater, der mit unserem Baby bestens umgehen konnte – Dinge, die mir nicht so leicht fielen. Ich fand den kleinen Simon so zerbrechlich und zart, aber Günther ging vom ersten Tag an mit ihm so um, als hätte er sein Leben lang nichts anderes gemacht. Das gefällt mir so an ihm, daß er beide Beine am Erdboden hat und mit den normalen Dingen des Lebens so gut zurechtkommt.

So führten wir ein ganz normales Leben, in dem das

Private wichtig war und nicht nur der Beruf eine Rolle spielte. Wir besuchten oft Günthers Familie, die mit der Schauspielerei nichts zu tun hat und alles, was ich tat, ganz natürlich nahm. Wir unterhielten uns über einfache Dinge wie Garten, Bienen, Blumen und Alltagssorgen. Das war völlig neu für mich, und ich genoß es sehr.

Allerdings war die allererste Zeit in Berlin nicht so einfach. Mein erstes Stück am Schiller-Theater war *Jeder stirbt für sich allein*, in dem ich die unliebsame Rolle der Emmy Göring zu spielen hatte. Ich arbeitete viel, verließ morgens um halb neun das Haus und kam erst kurz vor Mitternacht wieder zurück. Ich wurde von der Arbeit stark in Anspruch genommen. Günther war fremd in der Stadt, die Universität hatte noch nicht begonnen, und er hatte einen berechtigten Horror davor, nur das Anhängsel von Frau Sinjen zu sein.

Unsere erste Berliner Wohnung lag in einem Reihenhaus in der Trabener Straße, einer Gegend, die wohl der Inbegriff für Biederkeit ist. Schon nach einem halben Jahr verließen wir diese spießige Wohnung. Für Günther als Hausmann, Vater, Student und freiheitsliebender Charakter war das Leben hier eine Qual. Wären wir länger geblieben, hätte uns das wohl unsere Partnerschaft gekostet, und die wollten wir auf keinen Fall aufs Spiel setzen. Da nahmen wir lieber einen weiteren Umzug in Kauf und wohnten ab 1981 in einer Altbauwohnung in der Gutsmuthsstraße in Steglitz, unweit vom Titania-Palast, in dem die Probenbühnen waren, und vom Schloßpark-Theater, in dem ich oft spielte.

Aber auch hier fanden wir noch nicht das wahre Wohnglück. Morgens fiel mein Blick aus dem Fenster auf das grauenvolle Einkaufszentrum Steglitz, und Lüften war wegen des unerträglichen Benzingestanks schier unmöglich. Draußen sah ich nur gierige Plastiktüten mit Menschen, die sich durch die Straßen schleppten, außerdem einen ehemaligen, in einen Park umfunktionierten Parkplatz. Hier hielten sich Steglitzer Rentner, Skinheads und muslimische Frauen auf. Mir erschien dies alles wie ein Dauertheaterstück voller Schreckensszenen, dem ich aus der dritten Etage zusah. Mit Sechserpackflaschen Bier umkreisten die Skinheads ältere Menschen, ließen sie vor ihnen krachend auf den Boden fallen und mit Genuß in tausend Stücke zersplittern. Sie provozierten Frauen mit Kindern und versetzten sie in Angst, so daß diese manchmal verschreckt den Park verließen.

Wie lange war ich aus Berlin fort gewesen, das mir immer als liberale und tolerante Stadt erschienen war? Wie sehr hatte es sich verändert! Die Ausländerfeindlichkeit, von der ich nur in der Zeitung gelesen hatte, war hier deutlich spürbar. Wir merkten das besonders, weil Günther nicht gerade nordischen Schönheitsidealen entspricht. Er sieht eher aus wie ein bißchen Italien, Kärnten und Persien zusammen, und auch Simon hat schwarzes Haar. So bekamen sie immer wieder die üblichen Sprüche zu hören, und das machte das Leben nicht gerade gemütlich. Wie oft wurden wir als Kanaken beschimpft oder Simon Kanakenbastard genannt. Und als Günther auf dem Markt Kräutertee kaufen wollte, fragten sie ihn: »Du können das schon lesen?« Und das war auch noch nett gemeint!

Einmal fragte mich ein Polizist, als wir in die Sommerferien unterwegs waren und bei Rudolphstein auf einem Rastplatz haltmachten: »Du noch haben weite Fahrt vor dir?« Auch das war gut gemeint, wirkte aber schrecklich blöde. Unser Alfa Romeo mit der blonden Frau, dem dunklen Mann und dem kleinen Kind muß sie fasziniert haben. Simon durfte sogar das Polizeiauto begutachten.

Es ist schon seltsam, was in unserer Gesellschaft alles vor sich geht, und wir bekamen hier, mitten in der Stadt, die brennenden Probleme unserer Zeit jeden Tag vorgeführt. Ich muß sagen, daß ich das manchmal schon ein bißchen viel fand. Das war kein Ort, an dem sich eine Familie mit einem kleinen Kind wohl fühlen konnte.

Im April 1984 war Günther mit dem Studium fertig und konnte nun nach einer Arbeit am Theater Ausschau halten. Die Aussicht, als Dramaturg oder Regisseur zu arbeiten, reizte ihn sehr. Das freute mich natürlich. Seine Existenz als Hausmann hat er nicht immer als einfach empfunden. Er wurde auch Ziehvater von Philipp, dem Sohn unserer Freundin Elisabeth Rath, die ebenfalls am Schiller-Theater engagiert war. Günther war bei den Damen sehr geschätzt, die Männer betrachteten ihn eher skeptisch.

Die Arbeit am Theater gefiel mir nach dem etwas schwierigen Anfang sehr. Ich spielte die verschiedensten Rollen, so die der Charis in *Amphitryon* von Heinrich von Kleist, die der Sara in *Fast ein Poet*, die der Sittah in *Nathan der Weise* und viele andere. Ich machte auch wieder Fernsehen und spielte die Gertrude in *Die Familie oder Schroffenstein* von Hans Neuenfels nach dem Trauerspiel von Heinrich von Kleist, außerdem die Mouche in *Die zweite Vertreibung aus dem Paradies* nach Heinrich Heine, bei dem der von mir so geschätzte Karl Fruchtmann Regie führte. Ich kann sagen, daß ich meine private *und* berufliche Erfüllung gefunden hatte.

Nichts wird mehr sein wie früher

George Orwell verwandte die Jahreszahl 1984 als Titel für einen furchterregenden Zukunftsroman, in dem die Menschheit in einem inhumanen, totalitären System lebt, in dem jeder jeden verrät und es keine Liebe und Solidarität mehr unter den Menschen gibt. Dieses Jahr, mit dem er so grausige Dinge assoziierte, wurde auch für mich zum Schreckensjahr. Es erschütterte meine Existenz und damit auch die von Günther und Simon.

Seit vier Jahren wohnten wir nun in Berlin, seit ich vom Hamburger Thalia Theater zusammen mit Boy Gobert an das Schiller-Theater gewechselt hatte. Das Jahr 1984 war besonders aufregend, denn ich spielte verschiedene große Rollen in *Kinder der Sonne, Phaedra, Die Frau vom Meer*, hatte allein im Januar achtzehn Aufführungen und über das Jahr verteilt noch zahlreiche Hörspieltermine beim SFB. Im November hatte ich dann neben den Theaterterminen noch Fernsehaufzeichnungen. Man kann sagen, ich war bestens ausgelastet. Simon ging jetzt schon in den Kindergarten.

Wir waren eine glückliche Familie, waren uns trotz meiner vielen Arbeit sehr nahe und eng verbunden. Beruflich war ich nach wie vor zufrieden und hatte den Wechsel von Hamburg nach Berlin nicht bereut, denn ich spielte viele Rollen, die mir gut gefielen. Ganz besonders mochte ich die Rolle der gemütskranken, aber der Wirklichkeit durch ihren wachen, klarsichtigen Geist am nächsten kommenden Liza in *Kinder der Sonne* von Maxim Gorki. Mit diesem Stück wollte der Autor, wie er selbst sagte, den Zuschauer so aufrütteln, »daß er sich in seinem Sessel nicht mehr wohl fühlt«. Er schrieb es 1905 vor der ersten Revolution. *Kinder der Sonne* ist ein Stück über den Wandel der Zeit, der von der bürgerlichen Schicht nicht verstanden wird, einer Zeit voll Not und Elend, gegen die Gefühle und Schwärmerei nichts helfen.

Der Regisseur Harald Clemen, mit dem ich sehr gern gearbeitet habe, weil man voneinander lernen und sich fruchtbar auseinandersetzen konnte, schrieb mir anläßlich der Premiere: »Liebe Sabine, diese Begegnung und Arbeit mit Ihnen war etwas ganz Wichtiges für mich. Vielen Dank und ganz deutlich toi toi toi. Harald Clemen.«

Das war ein schöner Beweis für unsere gelungene Zusammenarbeit, über den ich mich riesig freute und der mich beim Spielen beflügelt hat.

Die Personen des Stückes sind schwärmerische Menschen, die sich von der Wirklichkeit abgewandt haben und in eine utopische Zukunft blicken, deren Sonnenkinder sie sein wollen. Die Zeit steht still. Aber die Wirklichkeit in Gestalt des Volkes steht schon vor der Tür. Liza ist die Schwester des hoch verschuldeten Chemikers Pavel Federovic Protasov, der glaubt, mit seiner Wissenschaft den Ursprung des Lebens erforschen zu können. Sie hält ihm entgegen, daß die Welt Brutstätte aller Grausamkeit ist. »Ihr seid alle blind, macht die Augen auf; was euer Leben ausfüllt, eure Gedanken, Gefühle gleichen den

Blumen in einem Wald, der düster und voll Fäulnis und voll Entsetzen ist …«

Niemand will ihrer Warnung Glauben schenken. Erst als ein Betrunkener in das Haus des Chemikers eindringt, werden sie wach. Mich faszinierte es, mich auf dem schmalen Grat zwischen Gemütskrankheit und unversehrter Verstandesschärfe zu bewegen. Friedrich Luft war von der Aufführung offenbar recht angetan, nannte mich in seiner Kritik »russische Ophelia« und fand das Spiel »erschütternd«.

Der in der Nachbarschaft lebende Tierarzt macht Liza verschiedene Heiratsanträge, aber sie weist ihn immer wieder ab; er bleibt traurig zurück, als sie über eine Treppe nach oben verschwindet. Ich habe das Stück gern gespielt, besonders die Szene, in der ich wahnsinnig werde und nach oben renne und »Nein, nein, nein« schreie. In dieses Nein, in diese Ablehnung habe ich alles hineingelegt, ich bin alle Stockwerke hochgerannt und habe aus Leibeskräften geschrien. Das war so laut und intensiv, daß ein Schauder durch den Zuschauerraum ging. Während ich nach oben lief, blieben alle Türen offen, damit man das Schreien bis unten hören konnte. Da mußte das Publikum wirklich etwas aushalten, da habe ich den Leuten viel zugemutet.

Nach dem 15. Dezember 1984, dem Tag, an dem meine Krankheit offenbar wurde, war ich anders. Da habe ich ein Gefühl der Gemeinschaft mit den Zuschauern gehabt, habe mich mit ihnen eins gefühlt, habe nicht mehr so aggressiv gespielt wie vorher. Ab da liebte ich die Menschen durch die Erfahrung, daß alle gleich sind, daß ich den anderen durch meine Krankheit gleich geworden bin. Wenn man sein Publikum gern hat, spürt man genau, was man ihm zumuten kann und was nicht.

Neben *Kinder der Sonne* spielten wir damals auch *Phaedra* nach Jean Racine, eine Arbeit, an die ich, zumindest was die Proben betrifft, nicht die allerbeste Erinnerung habe. Ich spielte die Aricie, Prinzessin aus Athen. Wie man klassische Stücke richtig spielt, das muß man sorgfältig erlernen, welche Bewegungen passen, wie man welchen Partner anschaut. Das alles war unterblieben, und so habe ich mir mein Spiel selbst erarbeitet. Ich wäre sonst untergegangen, und das wollte ich nicht. Eine Kollegin fuhr beim Spielen immer ihre Pfoten aus, als bitte sie um ein Trinkgeld. So etwas geht in solchen Stücken einfach nicht.

Bei den Proben saßen regelmäßig viele Kollegen unten im Zuschauerraum und sahen zu; das war ich nicht gewohnt. Sonst ist man meist mit den Partnern und dem Regisseur allein, zumindest so lange, wie alles noch in der Entstehung ist. Es stört ganz erheblich die Konzentration, wenn viele herumsitzen.

Dann kam die Hauptprobe, und niemand wußte, welches Kostüm ich in dem Stück eigentlich tragen sollte. Auch darum hatte sich niemand gekümmert. Ernst Wendt, der Regisseur, sagte, ich solle doch anziehen, was ich wolle. Ich habe dann, um auf die Unmöglichkeit einer solchen Arbeitssituation hinzuweisen, Lederarmbänder, Lederhalsbänder und dergleichen Dinge angelegt. Als er dann die Probe mittendrin unterbrach und fragte: »Frau Sabine, was spielen Sie denn da?«, habe ich geantwortet: »Das kann alles sein, das kann sogar Oscar Wilde sein, aber Racine wohl kaum.«

Da wurde die Probe abgebrochen, und die Kostümleiterin kam mit einem großen Mantel und hüllte mich ein.

Erst dann konnte ich die Bewegungen machen, die ich in einem klassischen Stück für notwendig erachte.

Am Tag vor der Premiere habe ich den Regisseur gefragt: »Lieber Wendt, wo soll ich stehen?«

Da zog er einen Zettel heraus und sagte: »Entweder in der Mitte oder links vorne oder rechts vorne.«

Dann kam die Premiere, und ich dachte, mit deiner Aricie wirst du wohl nicht viel reißen können. Aber was war? Ich nahm all meine Kräfte zusammen und erhielt ganz schön viel Applaus. In einer Kritik hieß es: »So schöne Kleider habe ich schon lange nicht mehr auf unseren Bühnen gesehen.« Nur gut, daß Kritiker manchmal nicht ahnen, wie viele Fünf-vor-zwölf-Situationen es vor Aufführungen gibt!

Mittlerweile wohnten wir schon geraume Zeit in Steglitz und fühlten uns immer weniger wohl. Simon war jetzt in einem Alter, in dem er sich frei bewegen und gefahrlos spielen können mußte, und das ging hier mitten in der Stadt ohne ständiges Aufpassen überhaupt nicht. Wir wollten, daß er Natur kennenlernt und nicht nur Asphalt mit ein paar Bäumen. Auch sollte er allein auf den Spielplatz gehen können. Als eines Tages ein Kind auf dem Weg dahin überfahren wurde, sahen wir uns nach einer anderen Wohnung um. Und diesmal trafen wir ins Schwarze. Eine Arztfamilie aus Nikolassee im Südwesten Berlins suchte nach einer passenden Familie für eine Hausgemeinschaft. Wir schrieben auf die Anzeige im *Tagesspiegel* und gaben sie noch am selben Abend bei der Annahmestelle an der Spanischen Allee ab. Simon hatte ebenfalls unterschrieben. Das hatte ihnen gefallen, und so luden sie uns für den nächsten Sonntag zu einem Gespräch ein. Es hatten sich mächtig viele Interessenten gemeldet, und die schauten sich die Hausbesitzer nun nacheinander an.

An jenem Sonntag fuhren wir aus dem lauten, hektischen Steglitz in eine Gegend, in der es, je weiter wir kamen, immer schöner wurde. Als wir das Haus sahen, wollten wir kaum glauben, daß wir hier vielleicht eine Chance hätten. Eine Jugendstilvilla mit einem liebevoll gepflegten großen Garten voller Apfelbäume, der mich an meine Kinderzeit in Itzehoe erinnerte. Wir wurden hereingebeten, setzten uns an den Eßtisch und schauten einander aufmerksam in die Augen. Mein erster Eindruck von Moni: große Sanftheit, Verletzbarkeit und Klugheit. Augen, die mir aufgrund meiner eigenen Verletzbarkeit sehr bekannt vorkamen. Ich versuchte, ihre Gedanken zu lesen: Diese Schauspielerin soll nun also ins Haus kommen ...

Zwei Tage später rief Hans an: Sie hätten sich für uns entschieden. Nach den Sommerferien könnten wir einziehen. Unsere Freude war groß! Die alte Küche wurde restauriert, neue Kacheln kamen an die Wände, die hohe Decke wurde gestrichen – eine wunderbare Küche, groß, freundlich und herrlich altmodisch. Sie ist der Ort, an dem ich mich am liebsten aufhalte, in dem die meisten Gespräche stattfinden, in dem ich mich sicher und geborgen und gar nicht eingesperrt fühle.

So sollten wir also im Herbst 1984 nach Nikolassee in das herrliche Haus mit dem großen Garten ziehen und inmitten einer schönen Seenlandschaft wohnen. Ich konnte es kaum glauben. Wenn man sich nirgendwo sonst geborgen fühlte, hier war man es absolut ...

Die Arbeit des berüchtigten Jahres 1984 war mir besonders wichtig. Das war wohl auch einer der Gründe, weshalb ich nicht auf gewisse Anzeichen der Erschöpfung achtete, nicht merkte, daß mein Körper gegen die permanente Anstrengung rebellierte oder eine Krankheit in mir schlummerte. Ich hatte schon seit längerer Zeit Schmerzen, die vom Kiefer zum rechten Auge führten, hatte mir darüber aber weiter keine Gedanken gemacht. Es war lästig, das war alles. Und ich hatte ja so viel zu tun. Es dauerte lange, bis ich zum Arzt ging.

Vorrang hatte für mich neben vielen anderen Sachen die Arbeit an *Die Frau vom Meer* von Henrik Ibsen. Mit der Titelrolle hatte ich mich bereits vor Jahren beschäftigt, denn Peter hatte immer vorgehabt, ein Fernsehstück daraus zu machen, in dem ich die Ellida spielen sollte. Er hatte zu lange gezögert. Schließlich waren die Filmrechte verkauft worden, und Liv Ullmann hatte in dem Film die Hauptrolle gespielt. Trotzdem beschäftigte mich die Figur der Ellida auch weiterhin; sie ist ein Mensch auf der Suche, der das Leben auskosten und Erfahrungen machen will, aber nicht im reinen mit sich selbst und geheimnisvollen Kräften gegenüber anfällig ist – fast so wie ich bei meiner Affäre mit Andras.

Unsere Berliner *Frau vom Meer* sollte bei den Bregenzer Festspielen Premiere haben. Wir probten in Berlin im Titania-Palast. Dies war meine letzte Rolle vor meiner persönlichen Wende, vor dem Abgrund, die letzte Arbeit aus der Zeit, nach der kein Stein meiner Existenz auf dem anderen blieb, bevor ich von Grund auf neu lernen mußte zu leben.

Ich spielte die Rolle der Ellida, die mit dem Arzt

Dr. Wangel verheiratet ist, als junges Mädchen aber einem fremden Seemann begegnet ist, der sie ganz in seinen Bann gezogen und bei einem symbolischen Trauungsakt zwei Ringe ins Meer geworfen hat. Ellida hat ihm versprochen, auf ihn zu warten. Eines Tages erscheint der Seemann und fordert Ellida für sich. Der Ehemann kämpft um sie, und erst, als er sie sich frei entscheiden läßt, ob sie bei ihm bleibt oder zu dem anderen geht, ist die Macht des geheimnisvollen Unbekannten gebrochen.

Obwohl dies auf der Bühne nur schwer darzustellen ist, war der Konflikt, in dem Ellida sich befindet, für mich mehr als eine Entscheidung zwischen zwei Männern. Eine solche Entscheidung hatte ich ja selbst im Leben getroffen, als ich mich mit Günther zusammentat. Daher wußte ich, daß es dabei um viel mehr geht und daß dies alles in einen viel größeren Zusammenhang gehört. Es geht um die Frage, welche Lebensdimension der eine oder der andere repräsentiert und ob man gemeinsam mit ihm man selbst sein kann oder nicht. Für mich war Ellida auf der Suche nach etwas anderem, auf einer grundsätzlichen Lebenssuche, sie war auf dem Weg nach einer Orientierung im Chaos, das um sie herum herrschte, das durchaus etwas Verlockendes hatte und mit dem sie sich auseinandersetzen mußte, wollte sie in ihrem Leben weiterkommen und sich zurechtfinden.

Ich spielte den Schluß, bei dem sich Ellida entscheidet, bei ihrem Ehemann zu bleiben, wie erstarrt, wie ein lebendiger Leichnam, so, als habe sie gar nicht das Leben gewählt, sondern sich für immer in ein Gefängnis gesperrt. Ich konnte es damals nicht anders verstehen, es war noch vor der »Wende«. Heute würde ich die Ellida ganz anders spielen, als einen Menschen, der die Möglichkeit bewußter Freiwilligkeit erlebt hat, der loslassen, Dinge aufgeben kann, ohne dabei das Gefühl zu haben, er habe sein Leben weggeworfen, als sei ihm das wichtigste genommen worden.

Ich sehe das heute so, weil ich selbst nur noch deswegen lebe, weil ich weiß, daß das Leben jederzeit zu Ende gehen kann. Nur so überwindet man die Angst vor dem Tod. Wenn man wie ich von einer tödlichen Krankheit befallen ist und trotzdem ständig daran festhält, das Leben auf keinen Fall preisgeben zu wollen, lebt man in der Hölle.

Ellida verzichtet auf eine bestimmte Form von Leben, auf Weite, Abenteuer und Geheimnis und führt ihre bürgerliche Existenz weiter. Aber da sie es freiwillig tut, sich aus sich selbst heraus entscheidet, ist sie frei und kann weiterleben.

So sah ich das damals nicht. Meine Ellida vom Sommer 1984 traf ihre Entscheidung – und war hinterher gebrochen. Während der Proben im Titania-Palast kam ich der Wahrheit nicht so nahe, wie ich es heute aufgrund des inzwischen Erlebten kann. Trotzdem war's schön. Boy Gobert kam manchmal zu den Proben, saß behutsam an der Seite und zeigte sich beeindruckt. Wir probten in einem Bühnenbild aus herrlich grünen Wiesenmatten, die nach Abschluß der Probenarbeit zusammen mit der restlichen Dekoration per LKW von Berlin nach Bregenz geschafft wurden. Ich selbst fuhr mit dem Zug, und als ich die grüne Wiesenhügellandschaft um Bregenz sah, dachte ich: Jetzt sehen die Leute ihre schönen Wiesen auch noch im Theater. Andererseits war der Gegensatz Stadtlandschaft – Natur wichtig für die Bedeutung und Wirkung des Stückes. In Bregenz fehlte er völlig, aber man hätte die Stadt schlecht in eine Steinwüste verwandeln können.

Die Premiere ging friedlich über die Bühne. Ich hörte auf meinen Regisseur, den ich sehr mochte, war zu leise, wie ich fand, und auch sonst angstbedingt zu sehr zurückgenommen, in gewisser Weise unterbelichtet. So empfand ich es zumindest.

In unserer Truppe herrschte eine freundschaftliche Atmosphäre, wir fühlten uns wohl und gingen abends nach der Vorstellung noch in die Disco und tobten uns richtig aus. Günther hatte mich begleitet, und nach Abschluß der Aufführungsserie verbrachten wir mit Simon herrliche Ferien in unserem Salzburger Bauernhaus.

Während dieses Sommers wurden die Symptome meiner Krankheit allmählich unübersehbar. Ich hatte im rechten Auge ein gemeines Schnalzgeräusch, das immer dann entstand, wenn ich mit dem Auge etwas deutlicher nach oben oder nach unten sah. Auch der Schmerz vom Kiefer zum Auge nahm zu. Wenn ich in den Spiegel sah, fiel mir auf, daß das Auge kaum merklich hervortrat. Diesen Gedanken schob ich so schnell wie möglich beiseite. Ich gab mir Mühe, an einen entzündeten Zahn zu glauben, der den Trigeminusnerv in Mitleidenschaft gezogen hatte. Der Sommer gönnte mir noch etwas Abwechslung, trotz der inneren Unruhe, die mich quälte. Simon fuhr mit Cousinen und Großeltern nach Italien ans Meer, Günther besuchte Bruder und Schwägerin auf der von ihnen im Sommer bewirtschafteten Alpenvereinshütte, und ich blieb im Haus der Schwiegereltern in Penk. Hier bin ich immer besonders gern und fühle mich wie zu Hause.

Meine Schwiegereltern sind warmherzig und verständnisvoll. Bei ihnen zu sein hieß für mich, daß ich einfach da sein konnte, so wie ich bin, ohne daß man mich in Frage stellte oder Dinge von mir wollte, die ich nicht erbringen kann. Es war so anders, als ich es von zu Hause kannte, so frei von Zwängen. Ich habe von Anfang an ein sehr herzliches Verhältnis zu ihnen gehabt und bin ihnen dankbar für jeden Augenblick, den ich bei ihnen verbracht habe.

Bevor Günther zurückkam, sprach ich im ORF die Rolle der Porcia aus *Der Kaufmann von Venedig*, die ich 1968 im Fernsehen mit Fritz Kortner in der Regie von Otto Schenk gespielt hatte. Danach fuhr ich mit Günther zum Rest der Familie nach Italien, und wir nutzten die Gelegenheit, auch Venedig zu besuchen.

Ende der Ferien, zurück in Berlin. Die Zeit verdichtete sich. Ich spürte, daß es ernst wurde. Im September sah ich Peter wieder, ein schmerzlicher Augenblick: Es war der Tag unserer Scheidung. Ich lebte seit fünf Jahren mit Günther, Peter seit drei Jahren mit Barbara. Simon trug immer noch nicht den Namen seines Vaters, was ich mir sehr wünschte, und ohne Scheidung war dies nicht möglich. Und da ich nicht wollte, daß Simon weiter Beauvais hieß, ließ es sich nicht vermeiden. Auch Peters Freundin Barbara wollte aufgrund bestimmter Lebenserfahrungen gerne bald heiraten.

Unsere Scheidung zog einen Schlußstrich unter einen langwierigen und nicht immer einfachen Trennungsprozeß. Eine Lebensepoche ging nun zu Ende, und das ließ mich nicht ganz unberührt. Das war doch ein wichtiger Schritt, und ich spürte ihn.

Dabei war es uns im Laufe der Jahre gelungen, Freunde zu werden und allen Groll zu überwinden. Nie hätten wir, nachdem wir viele Jahre unseres Lebens geteilt hatten, einfach auseinandergehen können, so, als hätten wir uns nichts mehr zu sagen. Wir telefonierten regelmäßig miteinander und wußten immer, wie es dem anderen ging und was er machte. Wir tauschten uns über alle möglichen Ereignisse aus, auch das Bauernhaus gehörte weiterhin uns gemeinsam, und dort begegneten sich auch Günther und Barbara. In den Ferien waren wir manchmal die reinste Patchwork-Familie, wenn auch noch Barbaras Kinder und Simon da waren. Manchmal gab es nicht ganz konfliktfreie, emotional aufgeladene Situationen.

Jetzt, bei unser Scheidung, saßen wir uns an zwei Tischen gegenüber und sahen uns an, als geschähe etwas Rätselhaftes, Unerklärliches mit uns. Die Richterin und mein Anwalt – Peter hatte ihn bestellt und sich um alles gekümmert, da er die Scheidung eingereicht hatte – forderten mich auf, meine Rechte wahrzunehmen. Ich hatte keine Ahnung, was darunter zu verstehen war, da ich nichts Negatives an Peters Verhalten finden konnte. Als wir nach draußen gingen, hatten wir nur davor Angst, daß uns irgendwelche Pressemenschen auflauerten. Aber zu unserer Freude war niemand da, alles war friedlich und offenbar geheim geblieben, und so konnten wir in Ruhe einen Kaffee trinken gehen.

Wir dachten damals beide, daß wir noch etliche Jahre zu leben hätten, nur eben nicht mehr gemeinsam. Wir versicherten uns trotzdem unserer gegenseitigen Verbundenheit. An den Tod dachten wir nicht. Dabei war ich schwer krank, und Peter hatte nicht mehr lange zu leben.

Er sagte zu mir, ich sähe sehr krank aus. Das war mir bis dahin noch gar nicht aufgefallen, so sehr hatte mich die viele Arbeit in Anspruch genommen. Ich hatte nicht wahrhaben wollen, daß etwas mit mir nicht stimmte, und selbst dafür gesorgt, immer viel zu arbeiten. Es hatte Zeiten gegeben, in denen ich nur in Rollen und Figuren lebte. Ich hatte mich von mir selbst weggespielt, statt mich in andere hineinzudenken. Wenn ich dann mal eine Stunde frei hatte, kam mir das seltsam vor. Was machte ich nur an freien Abenden? Ich kam aus dem Studio und hatte keine Vorstellung. Was sollte ich jetzt tun? Das war ein ganz komisches Gefühl, da kam mir eine völlig fremde Zeit entgegen.

Im Oktober übersiedelten wir endlich nach Nikolassee. Allerdings zog ich mich aus dem Umzugsgetümmel zurück, denn am Schiller-Theater stand die Premiere von *Die Frau vom Meer* bevor, und vor solch einem Ereignis brauche ich absolute Ruhe, um mich wirklich auf die Rolle konzentrieren zu können. So ging ich für einige Tage in eine Pension in der Nähe des Theaters, mit der Bibel im Gepäck. Aufmerksam las ich das berühmte *Buch Hiob*, das einen wahrlich dramatischen Stoff zum Inhalt hat. Daß ich gerade dies las, war, wie ich damals glaubte, purer Zufall. Ich suchte etwas, aber was, wußte ich nicht genau. Heute weiß ich natürlich, was es war.

Hiob erleidet ein Unglück nach dem anderen und versucht zu erklären, warum es gerade ihn so hart trifft. Er hadert deswegen mit Gott. Er fühlt sich zu Unrecht bestraft, weil er immer rechtschaffen gelebt hat. Nachdem er alles verloren hat, seine Familie, sein Hab und Gut, alles, was er besaß, sitzt er auf einem Misthaufen und ist krank und schwach. Er fragt Gott, warum er als Gerechter leiden muß, und erhält eine hintergründige Antwort: »Wo warst du, als ich die Erde gründete?«

Hiob kennt nicht die Anfänge und weiß deshalb auch nicht um die wahren Sinnzusammenhänge des Lebens. Es gelingt ihm am Ende, dies einzusehen. Er antwortet Gott: »Darum habe ich geredet im Unverstand, Dinge, die zu wunderbar für mich, die ich nicht begriff.«

Nachdem Hiob sich demütig gezeigt hat, wird ihm von Gott doppelt wiedergeschenkt, was er verloren hatte.

Ich las diese mir bislang eher fremden Gedanken mit großem Interesse und stellte mir Fragen über Fragen: Hat Glück etwas mit richtigem Verhalten zu tun? Wird man für begangenes Unrecht bestraft? Über diese Dinge hatte ich nie intensiv nachgedacht, denn ich hatte in der Kindheit nie so etwas wie eine religiöse Erziehung erhalten. Ich war zweiundvierzig Jahre alt, nahm den in den Gesprächen mit Walter Mehring gelegten Faden wieder auf und beschäftigte mich zum erstenmal wirklich mit grundlegenden religiösen Fragen.

Anlaß dafür war sicher auch die Figur der Ellida, in die ich mich vor der Premiere hineindenken wollte. Ich suchte nach einer Antwort auf das »Grauen«, von dem Ellida erfüllt ist, das aber auch in mir wuchs. Nur daß es bei mir kein Grauen im Theater war, sondern jener Schmerz in der rechten Gesichtshälfte, das Klopfen und Schnalzen meines Auges, das mir immer mehr angst machte und mich zu mahnen schien, mich endlich ernsthaft mit meinem Leben zu beschäftigen, nicht immer alles in Arbeit zu ersticken.

Die Berliner Premiere von *Die Frau vom Meer* am 7. Oktober 1984 war meine letzte Premiere, bevor ich die Wahrheit über meinen Zustand erfuhr und mein Leben sich von Grund auf änderte. Bis dahin blieben mir noch zwei Monate, die ich, ohne zu ahnen, was mir bevorstand, als besonders kostbar, als eine Art Aufschub erlebte. Der Countdown lief, ich hatte nur noch wenige Wochen der Unschuld.

Im November spielten wir in Leverkusen *Kinder der Sonne* von Maxim Gorki, und am nächsten Morgen begannen Fernsehaufnahmen in den UFA-Studios in Berlin. Die Produktion stellte einen großen Mercedes mit Fahrer zur Verfügung, der mich abends nach der Aufführung nach Berlin bringen sollte. Der Chauffeur war noch jung, und es war seine erste Fahrt. Ich versuchte, im Auto zu schlafen, und als ich einmal hochguckte, während die nächtliche Landschaft an uns vorbeisauste, sah ich: Dieser Mensch fährt 230 Stundenkilometer!

Irgendwie übte mein Schicksal schon.

Dabei hatte ich bewußt auf das Fliegen verzichtet, damit mir nichts passierte. Ich tat gewissermaßen alles, um meinem Schicksal auszuweichen. Da ich eine Riesenangst vor Flugzeugabstürzen habe, nahm ich lieber eine Fahrt auf der Straße in Kauf, obwohl statistisch gesehen in der Luft viel weniger Menschen umkommen.

Ende November fand im Bühnenraum des Schiller-Theaters eine Personalversammlung statt, bei der ich in der zehnten Reihe saß. Auf der Bühne war ein langer Tisch aufgestellt, an dem unsere Personalvertreter Platz genommen hatten. Ich beobachtete sie genau und stellte plötzlich fest, daß ich alles ganz verzerrt sah. Ich schloß das linke Auge, und alles sah äußerst merkwürdig aus. Ich versuchte nun, durch konzentriertes Sehen ein gerades Bild zu erhalten, aber nichts wurde besser. Das rechte Auge schnalzte und stach wie mit schneidenden Messern. Da schloß ich es und versuchte, mit dem linken zu sehen. Nun konnte ich auf der Bühne alles klar und deutlich erkennen, und ich war etwas beruhigt. Dennoch suchte ich gleich am nächsten Tag eine Augenärztin auf. Sie konnte nichts feststellen, sagte etwas von Überanstrengung und gab mir Vitamin B.

Danach ging ich zum Zahnarzt, in der Hoffnung, er könne die Ursache für den immer stärker werdenden Schmerz finden. Ich ließ mir einen vermeintlich kranken Zahn ziehen, aber die Wurzel war gesund. Für eine Stunde befreite mich der Arzt mit Hilfe von Impletol von den Schmerzen.

Ich versuchte, die Beschwerden zu vergessen. Wir waren in unserem neuen Zuhause mit den hohen Räumen schön eingerichtet. Im Badezimmer ließ ich einen großen Spiegel anbringen und nahm mir vor, mich mächtig zu pflegen und hübsch auszusehen. So ein schönes, helles Badezimmer mit Vogelgezwitscher, das aus dem Garten hereindrang, und eine himmlische Ruhe. Hier und jetzt, wann denn sonst, wollte ich glücklich sein. Simon blühte auf, seit er im Garten spielen konnte, Günther hatte eine interessante Arbeit gefunden, auch meine weiteren Pläne sahen verlockend aus. Nach außen schien alles wunderbar, wären da nur nicht die Schmerzen gewesen.

Boy Gobert sollte im kommenden Jahr nach Wien an das Theater in der Josefstadt gehen und hatte uns interessante Verträge angeboten – mir als Mitglied des Ensembles, Günther als Dramaturg. Keine einfache Entscheidung, ob wir annehmen sollten oder nicht, nachdem wir ein solch schönes Zuhause gefunden und uns mit Hans, Moni und ihrem Sohn Moritz binnen kurzer Zeit angefreundet hatten. Außerdem war Berlin inzwischen so etwas wie »meine« Stadt geworden. Warum war ich hierher zurückgekehrt, wenn ich jetzt wieder ging?

In Berlin hatte 1957 mein neues Leben als Filmschauspielerin begonnen, als die Straßenbahn noch durch die Kantstraße zuckelte, vorbei an Trümmergrundstücken und zerschossenen Häusern. Damals hatte es noch keine Mauer gegeben, und man hatte ohne weiteres nach Ost-Berlin ins Theater oder in die Oper fahren können. Was hatte ich nicht alles erlebt in dieser aufregenden, anstrengenden, lauten Stadt? Seitdem waren siebenundzwanzig Jahre vergangen, ich war wieder da, hatte am Schiller-Theater Fuß gefaßt, fühlte mich in dem Ensemble zu Hause. Und jetzt plötzlich nach Wien?

Die Entscheidung habe ich nie treffen müssen, denn das Schicksal entschied für mich. Am 13. Dezember rief mich meine Kollegin Hansi Jochmann an. Sie hatte bei der Personalversammlung neben mir gesessen und miterlebt, wie erschrocken ich gewesen war, nicht mehr richtig sehen zu können. Sie hat einen kühlen Kopf bewahrt und die Sache nicht verdrängt, sondern das einzig Richtige getan: einen Termin beim Neurologen vereinbart.

Es scheint absurd und unverständlich, daß ich mich nicht selbst darum gekümmert habe. Wer aber schon einmal in ähnlicher Lage war, wird es vielleicht verstehen. Man ahnt das Schreckliche und möchte den Moment der Wahrheit so lange wie möglich hinausschieben. Erst im Laufe meiner Krankheit, die sich immer neue boshafte

Streiche ausdachte, habe ich gelernt, der Wahrheit offen ins Auge zu schauen. Bis dahin war es jedoch noch ein weiter Weg. Bevor ich zum Arzt ging, war ich wie getrieben von meinen Beruf, war stur, obwohl sich die Symptome verschärften, war rücksichtslos und schonungslos dem Leben gegenüber.

Bereits am nächsten Morgen, dem 14. Dezember, hatte ich den Arzttermin. Allzu lange würde es sicher nicht dauern, denn um elf war ich mit Frau Harder, der ersten Lehrerin seit fünfundzwanzig Jahren, der ich wirklich vertraute, verabredet. Die Arbeit bei ihr bestand darin, jeden kleinsten Muskel entlang der Wirbelsäule zu beleben und zu stärken, ihre Kraft durch die Wirbelsäule in den Kopf und wieder zurück bis in die Fußsohlen, die Zehen, durch die Arme in die Fingerspitzen wandern zu lassen. Der Sinn dieser Übungen bestand darin, die eigene Enge und Ichbezogenheit zu mildern und vielleicht ganz zu überwinden. Ich freute mich auf die Arbeit mit ihr und wollte das Treffen auf keinen Fall versäumen.

Simon war seit acht Uhr im Kindergarten, Günther hatte um zehn Uhr Probe als Regieassistent bei Boy Gobert mit Schillers *Wallenstein.*

Als ich mich zum Arzt aufmachte und über die Avus fuhr, hatte ich ein komisches Gefühl. Ich fuhr nicht wie sonst den Kaiserdamm hinunter bis zum Schiller-Theater, sondern nahm die Straße geradeaus Richtung Klinikum Westend. Den Weg dorthin kannte ich gut. Wie oft war ich auf dieser Straße zu Dreharbeiten in die CCC-Studios gefahren, aber noch nie hatte ich sie mir so genau angesehen und auch nicht mit den jetzigen Gedanken. Zum erstenmal fielen mir die roten Backsteingebäude und der

Friedhof gleich in der Nähe des Krankenhauses auf. Ich ergatterte einen Parkplatz vor dem Klinikum.

Im Gebäude wurde ich in ein kleines Zimmer geführt, in dem eine Untersuchungsliege stand. Der Neurologe, Dr. Schulz, forderte mich auf, den Kopf nach hinten zu legen und mit den Augen seinem Finger zu folgen, den er vor meinem Gesicht hin und her wandern ließ. Alles schien normal, er meinte, da sei nichts. Als er aber denselben Test im Stehen wiederholte, da muß etwas in ihm Alarm geschlagen haben. »Sie haben ja wohl Nerven wie Drahtseile«, meinte er und ordnete eine Computertomographie an, die gleich in der nächsten Stunde gemacht werden sollte. Außerdem sagte er, es werde sofort ein Bett für mich freigemacht.

Warum nur so schnell, dachte ich. Ich will um elf Uhr zu Frau Harder gehen. Man muß doch Termine abstimmen können!

Der Arzt begleitete mich über das Klinikgelände zu einem Gebäude mit Turm und Turmuhr, und ich sah ein Schild mit der Aufschrift »Nuklear- und Strahlentherapie« – Worte, mit denen ich ganz bestimmt nichts zu tun haben wollte. Dann stand ich vor dem Raum, in dem sich der Computertomograph befand. Ich ließ die langwierige Prozedur über mich ergehen. Dazu wurde ich in eine Röhre geschoben und mußte so lange darin ausharren, bis die Ärzte Schichtaufnahmen von meinem Kopf gemacht hatten. Die Ärzte wurden fündig und entdeckten einen Tumor hinter dem rechten Auge in der Orbita.

In mir setzte so etwas wie eine eigene Mechanik ein, ich tat, was man mir sagte. Ich verließ die Station und ging zum Hochhausgebäude Nummer 9 in den fünften Stock.

Hier wartete der Chefarzt der Augenklinik, Herr Professor Wollensack, auf mich. Es war bereits Mittag. Ich hörte den Wind durch alle Gänge pfeifen und dachte plötzlich daran, wie ich wenige Jahre zuvor am Krankenbett meiner Kollegin Maria Emo gestanden hatte, die, nach einem Schlaganfall gelähmt, auf dieser Station gelegen hatte, die in Kürze auch meine werden sollte.

Während des Gesprächs mit Professor Wollensack schöpfte ich wieder Hoffnung. Er schien ein erfahrener Arzt zu sein und traf den richtigen Ton. Ich müsse operiert werden, könne den Zeitpunkt aber selbst bestimmen. Also eine gewisse Freiheit habe ich noch, dachte ich.

Am Nachmittag, so sagte er, würde man mir einen Termin bei dem Neurochirurgen, Professor Kazner, nennen.

Wir unterhielten uns auch über andere Dinge, zum Beispiel über das Theater, denn er hatte mich im Schloßpark-Theater mit Angelica Domröse in *Krankheit der Jugend* gesehen, einem Stück von Ferdinand Bruckner, das von der Situation der Jugend nach dem Ersten Weltkrieg handelt. Da Angelica und ich nicht mehr die jüngsten waren, wir aber junge Frauen spielten, nannte ich das Stück aus Spaß immer *Die Midlife-crisis*.

Das Problem des Freitods spielt darin eine zentrale Rolle. Ich spielte die Gräfin Desiree, die eine erotische Beziehung zu der Medizinerin Marie hat und sich schließlich mit Gift das Leben nimmt. Besonders diese Szene hatte ihn beeindruckt. Ja, damals konnte ich mich noch leichten Herzens auf die Grenzpfade des Todes begeben, mich im Spiel weit vorwagen. Aber jetzt?

Mir war, als würde ich erst jetzt richtig wach werden.

Guten Morgen, Sabine, guten Morgen, mein Menschenkind! Aufwachen!

Es war mittlerweile früher Nachmittag. Ich fuhr über die Avus nach Hause und fühlte mich schwer und leicht zugleich. Ich ging sofort nach oben in die Wohnung von Moni und Hans. Moni war zu Hause, zu meinem Glück hatte sie an diesem Tag keine Schule. Moni saß auf dem Sofa und sah mich erstaunt an, als ich so plötzlich bei ihr hereinkam. Sie merkte wohl gleich, daß etwas Schlimmes geschehen war.

Wir kannten uns zwar erst seit drei Monaten, aber ich mußte es ihr sagen: »Moni, ich habe einen Tumor hinter dem Auge. Es ist, wie es ist.« Ich sagte dies fast heiter, versuchte, es zu bagatellisieren.

Ich erinnere mich noch an einen Satz von ihr: »So fatalistisch kannst du doch nicht sein!«

Unten in unserer Wohnung setzte ich mich an den Schreibtisch und dachte nach. Mir kamen einfache, ganz klare Gedanken. Immer wieder dachte ich: bloß kein Selbstmitleid.

Dann rief ich eine Kollegin an, die ein Glasauge hat und von dem Professor operiert worden war, mit dem ich heute gesprochen hatte. »Als ich von meiner Krankheit erfuhr, bin ich fast aus dem Fenster gesprungen«, sagte sie.

Auf eine solche Idee kam ich nicht. Sterben kann ich immer noch, sagte ich mir, und das habe ich mir seitdem oft und oft beruhigend gesagt.

Um drei Uhr holte ich Simon vom Kindergarten ab, dann fuhr ich zum Theater und erzählte Günther von der Diagnose. Eine solche Nachricht begreift man nicht auf einen Schlag. Es ist, als krieche sie nach und nach in alle

Körperzellen, es dauert, bis man begreift, woran man ist, und dann stellt man sich tausend Fragen: Bedeutet dieser Tumor den nahen Tod? Wieviel Zeit bleibt uns noch? Was soll mit Simon geschehen? Er kann doch seine Mutter nicht verlieren. Soll ich mich überhaupt operieren lassen?

Am späten Nachmittag teilte man mir telefonisch den Termin bei Professor Kazner mit. Heute war Freitag, und schon am folgenden Montag sollte ich abends zu ihm kommen.

Wir beschlossen, die schlimme Nachricht noch heute dem Intendanten des Theaters, unserem Freund Boy Gobert, zu erzählen. Er war sehr betroffen und stellte mir frei, die nächsten Vorstellungen zu spielen oder nicht. Ich fühlte mich körperlich nicht schlecht, wußte aber nicht, ob ich noch die Kraft hatte, nach diesem Schock zu spielen. Ich beschloß, es gleich am nächsten Abend zu versuchen. Am Samstag wurde *Phaedra* von Jean Racine aufgeführt. Ich fuhr selbst mit dem Wagen ins Theater.

Das neue Wissen führte dazu, daß mir der gesamte Alltag plötzlich fremd erschien. Die Straßen, die Menschen, alles schien mir anders zu sein. Am Morgen hatte ich beim Einkaufen das Gefühl, die Leute guckten mich erschrocken und wissend an. Mir war, als dürfte ich nicht mehr unter ihnen sein, als wäre ich aussätzig, trüge so etwas wie den Todesatem in mir.

An diesem Abend kam mir zum erstenmal ein Gedanke, der sich später noch öfter eingestellt hat: Ich spiele nun zum letztenmal, das ist der Abschied. Wie oft habe ich in den folgenden Jahren in dem Glauben gespielt, es sei das letzte Mal. Und dann ging es doch weiter. Aber daß dies immer und immer wieder geschah, erleichterte nicht den Abschied und das Loslassen. An jedem Abend, den ich spielte, empfand ich dieselbe Angst, daß alles zu Ende sein könnte, daß ich nicht mehr die Kraft hätte, auf der Bühne durchzuhalten.

Von nun an erfuhr ich beim Spielen alles neu. Die Zeit auf der Bühne war wie ausgelöscht, es gab kein Maß mehr. Den Menschen im Zuschauerraum fühlte ich mich näher als sonst, denn es gab nun etwas, das mich mit ihnen verband: die jedem von uns drohende Gefahr des Todes.

Als ich nach der Vorstellung auf dem Nachhauseweg war, holte mich die kreatürliche Angst ein. Ich fühlte mich plötzlich furchtbar einsam und schrie: Warum bin ich geboren? Wer hat es gewagt, mich ins Leben auf diese Erde zu schicken, um mir das Entsetzen der Todesangst zuzumuten?

Als ich nach Hause kam, war Günther noch im Schiller-Theater; Simon schlief tief und fest. Ich ging in meine Küche, und dort wurde ich ruhiger. Es war hell in dem Raum, ich sah hinaus in die dunkle Nacht, konnte keine Bäume oder Sterne sehen, nur die dunkle Wand der Nacht hinter der Glasscheibe. Plötzlich faßte ich mich wieder und sagte mir: Der Tod liegt nicht in deinem Ermessen. Du mußt dich überantworten können, du darfst dich dem Tod nicht verschließen.

Nach diesen Gedanken fühlte ich mich leichter.

Später holte mich abermals die Angst ein. Ich versuchte, im kühlen Wintergarten eine Gemeinsamkeit zwischen mir und der vereisten Natur draußen herzustellen, um Geborgenheit zu finden. Worte aus Thomas Bernhards *In hora mortis* fielen mir ein: »O Herr, mein Auge sieht das Haus des Maurers und den Schmerz der Welt genau und weiß sich nicht zu helfen, wie der Baum den Winter, der sich schweigend fühlt, mein Wort und Glück, mein Weinen.«

Obwohl Günther in meiner Nähe war, fühlte ich mich allein. Der Tod bedroht uns als Einzelwesen. Aber wenn ich mich fest an Günther preßte, spürte ich Lebenswärme.

Operation

Montagabend, erster Termin bei meinem Operateur, Professor Kazner, im sechsten Stock von Haus 9. Als ich ihn sah, wurde ich innerlich ruhiger. Professor Kazner hatte die Ausstrahlung von jemandem, der die Menschen kennt. Seine Sprache hatte eine leicht fränkische Färbung, da er aus Erlangen kam. Es erinnerte mich an Peter und das Fichtelgebirge, das mir vertraut war.

Kazner nahm die Sache sehr ernst. Er werde alles versuchen, um mein Aussehen zu erhalten. Daß der Tumor bereits die Orbita durchbohrt hatte, verschwieg er mir. Dann erzählte er mir, er sei Neurochirurg geworden, weil seine Mutter an einem Hirntumor gestorben sei. Er sei Arzt aus Überzeugung und wolle dazu beitragen, solche Schicksale zu verhindern. Ich könne sicher sein, daß er alles tun werde, um mir zu helfen. »Mir liegt an Ihrem Leben, daran, daß es weitergeht und Sie eine Möglichkeit haben, es so weiterzuführen wie bisher und, wenn ich es schaffe, auch weiterhin Freude am Leben haben.«

Zwei Tage später fuhren Günther und ich morgens um halb acht ins Klinikum zu den Voruntersuchungen. Der Operationstermin war auf den 28. Dezember 1984 gelegt worden, damit wir noch Weihnachten feiern konnten. Wir hatten uns Mühe gegeben, pünktlich zu sein. Doch zu allem Überfluß ging uns auf der Avus der Kühler kaputt. Mit Tempo dreißig schlichen wir über die Autobahn zur Klinik, die wir noch einigermaßen rechtzeitig erreichten – mutlos und traurig.

Dann gingen die Untersuchungen los. Eine Unmenge von Bildern wurde gemacht. Dann gab man mir zu trinken, und ich kam vor ein Gerät, das ich nicht kannte und von dem ich Gott sei Dank nicht erfuhr, was es war – ein Kernspintomograph, mit dem man Metastasen entdecken kann. Mir erschien das wie eine Alptraumhölle. Wie in einem Sarkophag wird man in ein Rohr geschoben. Weg bist du, unbeweglich, allein. Dann geht ein rhythmisches Klopfen los, und man muß alle Kraft und allen Lebenswillen zusammennehmen, um dabei nicht wahnsinnig zu werden. Ich versuchte mir vorzustellen, ich sei auf einer Weltreise und landete an den schönsten Küsten, aber dort wurde ich immer von Krieg und Militär empfangen. Manchmal hörte ich, wie die Ärzte und das technische Personal mit Kaffeetassen klapperten, sich über Urlaub und die Bezahlung von Überstunden unterhielten. Herrlich, das Normalste und Banalste erschien mir in diesem Moment als Wonne und Genuß.

Nach zwei endlosen Stunden kam ich endlich wieder raus. Der nächste Patient wartete schon. Es war ein Mann von Mitte Vierzig, er war groß und stark, und auf mein erleichtertes »Gott sei Dank, endlich raus hier, Tumor hin, Tumor her«, gab er lakonisch-traurig zum besten: »Sie haben's gut, ich muß da jetzt zwei Stunden rein und habe drei Tumore im Kopf.«

Ich weiß nicht mehr, was sonst noch alles untersucht wurde – im Medizinbetrieb durchschaut man als Laie, wenn man nicht dauernd fragt und dabei das Glück hat, daß einem die Dinge verständlich erklärt werden, nur einen Bruchteil dessen, was dort geschieht –, jedenfalls saßen Günther und ich stundenlang auf dem Gang und warteten vor einem Fernseher auf die verschiedenen Durchgänge. Dieser brachte unentwegt dieselben saudummen Werbevideos über Zahnpflege und Versicherungen. Dankbar guckte ich den ganzen Tag den Schwachsinn an und versuchte krampfhaft, immer wieder Neues zu entdecken.

Was war ich froh, als dieser Tag vorbei war! Wie wenig ahnte ich, daß ich noch viele Tage meines Lebens mit Warten auf Klinikfluren, mit Untersuchungen, der Angst vor dem Ergebnis und meiner ungewissen Zukunft würde verbringen müssen.

Dann ging alles furchtbar schnell: Nur zwei Tage später, am 21. Dezember, heirateten wir. Eigentlich hatten wir nicht vorgehabt, in den Stand der Ehe zu treten. Schließlich waren wir beide ja schon einmal verheiratet gewesen. Aber nun wollten wir unsere Zusammengehörigkeit dokumentieren. Wir kamen beide unabhängig voneinander auf den Gedanken, es war uns beiden ein Bedürfnis. Ich fragte Günther, ob er es auch wolle, und da war er sehr froh, daß ich ebenso empfand wie er.

Unter dem Druck der Ereignisse hatten wir in ungewöhnlichem Tempo alle nötigen Papiere beschafft, was normalerweise Wochen dauert. Uns blieben aber nur wenige Tage, um alle Formalitäten zu regeln, und wir schafften es in letzter Minute mit Hilfe eines ungewöhnlich verständnisvollen Standesbeamten, dem ich bis heute dankbar bin.

An dem Morgen, an dem wir aufs Standesamt gingen, kam Elisabeth, meine Maskenbildnerin, schon ganz früh. Ich wollte gerne noch einmal so gut aussehen wie möglich. Wer wußte schon, wie es nach der Operation sein würde?

Elisabeth und mich verband in der Folge ein gemeinsames Schicksal. Auch sie kämpfte mit dem Tod; sie hatte sich auf einer Asienreise eine heimtückische Lungenkrankheit zugezogen. Bis zum Schluß habe ich ihr aufgrund meiner eigenen Erfahrung folgendes zu vermitteln versucht: Wenn du gehen mußt, dann akzeptiere es, aber kämpfe trotzdem dafür, die Zeit bis dahin gut zu überstehen, kämpfe, laß dich nicht gehen, zieh dich schön an, schminke dich. Immer wieder sagte ich ihr, sie solle Haltung bewahren, sich nicht schon durch ihre äußere Erscheinung so hängen lassen und etwas anderes tragen als ausgeblichene Jeans und schlabberige Pullis.

Wenn ich so redete, sah mich Elisabeth stets mit einem leicht spöttischen Lächeln, aber doch aufmerksam an. Gegen Ende ihres Lebens besuchte ich sie. Sie malte. Ich war erschrocken, als ich das Bild sah: eine Blumenwiese mit Gräsern. Dieses Motiv malen oft Menschen, die dem Tod nahe sind. Sprießende Halme, Gräser, kleine Blumen, viel Grün und Blau drücken Bescheidenheit aus, den Wunsch, der Natur auf den Grund zu gehen und sich anzulehnen an das Einfache und Kleine. Ich wußte, daß es bis zu ihrem Tod nicht mehr lange sein würde. Tatsächlich starb Elisabeth wenige Tage später, morgens um sieben, als sie sich für den Tag zurechtmachen wollte.

Am Tag der Hochzeit machte sie mich schön. Ich trug ein schwarzes Kostüm, war dünn zum Umpusten und eigentlich schon mehr im Himmel als auf der stürmischen

Erde. Moni und Ralf, der alte Freund von den Bären, waren unsere Trauzeugen. Die Stimmung war eigenartig heiter und normal, der Standesbeamte machte Witze, die ich alle vergessen habe, Boy Gobert kam mit einem riesigen Blumenstrauß, Gerhard Blasche, Eberhard Witt und Otmar Herren, unsere Theaterleiter, warfen Reis, meine Kollegin Lisel Rath wünschte uns Glück, meine Lehrerin Frau Harder sagte: »Ach, liebe Frau Sinjen«, Hans und Moni lachten, und alle wußten, was der traurige Anlaß dieser Feier war. Simon und Moritz, der Sohn von Moni und Hans, turnten am Geländer.

Danach gingen wir alle zum Essen in die Moorlake, das schöne, kurioserweise im schweizerischen Stil erbaute Gasthaus an der Havel. Leider hatte der Besitzer die Presse benachrichtigt. Günther war richtig sauer, und Simon lachte in die Kamera. Mir war's Wurst, es interessierte mich nicht mehr. Wenn ich heute die Bilder anschaue, habe ich den Eindruck, nichts anderes zu sehen als ein knochenloses Lächeln.

Es war drei Tage vor Weihnachten. Den 24. feierten wir gemeinsam mit Hans und Moni, es gab Gänsebraten, und im ganzen Haus roch es gut nach Äpfeln, Mandarinen, Marzipan und Bienenwachs. Wir feierten ganz heiter, mit diesem furchtbaren Wissen.

Einen Tag nach Weihnachten, einem Donnerstag, saß ich in dem kleinen Klinikzimmer auf der Bettkante. Unruhig stand ich immer wieder auf, Grauen überfiel mich. Ich dachte, das ist nicht wahr, es ist doch nicht möglich, daß ich in dieser Düsternis lande. Und ich ahnte nicht, durch welche Schrecken ich noch zu gehen hatte.

Da am nächsten Tag operiert werden sollte, schickten

sie mich zum EKG in ein anderes Gebäude. Ich verkroch mich in meinen blauen finnischen Dufflecoat. Auf dem Weg schüttelte ich meinen Kopf unter der großen Kapuze und sagte immer wieder: »Nebbich, nebbich, nebbich ...«

Am Nachmittag hatte ich erneut Termin bei Professor Kazner. Er saß in einem großen Lehnstuhl, ich setzte mich auf einen Stuhl ihm gegenüber. Dann zog er mich dicht zu sich heran, nahm meinen Kopf und überlegte, wo er ihn am besten öffnen könnte. Dabei strich er mir mit dem Finger über die Stirn. Er hatte vor, die erkrankte Stelle durch die Stirn zu erreichen. Ich könne den Schnitt ja mit einem Pony verdecken. Aber er fragte mich auch nach meiner Meinung, und ich schlug vor, den Kopf von der Seite zu öffnen. So geschah es dann auch, der Schnitt war toll und hinterher kaum zu sehen. Wenn es dabei geblieben wäre, wenn mit dieser Operation die Krankheit besiegt worden wäre, dann hätte ich diese schlimme Erfahrung irgendwann verarbeitet und wahrscheinlich für immer vergessen.

Aber es kam anders, und seither ist diese Krankheit mein Schicksal, und sie wird es bleiben.

Ein langer Abend in Todesangst. Was würde morgen geschehen? Morgen würde ich es erfahren. Michael, der Krankenpfleger, ein Wehrdienstverweigerer, der an diesem Abend zum erstenmal auf der Station Dienst tat und genauso unerfahren war wie ich, war so etwas wie ein rettender Engel, der mich sogar aufheiterte. Weil wir beide nur eine vage Ahnung von dem hatten, was zur Operationsvorbereitung passieren sollte, kam es zu verschiedenen komisch-peinlichen Situationen. Zum Beispiel sollten ein Einlauf gemacht und ein Katheter gelegt werden. Dabei genierte er sich furchtbar. Aber irgendwie mußten wir mit dieser Situation fertig werden. Es war eine Herausforderung für mich, die ich meistern wollte. Am Ende haben wir dabei sogar richtig gelacht.

Vor dem Einschlafen kreisten meine Gedanken um Simon, wie sie es oft taten, seit ich von dem Tumor wußte. Was würde sein, wenn ich nicht mehr da wäre? Würde einfach Gras über alles wachsen? Würden die anderen nach meinem Tod ohne allzu großen Schmerz weiterleben? Ich hoffte es und tröstete mich mit dem Gedanken, daß es so etwas wie einen Fluß des Lebens gibt. Das fehlende Glied der Kette würde ersetzt werden, das Leben weitergehen.

Nicht immer konnte ich die Dinge so gelassen sehen wie an jenem Abend. Es gab in den Jahren nach der Operation immer wieder Momente, in denen mir die Vorstellung, daß das Leben weitergeht, gar nicht einleuchten wollte, in denen ich einfach nur verzweifelt war und lange brauchte, bis ich wieder Mut faßte. Aber damals hatte ich noch mehr Grund zu hoffen als später, und ich war gefaßt und stark.

Aufgewacht bin ich nach vielen Stunden, habe in unendlich gute Augen geblickt. War ich denn schon im Himmel? Dieses Wesen redete freundlich und behutsam mit mir und wusch mich. Das meiste um mich herum war grün. Ich hörte, wie jemand laut mit einer Oma namens Anna schimpfte. Ich befand mich nach einer siebenstündigen Operation auf der Intensivstation.

Mir sind von dieser Zeit nur Momentaufnahmen in Erinnerung: ein großer Schmerz, als würde mir ein Stekker aus dem Kopf gezogen, dann wieder Morphium-Euphorie, ein Telefonat mit meiner Mutter, in dem ich sie beruhigte. Berliner Silvesternacht mit Feuerwerk, Max, der alte Pfleger, der die Patienten betreute, während die anderen feierten. Er hatte schon viele zu Tode gepflegt und machte auch mir das Angebot. Ich telefonierte oft mit Simon, und Günther war jede freie Minute bei mir. Nein, alleingelassen war ich nicht. Hans und Moni und Moritz halfen, indem sie sich liebevoll um Simon kümmerten.

Günther las mir viel vor, besonders *Phaidon*, Platons Dialog über die Unsterblichkeit der Seele. Manchmal war ich etwas gereizter Stimmung, bekam ab und zu einen kleinen Wutanfall, und ich mußte lachen, als ich entdeckte, daß in diesem hygienischen Haus in den Ecken des Bades kleine Spinnweben waren. Daß ich schon nach wenigen Tagen wieder so gut sehen konnte, machte mich fast stolz.

Eine Woche ist seit der Operation vergangen, Peter hat angerufen, er kommt heute zu Besuch. Er verspätet sich um eine Stunde, und ich bin darüber so erbost, daß ich einen Wutanfall bekomme. Der hat aber auch positive Folgen, denn ich kann endlich wieder aufs Klo gehen.

Schließlich sitzen Günther und Peter an meinem Bett, es ist siebzehn Uhr, draußen ist es fast dunkel. Es klopft, und Professor Kazner betritt den Raum. Ob er mit mir sprechen könne. Ich spüre, daß er mir etwas Wichtiges sagen will, frage trotzdem, ob es nicht morgen ginge, ich hätte gerade Besuch. Er beharrt darauf, daß wir gleich miteinander reden. Peter und Günther gehen nach draußen. Professor Kazner setzt sich zu mir aufs Bett, er kommt ganz dicht an mich heran und sagt, der Tumor sei histologisch untersucht worden, das Ergebnis liege vor, und leider müsse er mir mitteilen, daß er bösartig sei.

Bösartig, also Krebs. Mich überkommt ein Gefühl der Ohnmacht und der seelischen Betäubung, die nichts anderes zuläßt, als sich zu ergeben.

»Aha«, sage ich nur.

Wie oft hat es seitdem nur noch das Wort »Aha« für mich gegeben!

Professor Kazner geht nun hinaus und sagt auch Günther und Peter, was es mit dem Tumor auf sich hat. Als sie wieder zu mir ins Zimmer kommen, sagt Peter: »Ich gehe und kaufe erst mal einen Apfelstrudel.«

Darauf ich: »Bring auch Sekt mit, das muß gefeiert werden.«

Eine seltsame Atmosphäre war das, wie wir da zu dritt zusammensaßen, mein früherer Mann und mein jetziger Mann, zwei Menschen, die mir im Leben so viel bedeuteten. Wir waren unfähig, die richtigen Worte zu finden. Was stand mir nicht noch alles bevor? Was hätten sie sagen sollen?

Es hat sich in meinem Leben bewährt, daß ich alles, was geschieht, zur Kenntnis nehme, mich damit auseinandersetze und versuche, meinen eigenen Weg zu gehen. So geschah es auch hier. Um einen klaren Kopf zu haben, rannte ich die neun Stockwerke nach unten und wieder hinauf. Ich tat es nicht nur dieses eine Mal, und Günther habe ich mit dieser Manie manchmal ziemlich ins Schwitzen gebracht. Aber es half mir, und das hat er verstanden.

Nach elf Tagen durfte ich nach Hause. Günther holte mich ab, rannte förmlich zum Auto und war froh, daß wir diese Klinikatmosphäre endlich hinter uns hatten. Für dieses Mal jedenfalls. Es war schön, nach Hause zu kommen, und doch war es nicht wie vorher. Der Gedanke an den Tod, an die Endlichkeit meines Lebens ließ mich von nun an nicht mehr los, ließ mir die Kostbarkeit des Lebens radikal bewußt werden. Ich war jetzt über jeden Augenblick froh, den ich für Simon dasein konnte. Wir genossen die Gemeinsamkeit als Familie mehr denn je zuvor.

Wenige Tage später reiste ich mit Günther und Simon im Auto zu den Schwiegereltern nach Kärnten, um Abstand zu gewinnen, mich von den Schrecken der letzten Wochen zu erholen und nach der Operation wieder zu Kräften zu kommen.

Die herrliche Landschaft Kärntens und die Nähe meiner Familie taten mir sehr gut. Gleichzeitig erinnerte mich die Lonzer Höhe an einen Traum, den ich während unserer Zeit in der Steglitzer Wohnung immer wieder geträumt hatte. Das war also noch vor dem Unglück.

In diesem Traum bin ich ganz in Nebel gehüllt, meine nackten Füße berühren einen Sandstrand. Es ist ein durch und durch angenehmes Gefühl. Ich beuge mich hinunter, um zu sehen, worauf ich stehe, da lichtet sich der Nebel. Ich brauche ihn nur beiseite zu schieben, und schon sehe ich über den nächtlichen Wassern in weiter Ferne eine tief nachtblaue Landschaft, die mir die größte Ruhe, die friedlichsten Gedanken entgegensendet. Alles sagt mir, sei ruhig, du wirst geborgen sein, du wirst zu Hause sein in unendlicher Liebe. Ich denke, immer noch im Traum: Was geschieht da? Was ist das? Ich begreife es nicht. Warum kann nicht alles so bleiben, warum muß ich ins wache Leben zurück? Das hier ist wilder und ruhiger, geheimnisvoller und klarer als jede Vorstellung vom Paradies.

Wenn ich in der Steglitzer Wohnung aus diesem Traum erwachte, blickte ich immer auf die öde Stadtlandschaft. Hier aber, mit Blick auf die Lonzer Höhe, fand ich etwas, das dem Traumgeschehen ähnlich war, eine wunderbare Geborgenheit.

Mich hielt es dennoch nicht lange in Kärnten, sondern es trieb mich zurück nach Berlin auf die Bühne. Am 18. Februar wollte ich wieder *Die Frau vom Meer* spielen. Professor Kazner hatte mir geraten, das Leben so weiterzuleben wie bisher. Ein wichtiger Rat, den ich sehr bald befolgte. Vielleicht zu bald? Denn von Ende Dezember bis Mitte Februar, das war keine lange Zeit, um sich genügend Ruhe zu gönnen. Ich hätte mein Aussehen mehr beachten sollen, das mich vielleicht vor zu früher Anstrengung gewarnt hätte. Aber ich stand noch zu sehr unter Schock, und so setzte ich mich in alter Gewohnheit wieder mächtig unter Druck.

Ich hatte immer noch so viel zu lernen.

Alle drei Monate mußte ich nun zur Computertomographie (CT), und jedesmal ertrug ich geduldig den Aufenthalt in der Röhre. Günther begleitete mich immer in die Klinik; das gab mir die Kraft, die ich brauchte, um das auszuhalten. Von Beginn der Krankheit an ließ er mich bei keinem Arzt- oder Krankenhausbesuch allein. Wir haben meine Krankheit gemeinsam bekämpft, verflucht, ignoriert.

Bei den Arztbesuchen war ich immer so erschrocken, daß ich ohne Günther nur die Hälfte von dem verstanden hätte, was die Ärzte mir sagten. Die Computertomographie ist jedesmal eine Extremsituation.

Ich bzw. wir fühlten uns ausgestoßen aus dem Dasein der anderen. Wir hatten Angst, Herzklopfen, der Atem ging schneller. Ist der Tumor gewachsen, oder dürfen wir weiterleben? Wenn es dann hieß, alles sei in Ordnung, gerieten wir in Euphorie, waren wochenlang wieder froh. Und dann erneut die Angstzustände vor der nächsten Untersuchung.

Glücklicherweise wurden keine Metastasen entdeckt, der Krebs war nicht weitergegangen. Ich atmete immer auf, wenn ich das Ergebnis hörte, war froh für Simon, daß wir wieder gemeinsame Zeit gewonnen hatten.

Sommerferien im Theater. Fast ein halbes Jahr war seit der Operation vergangen, noch immer gönnte ich mir keine Ruhe, sondern drehte in den Ferien *Die Hose* von Carl Sternheim unter der Regie von Otto Schenk. Diese Arbeit war nicht das pure Vergnügen. Nicht nur, daß sie anstrengend war und ich dringend Ferien gebraucht hätte, auch die Menschen hatten sich verändert. Ich erkannte in Otto Schenk kaum noch den Regisseur von *Der Kaufmann von Venedig* und *Wie es euch gefällt*, die ich 1968 und 1969 unter seiner Regie für das Fernsehen gemacht hatte. Ich begriff nicht, wie er sich so hatte verändern können.

Während dieser Arbeit geschahen seltsame Dinge. So ging Harald Juhnke nach einer halben Stunde Probe »mal kurz« weg, kam aber nicht wieder, so daß die Rolle umbesetzt werden mußte. Angelica Domröse, die ich von *Krankheit der Jugend* gut kannte, war in depressiver Verfassung. Alle glaubten, die anderen seien an allem schuld, was nicht richtig funktionierte, und ich kam für mich zu dem Schluß: Mein Weg ist das nicht, immer die anderen für das verantwortlich zu machen, was nicht richtig läuft. Das waren Gedanken, die ich so vor der Operation nicht gehabt hätte.

Jetzt aber schien mir, daß man, wenn man zu sehr in seiner Rolle als Star befangen ist, zu falschen Urteilen kommt, zu wenig auf die anderen hört, sich selbst zu wichtig nimmt. Dabei gab es doch noch andere Dinge im Leben – wie ich seit Simons Geburt und seit Ausbruch meiner Krankheit wußte. Aber manche Dinge begreift man eben nicht von selbst. Mir hat auch erst die Krankheit über vieles die Augen geöffnet. Manches, was ich früher für wichtig hielt, erscheint mir heute als lebensferner, völlig überflüssiger Tüddelkram.

Die Arbeit an *Die Hose* hatte ein kleines privates Nachspiel. Peter hatte die Sendung im Fernsehen gesehen und war sehr unzufrieden mit mir. Und so begann ein längerer Disput über mein Spiel. Peter war der Meinung, ich triebe Schindluder mit meiner Begabung, er hätte nicht begriffen, was ich da hätte spielen wollen. Ich sei herumgelaufen »wie eine alte Vettel«, »schiach um jeden Preis«, und am Ende hätte die Figur »keinerlei Beziehung zu der vom Anfang gehabt«. Er frage sich, ob ich mich auf meinem Terrain bewege, wenn ich »unbedingt Helga Feddersen Konkurrenz machen« wolle.

Ich war wegen dieser Kritik sehr betroffen, wütend und sauer. Natürlich war das eine andere Arbeitsweise als die von Peter, und es war auch anders als das, was wir gemeinsam gemacht hatten. Ich war enttäuscht, daß er so wenig Humor zeigte und so verletzend war. Trotz der Krankheit hatte ich mit aller Kraft gespielt und war auch von meiner Rolle überzeugt. Wir wollten uns nicht streiten, aber wirklich geeinigt haben wir uns in dieser Sache nicht. Ich habe mir Peters Kritik später, als mein Zorn etwas verraucht war, damit erklärt, daß er immer noch enttäuscht darüber war, nicht mehr zusammen mit mir zu arbeiten.

Glücklicherweise hatten Günther und ich nach der Verfilmung des Sternheim-Stückes noch ein paar Tage Ferien in unserem Bauernhaus, und ich konnte mich von der anstrengenden Arbeit ein wenig erholen. Wir kehrten nach Berlin zurück, wo die Proben für *Nathan der Weise* begannen, mit dem die Spielzeit 1985/86 unter dem neuen Intendanten Heribert Sasse, dem Nachfolger Boy Goberts, eingeleitet werden sollte.

Der Regisseur von *Nathan*, Bernard Sobel vom Théâtre de Gennvilliers bei Paris, war ein Freund langer Texte, und so war Friedrich Lufts Kritik überschrieben: »Erst um Mitternacht hat Lessing das letzte Wort«. Und in einer anderen Kritik hieß es: »›Nathan‹ wie er im Buche steht: Keine Zeile scheint gestrichen, kaum eine Regiezutat lenkt ab von den Lehren, die Lessing in seinem ›dramatischen Gedicht‹ verkünden läßt. Ganz auf das Wort des Aufklärers gestellt hat Bernard Sobel seine Inszenierung von ›Nathan der Weise‹.«

Mir gefiel dieser Stil sehr gut. Schließlich ist es ein Aufklärungsstück, und alles war klassisch, was ich sehr mag. Die Franzosen sind diesen Aufführungsstil viel mehr gewohnt als wir, denn bei ihnen wird die Tradition klassischer Stücke seit Jahrhunderten gepflegt. Das deutsche Publikum erträgt Corneille und Racine bestenfalls noch als Parodie oder gar nicht.

Sobels Arbeit kam aus dieser Tradition. Schade, daß er hier so mißverstanden wurde: Das Publikum ließ uns die Länge der Aufführung deutlich spüren und blieb immer mehr aus. In seiner Not richtete Heribert Sasse einen Hilferuf an Sobel und bat ihn, das Stück zu kürzen. Sobel war einverstanden, alles auf drei Stunden zu kürzen, wenn man darauf hinwies, daß dies nicht mehr seiner Grundkonzeption der Inszenierung entsprach. So geschah es dann auch.

Heribert Sasse ist ein sehr feiner Mensch. Er hat mir ebenso wie Dietmar Pflegerl und manch anderer am Theater nach meiner Erkrankung immer beigestanden. Stets hat er mich ermutigt, und als ich am Tag der Premiere von *Nathan* einen Brief von ihm erhielt, in dem es hieß: »Sie waren bei der Probe wunderbar bei sich, Sie können sich auf Ihre Ausstrahlung und Empfindung weiß Gott verlassen«, da hatte ich das Gefühl, trotz der Operation doch wieder die alte zu sein.

Sobels Frau, Erika Rothstein, schenkte mir ihre Ohrringe, schrieb dazu »merci pour tout« und wünschte mir, daß ich sie »noch hundert Jahre« trage. Ich fand das ungeheuer rührend, denn in Dimensionen, die über wenige Jahre hinausgingen, rechnete ich gar nicht mehr. Im Grunde war ich über jeden Auftritt froh, über jede gelungene Vorstellung, jeden in Gesundheit erlebten Tag.

Walter Schmidinger spielte den Nathan ganz wunderbar und erntete zahlreiche Bravi. Von ihm hieß es: »Er zeichnet den jüdischen Geschäftsmann mit Ironie und den verfolgten Juden mit schmerzlicher Erfahrung.« Ich habe mich für Walter sehr gefreut, obwohl ich in dieser Besprechung nicht so gut wegkam. Mir wurde ein Spiel »ohne Ausstrahlung« bescheinigt. Zum Glück war mein Intendant mit mir zufrieden, und auch Friedrich Luft meinte: »Sabine Sinjen spricht vorzüglich ihre schöne Frauenrolle der fürstlichen Schwester.«

Die Kritiken wirkten jetzt, nach der Operation, anders auf mich. Ich nahm sie wichtiger als früher, aber auch gelassener. Wenn man sich tagtäglich mit der Frage beschäftigt, wie lange man noch zu leben hat, erscheinen einem die Ereignisse des Berufslebens in einem anderen Licht. Im Mittelpunkt meiner Gedanken standen Günther und Simon, ich freute mich wahnsinnig über jeden Fortschritt in Simons Entwicklung.

Mit der Ablösung von Boy Gobert, der als Intendant des Schiller-Theaters nicht immer von Glück begleitet war und dem man unter höchst unerfreulichen Bedingungen den Vertrag gekündigt hatte, ging wieder eine Epoche zu Ende. Ich habe sehr bedauert, nicht mehr mit ihm zu arbeiten. Kurz bevor er sich nach Wien zum Theater in der Josefstadt aufmachte, besuchte er mich noch einmal zu Hause. Wir saßen im Wintergarten, und er erzählte mir traurig, daß er seinen Rauswurf und alles, was damit zusammenhinge, nicht verstehen könne.

Erneut schlug er mir vor, doch mit ihm nach Wien zu gehen. Da könnten wir wie in Hamburg das Theater machen, das wir so liebten. Es ist nicht mehr dazu gekommen, denn Boy starb im Mai 1986. Die deprimierenden Erlebnisse in Berlin haben seinen Lebensmut offenbar zerstört. In den letzten Monaten seiner Berliner Amtszeit war er manchmal furchtbar einsam gewesen, hatte mich oft angerufen und gebeten, ihm zu helfen. Aber ich hatte kaum etwas für ihn tun können.

Mit Boy verloren Günther und ich einen wertvollen Freund. Der Tod von Freunden und Kollegen ist mir immer nahegegangen. Wenn man aber selbst krank ist, sieht es noch einmal anders aus. Plötzlich kommt der Tod, den man manchmal sogar vergessen kann, wieder ganz nahe, er bedroht einen, und man wird von Angst gepackt.

Vom Tod lernen, was Leben ist

Entgegen aller Hoffnung nahm die Krankheit ihren Lauf. 1985 hatte ich wieder Schmerzen im Auge. Trotzdem arbeitete ich in altbekannter Verrücktheit und begann nach *Die Hose* und *Nathan der Weise* mit den Proben zu *Der Unbestechliche* von Hugo von Hofmannsthal unter der Regie von Otto Schenk. Auch hier spielte ich wieder mit Walter Schmidinger zusammen, den ich liebe und verehre; meine Melanie gefiel sehr. Ich hatte viele Lacher und war glücklich, als Klamottenjule zur Gaudi der Leute die Perlen der zerrissenen Kette aus der Unterhose und sonstwo zu fischen.

Sowohl bei der Premiere von *Nathan* als auch bei der von *Der Unbestechliche* wurden mir die Kostüme für den letzten Akt geklaut. Ich fühlte mich geschmeichelt und wichtig genommen. So ist das mit der Eitelkeit der Schauspieler, sie gehört einfach dazu, und man legt sie auch nicht ab, wenn man merkt, daß hinter dem Auge der Tumor weiterwächst und das Auge allmählich wieder vorgedrückt wird.

Eines meiner letzten Fernsehspiele drehte ich im November mit Lola Müthel und Peter Pasetti unter der Regie von Peter Weck in einer Wannsee-Villa. Es hieß ironischerweise *Abschiedsvorstellung*, und ich hatte noch zwei Augen.

Schließlich ging ich wegen meiner Beschwerden doch zu Professor Kazner. Der aber wollte nicht wahrhaben, daß da wieder etwas wuchs. Er verschob den Termin für die Computertomographie auf den Februar 1986. Bislang hatte ich alle drei Monate eine solche Untersuchung machen lassen. Warum jetzt plötzlich ein größerer Abstand? Ich begriff es nicht ganz.

Im Januar drehte ich noch den Film *Caspar David Friedrich – Grenzen der Zeit* mit Peter Schamoni als Regisseur und lernte so Babelsberg und Lehnin kennen. Das war ja noch vor der Maueröffnung. In diesem Film wird der Maler als jemand dargestellt, der schon im 19. Jahrhundert so etwas wie ein ökologisches Bewußtsein hatte, was vielleicht ein bißchen umstritten ist. Aber ich mochte diesen Film, der besonders viele wunderschöne Landschaftsbilder enthielt. Helmut Griem, mein ehemaliger Partner aus *Undine*, spielte mit, außerdem Hans Peter Hallwachs, Walter Schmidinger und Hans Quest. Ich selbst spielte die Rolle der Caroline Friedrich.

In diesem Film kam auch das berühmte Gemälde *Frau am Fenster* vor, auf dem man das Gesicht der Frau nicht sieht. Es wurde in einer Einstellung nachgemacht, und *Die Zeit* schrieb in ihrer Kritik: »Wer ist die Frau am Fenster? Jetzt ist das Geheimnis gelüftet. Sie dreht sich um, und es ist Sabine Sinjen.« Darüber habe ich mich wahnsinnig gefreut.

Den ganzen Januar über trat ich auch noch im Theater auf. Ich spielte unter Anspannung aller Nerven, denn ich fühlte, was auf mich zukam.

Bei den letzten Vorstellungen vor der Untersuchung kroch in mir eine Art Ausnahmezustand der Angst hoch.

Ich kann heute nicht mehr sagen, wer mehr Angst vor der Stunde der Wahrheit hatte, der behandelnde Arzt oder ich. Manchmal glaube ich, daß er es war. Ich wollte endlich wissen, ob wieder ein Tumor gewachsen war. Aber ich wurde immer nur vertröstet. Das neue CT-Gerät sei vom TÜV noch nicht abgenommen.

Auch zu Hause waren wir dieser furchtbaren Spannung ausgesetzt, was jetzt werden würde. Wir versuchten uns abzulenken und fuhren mit Simon ins Maritim-Hotel nach Travemünde. Anfang Februar war die Ostsee zugefroren. Wir wanderten über Eisberge, wie am Nordpol, immer in Habachtstellung. In Hamburg besuchten wir Peter und Barbara. Mein Gott, wenn wir gewußt hätten, wie lange Peters Lebenszeit noch ging.

Als wir nach Berlin zurückkamen, wurde endlich die Computertomographie gemacht. Sie brachte die katastrophale Wahrheit an den Tag: Der Tumor war rundherum explodiert. Alles sagten sie mir nicht, aber dem harschen »Na, dann man toi! toi! toi!« der MTAs, die das Gerät bedienten und den rauhherzlichen Berliner Tonfall drauf hatten, konnte ich eine Menge entnehmen. Die beiden Ärzte, Dr. Clausen und Dr. Kern, waren mit ihrer Weisheit am Ende. Sie wußten nichts mehr zu sagen und brachten mir Blumen.

Danach ging, genau wie beim ersten Mal, alles wieder sehr schnell. Schon am übernächsten Tag operierte mich Professor Kazner zum zweitenmal. Er brach die Operation ab, da er nicht mit mir besprochen hatte, was zu tun sei, wenn ich auf dem Auge blind werden würde. Das Ausmaß des Tumors war auf der CT nicht zu erkennen gewesen. Bevor er einen so radikalen Eingriff unternahm, wollte er erst alle Möglichkeiten einer Therapie in Erfahrung bringen. Der Tumor saß in der Augenhöhle, war schon auf dem Weg zum linken Auge und hatte sich in den Wangenknochen gefressen.

Nun begann für mich die Zeit permanenter Todesangst. Wir suchten überall verzweifelt nach Hilfe. Man kann nicht mit dem Gedanken leben, daß im Kopf ein Tumor sitzt, der einfach drin bleibt. Aber niemand wollte sich an die Sache heranwagen. Wir schickten Aufnahmen nach Boston zu den dortigen Spezialisten, und das Warten auf die Antwort raubte uns beinahe den letzten Nerv. Es dauerte über sechs Wochen. Ich weiß nicht, woher wir die Kraft nahmen, das durchzustehen, aber Günther hat mir dabei wahnsinnig geholfen.

Schließlich kam ein Schreiben der Bostoner Ärzte. Sie konnten sich nicht zu der Strahlentherapie entschließen, der ich mich gern unterzogen hätte. Sie sagten, die Gefahr sei einfach zu groß, daß beide Augen erblindeten. Was nun? Gar nichts tun? Warten und sich dem Schicksal ergeben? Das kam für uns nicht in Frage.

Günther und ich fuhren mit den Aufnahmen von Professor zu Professor. Ich bewahrte sie in einer Plastiktüte auf, auf die Rotkäppchen gemalt war, dahinter der lauernde Wolf. Die Experten sagten uns, ja, sie könnten operieren und Bestrahlungen machen, aber dieser Tumor würde wiederkommen, sich durch alles durchbeißen. Keiner half uns, und ich fühlte, wie er immer weiter wuchs. Bald würde er das Gehirn erreichen. Wann würde er die Hirnhaut durchdringen, und woran würde ich das merken? Sollte ich es doch in Boston versuchen oder in Schweden oder in Zürich?

Wir waren ratlos und verzweifelt.

Nachdem sich alle Möglichkeiten als Unmöglichkeiten herausgestellt hatten, erklärte sich Professor Kazner bereit, in der kommenden Woche nochmals zu operieren.

Günther flog mit Simon zu dessen Cousinen nach Graz. Dort sollte Simon die nächsten vier Wochen bleiben, damit ihn die sorgenvolle Atmosphäre zu Hause nicht zu sehr belastete und Günther viel bei mir im Krankenhaus sein konnte.

Kaum waren sie morgens um sieben aus dem Haus, da geschah etwas bisher nicht Erlebtes: Alle im Haus waren weg, und ich hatte das Gefühl, ich sterbe jetzt auf der Stelle, mir bleibt in diesem Augenblick die Luft weg. Ich erlitt einen Schock mit Zittern und Schlackern und Dunkelheit. Nie wieder, bitte nie wieder!

Meine Freundin Elisabeth kam, sie war meine Rettung. Ich fiel ihr in die Arme. Sie rief meinen Arzt an, meinen geliebten alten Dr. Schäfer, den ich schon so viele Jahre kenne und der mich immer und immer wieder aufbaut. Er kann kaum laufen, aber er kam sofort, brachte mich zur Ruhe und sagte, solange er lebe, könnte ich mich immer auf ihn verlassen.

Nachdem er gegangen war, nahm ich all meinen Mut zusammen und rief Professor Kazner im Klinikum Westend an. Seine Sekretärin sagte mir, er sei mit unbekanntem Ziel abgereist. Ich rief ins Telefon, das komme nicht in Frage, er dürfe mich doch nicht einfach im Stich lassen, wir wären für übermorgen zur dritten Operation verabredet. Es sei nicht zu ändern, sagte sie mir.

Da rief ich in meiner Not bei ihm zu Hause an und erreichte die Haushälterin. Wieder rief ich ins Telefon, ich verlangte, daß Professor Kazner mich anrufe, ganz egal, von wo aus, ganz egal, was geschehen sei.

Am Nachmittag gegen drei läutete das Telefon. Aus weiter Ferne und mit fremder Stimme sagte Professor Kazner: »Fahren Sie noch heute zu Professor Schürmann in die Uniklinik Mainz. Er hat die größte Erfahrung und das größte Wissen. Morgen um zwölf erwartet er Sie.« Ende. Professor Kazner war selbst todkrank und hatte nur noch ein Jahr zu leben.

Mehr Metastasen als Sommersprossen

»Morgen um zwölf erwartet er Sie.« Ende.

Es war ein strahlender, schon warmer Apriltag. Ich packte die Koffer für eine lange Zeit. An solch herrlichen Tagen wie diesem schämte ich mich oft, das alles nicht mehr genießen zu können. Die Vögel zwitscherten, alles fing an zu blühen, und Günther und ich rannten schon wieder um mein Leben. Vor Helmstedt brannte der ganze Himmel in einem tiefroten Sonnenuntergang. So etwas kündet in Büchern oft ein schweres Unheil an. Wir übernachteten im Motel in Göttingen, tranken Dosenbier und aßen Würstel neben einsamen LKW-Fahrern.

Auf dem Weg in die Mainzer Uniklinik nahm mich Günther bei der Hand. Punkt zwölf waren wir im Sekretariat. Ich weiß nicht, welche Straßen und Wege wir gefahren und gegangen waren, ich guckte nicht links und nicht rechts und sah doch Krankheit überall. Dann standen wir Professor Schürmann, dem Lehrer von Professor Kazner, gegenüber. Er stellte mir ein Weiterleben mit allem Wenn und Aber in Aussicht. Ich spürte gleich seine Menschlichkeit, sein Einfühlungsvermögen, das er mir später, lange nach der Operation, noch oft bewiesen hat. So schrieb er mir regelmäßig zu Weihnachten, und noch im Jahre 1993, als es mir nicht mehr sehr gut ging, schrieb er:

»Liebe Frau Sinjen,

alles erdenklich Gute für Sie, Ihren Mann und Ihren Jungen!

Sie sollten wissen, daß ich nicht nur mit meinen ärztlich gelenkten Gedanken, sondern auch mit dem Herzen stets bei Ihnen bin.

Bleiben Sie stark und tapfer, und vor allem seien Sie ein fröhlicher Mensch. Es geht dann vieles leichter ...

Liebe Weihnachtsgrüße Ihr Kurt Schürmann.«

Solche Wort sind wie Balsam für jemanden, der ohne Hoffnung ist. Nicht jeder kann so sprechen, aber Professor Schürmann konnte es. Er war auch alles andere als jedermann.

Dies merkte ich schon, als wir uns im März 1986 neben seinem großen Schreibtisch an einem kleinen Tisch niederließen, auf dem das Modell eines Schädels stand. Man konnte es aufklappen, und er zeigte uns im Detail, wie er bei der Operation vorgehen wollte. Ich hatte von Anfang an Vertrauen zu ihm, ein Vertrauen, das im Laufe der Jahre immer größer wurde.

Die Operation würde zur Folge haben, so erklärte er mir, daß ein Auge erblinde und für immer geschlossen bliebe. Für die zerstörten Knochen würde aus fünf verschiedenen Plastikmaterialien Ersatz modelliert. Weitere Details möchte ich dem Leser ersparen. Professor Schürmann sagte nach dieser Demonstration jedenfalls zu mir: »Da habe ich Ihnen ja eine Menge zugemutet.«

Mir war es so am liebsten. Ich sehe der Wahrheit lieber ins Auge, als mich falschen Vorstellungen hinzugeben.

Deshalb fragte ich den Professor auch mit genau überlegten Worten: »Ist es für mich endlich?«

Darauf er: »Gut, daß Sie das fragen. Ja, es ist sehr endlich.«

Meinem Schauspielerberuf sagte ich adieu.

Am folgenden Sonntag sollte Aufnahme in die Klinik sein. Noch zwei Tage konnte ich mit beiden Augen sehen. Das mußte genutzt werden. Zuerst saßen Günther und ich wie gelähmt im Krankenhausgarten, die Hecken dufteten unverschämt lebendig und gut in der heißen Mittagssonne. Dann beschlossen wir, etwas zu unternehmen, uns abzulenken, noch einmal richtig glücklich zu sein, soweit wir das konnten.

Günther und ich waren noch nie an der Mosel gewesen. Um es noch einmal richtig schön zu haben, fuhren wir ins Moselschlößchen nach Traben-Trabach. Es war nicht so einfach, an nichts zu denken und sich einfach des Lebens zu freuen. Innerhalb von knapp zwei Tagen hatten wir eine Telefonrechnung von siebenhundert Mark. In meiner Angst habe ich geredet und geredet.

Von dem Aufenthalt sind mir ein paar Momentaufnahmen geblieben: der Blick über die Moselbrücke, ein Auge zugedrückt, um zu sehen, wie das ist; Wein trinken in der Gaststube mit Winzern, um Betäubung und Erleichterung zu finden. Ich blieb hellwach. Dann wieder lagen wir im Auto auf einer Anhöhe im Hunsrück mit weiter Aussicht, nahe am Wald mit Vogelgezwitscher; ich suchte Geborgenheit in der Natur und bei Gott.

Am Sonntag sagte ich am Telefon Simon auf Wiedersehen. Er war nun schon sechs Jahre alt, und im Herbst sollte er zur Schule kommen. Ich konnte nur beten. Bei herrlichstem Wetter standen wir an der Schiffsanlegestelle in Mainz in einer Telefonzelle. Immer diese heitere

Sonne, die fröhlichen Menschen, und in uns beiden diese Angst und Dunkelheit. Dennoch brachte mich Günther immer wieder zum Lachen. Himmel, wenn ich dich nicht hätte. Das ist doch ungeheuer, eine Liebe, die wächst und wächst.

Wir lernten Ursel, die Stationsschwester, kennen, die unsere Freundin wurde. Operiert zu werden war nun schon so etwas wie Routine für mich. Ich wußte, wie es ist, wenn man auf der Intensivstation aufwacht und langsam in die Wirklichkeit zurückkommt. Günther ließ mich keinen Moment allein. Wenn er bei mir war, ging es mir besser. Dieses Mal hatte ich Angst, wie ich hinterher wohl aussehen würde. Bei der ersten Operation war es Professor Kazner ja gelungen, mein Aussehen zu erhalten. Dies war nun nicht mehr möglich, ich wußte es. Aber für eine Frau und Schauspielerin ist das Aussehen etwas sehr Wichtiges, und ich hatte Angst davor, was wohl aus mir würde. Wenn es um Leben oder Tod geht, ist man froh, noch am Leben zu sein, das hat natürlich Vorrang; aber es ist doch sehr schwer hinzunehmen, daß man sein Gesicht nicht mehr hat.

Ich erwachte mit einem riesigen Kopfverband, zu sehen war noch nicht viel, das kam erst nach ein paar Tagen. Als ich mich das erste Mal richtig sah, erlitt ich einen Schock. Dieser Schock ist geblieben. Meine Schwester Frauke, die sich vorstellen konnte, was das bedeutet, brachte mir einen Schwung bunter Tücher mit, die ich um meinen Kopfverband schlang. Nicht alle hatten Verständnis dafür. »Ja, sind wir hier auf einer Modenschau?« fragte einer der Ärzte.

In guter Erinnerung habe ich Dr. Klawko, der mich

gemeinsam mit Professor Schürmann operiert hatte und immer den Verband wechselte. Er war nie böse, wenn ich dabei wüst fluchte.

Ich hatte das Gefühl, mit dem zerstörten Auge noch zu sehen. Ganze Straßenzüge mit blitzenden Laternen zogen durch dieses Nicht-Auge.

Um mich herum Schläuche, Stricke und Ohnmacht. Saudumme Presseleute, die Günther aus dem Zimmer prügelte. Morgens um sieben Werbung im Radio für neue Ausgaben von Yellow-Press-Blättern: »Wird sie leben oder sterben? Lesen Sie heute ...« Dumm Tüch!

Peter besuchte mich, stand plötzlich neben meinem Bett in seiner braunen Lederjacke und sagte: »Ich nehme dich jetzt sofort mit, und wir fliegen weit weg, dahin, wo es das alles nicht gibt.« Er war von einer Hilflosigkeit, die mich anrührte.

Als ich das erste Mal Ausgang hatte und mit Günther Auto fuhr, war das wie Achterbahn und Karussell in einem. Die Natur war grüner und blühender denn je, aber sie hatte zum erstenmal etwas wirklich Bedrohliches: Vor wenigen Tagen war das Kernkraftwerk in Tschernobyl hochgegangen, Früchte und Gemüse waren verstrahlt, und es gab Warnungen, davon zu essen. Mein persönlicher Supergau und der erste große in der Geschichte der zivilen Nutzung von Kernenergie fielen zeitlich zusammen.

Gut drei Wochen nach der Operation floh Günther mit mir wie immer ganz schnell aus der Klinik. Ich wurde entlassen, und wir fuhren in einem Rutsch zu Simon nach Graz. Ein Bett im Auto, wir zwei, und wir schaffen es.

Simon mit meinem Aussehen zu begegnen, erschien

mir äußerst schwierig. Gut, ich trug eine Augenklappe, aber was tun mit der zerstörten Gesichtspartie, mit der eingefallenen Schläfe, dem fehlenden rechten Wangenknochen? Es war ein schreckliches Gefühl für mich, daß er mich so sehen sollte.

Es ist alles zu schaffen. Simon reagierte wunderbar gelassen, mein Schwager und meine Schwägerin, Cécile und Richard, hatten ihn gut vorbereitet, und seine Cousinen Angi und Leila standen ihm bei. Am meisten hat mir in dieser Zeit – wie immer – Günther geholfen. Er war es, der mir das kaputte Auge cremte, denn ich konnte es nicht ansehen. Und wie beiläufig sagte er, es wird schon wieder. Aber dann sagte er auch, daß das alles verdammt schwer war.

Günther ließ alles für ihn Wichtige stehen und liegen und kümmerte sich um mich. Er ließ mich nicht allein. Und so fuhren wir mit der ganzen Familie nach Istrien in die Ferien. Da gibt es einen Ort, dessen Name so geheimnisvoll-romantisch in meinen Ohren klang: Savudria. Hier wollte ich hin und nirgendwo sonst. Savudria lag außerdem unweit von Triest, jener sonderbaren Stadt, von der ich immer dachte, in ihr würde ich den Schlüssel zu meinem Leben finden. Nicht, daß dies etwas Abwegiges wäre. Ich habe ja ein Gespür für bestimmte Dinge und fühle auch manchmal genau, wenn etwas Bestimmtes geschieht. Gewisse telepathische Kräfte kann ich mir nicht absprechen. Ich glaube wirklich etwas von einem norddeutschen Spökenkieker zu haben, und so schien es mir auch nicht abwegig, meinem Gefühl zu folgen und der Sache mit Triest nachzugehen.

Ich suchte nach dem Schlüssel zu meinem Leben seit Beginn der Krankheit, suchte nach dem Sinn dieses Geschehens, versuchte zu begreifen, warum gerade mir das zugestoßen war. Ich hoffte ihn in Triest zu finden. Damals fanden wir ihn nicht, auch wenn wir volle zwei Tage in dieser Stadt verbracht haben. Aber ich glaube, daß ich mit Günther noch einmal dorthin fahren sollte und wir ihn dann bestimmt finden werden. Aufgeben werde ich deshalb nicht. An diesem Ziel, der Lösung meines Geheimnisses, festzuhalten gibt mir Kraft.

Savudria war trotz des wunderschönen Namens nichts als ein großer Campingplatz. Die riesige Terrassenwohnung, die Richard, Günthers Vater, gemietet und schon bezahlt hatte, gab es gar nicht. Wir wohnten deshalb in einem unschönen, engen Gemäuer, wurden von drei Diskotheken gleichzeitig beschallt – um uns herum wenig Wasser und Mücken, Mücken, Mücken.

Wir haben es uns trotzdem schön gemacht. Ich trug nun eine riesengroße Porschebrille à la Yoko Ono, hinter der ich mein neues Aussehen lernte. Ich fing auch wieder an, das Essen zu genießen, die Scampis, die Fische, den Schinken aus San Daniele und den Rotwein.

Nach dieser Zeit an der Adria fuhren wir in mein geliebtes Ruckling-Haus. Diesmal waren wir zu fünft: Peter und Barbara waren ebenfalls dort. Es war unser letztes Zusammensein, ohne daß wir das geringste ahnten. Peter war bei guter Gesundheit.

Der Aufenthalt hatte etwas Seltsames. Ich wohnte oben in dem kleinen Schlafzimmer, damit ich als Rekonvaleszentin viel Ruhe hatte; Peter und Barbara zogen in den als Gästezimmer umgebauten Kuhstall. Sie waren wirklich ein Paar, es war eigenartig. Peter arbeitete, wie er es immer getan hatte, vor der Westseite des Hauses, Barbara

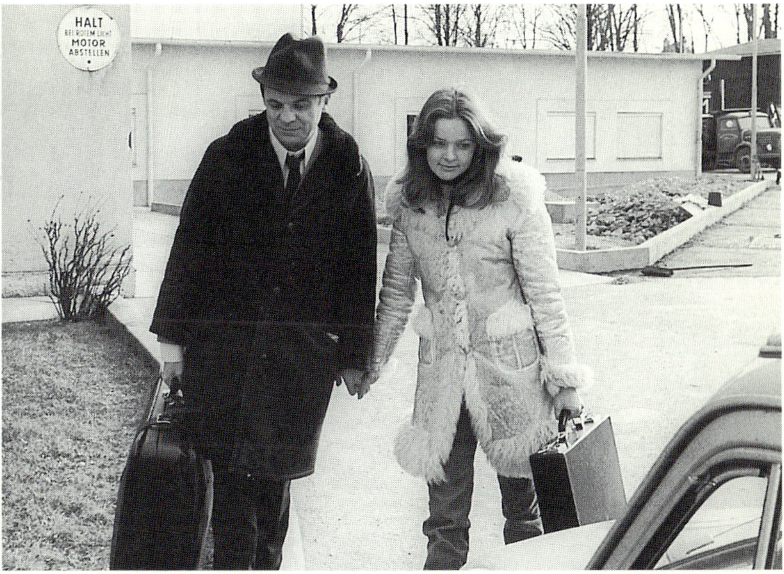

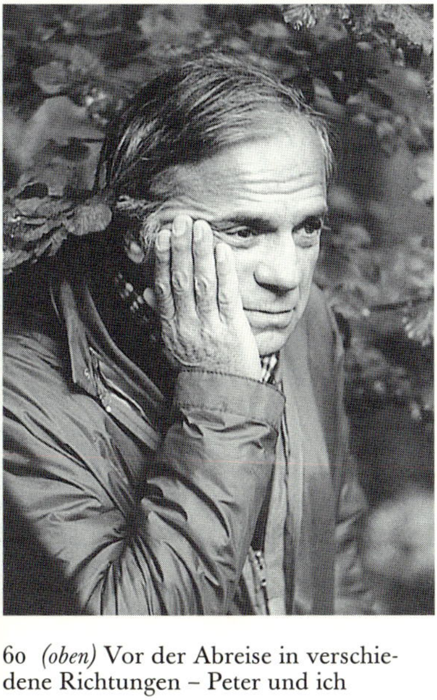

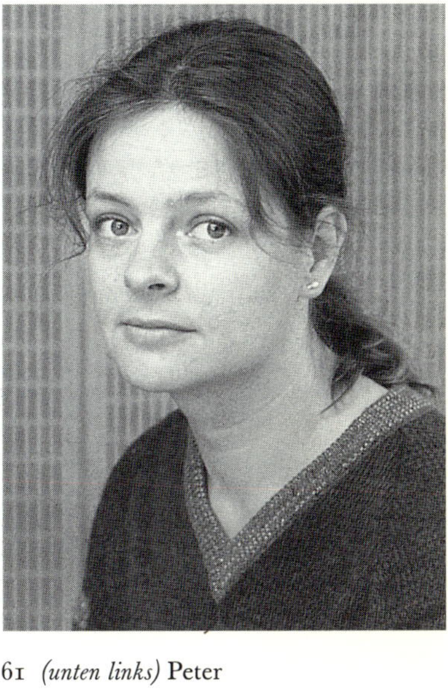

60 *(oben)* Vor der Abreise in verschiedene Richtungen – Peter und ich

61 *(unten links)* Peter

62 *(unten rechts)* Beim Rollenstudium

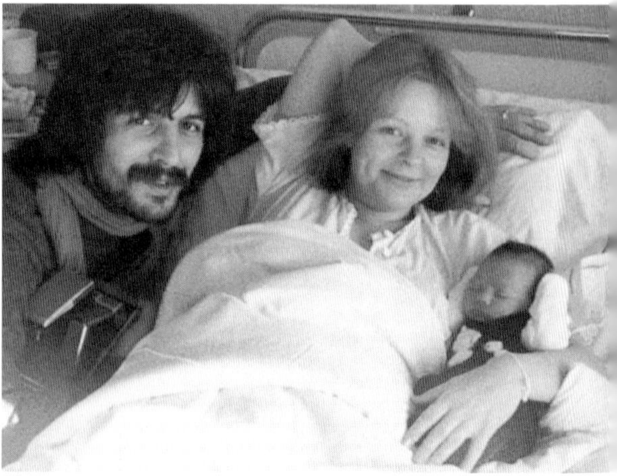

63/64 Simon und seine stolzen Eltern

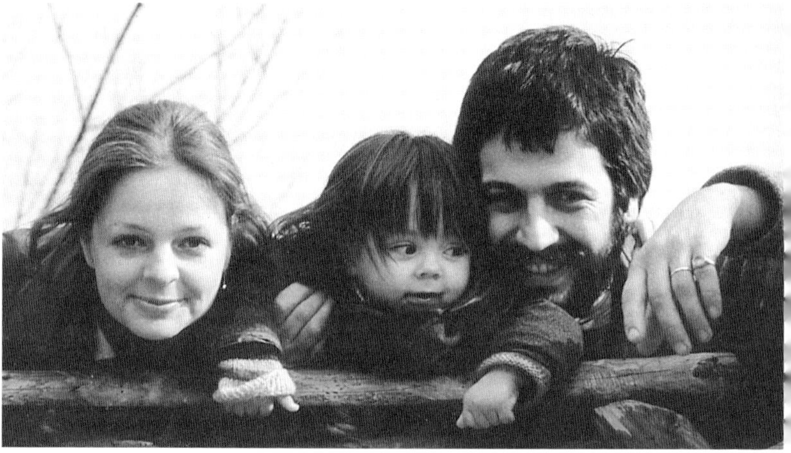

65 Hat er nicht schöne Augen?

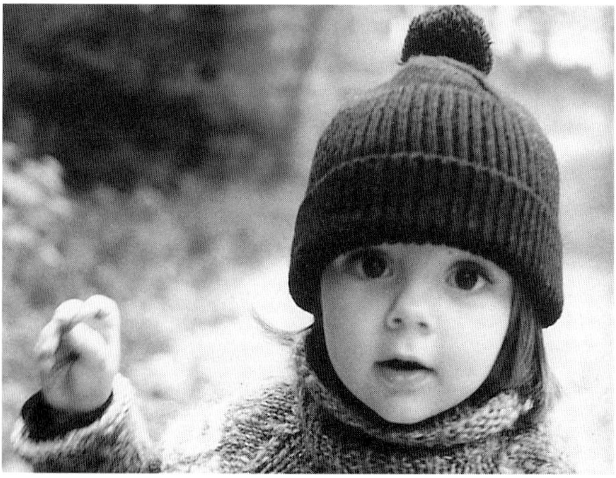

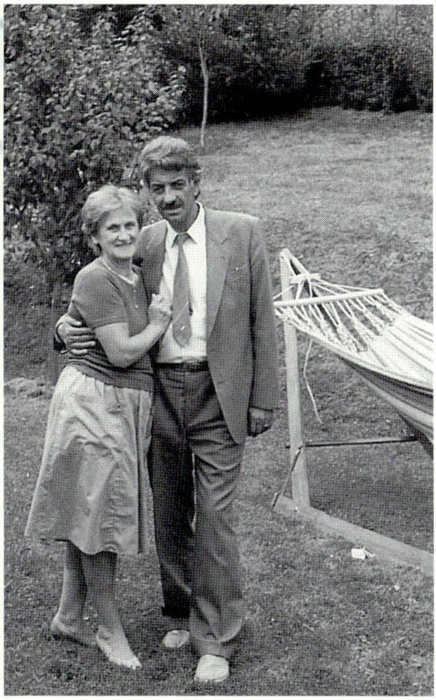

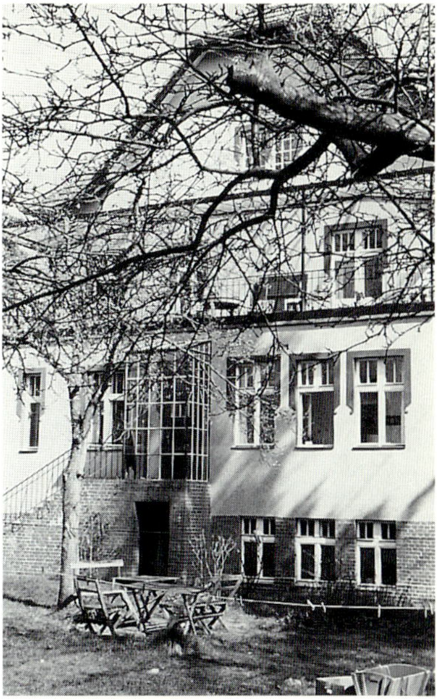

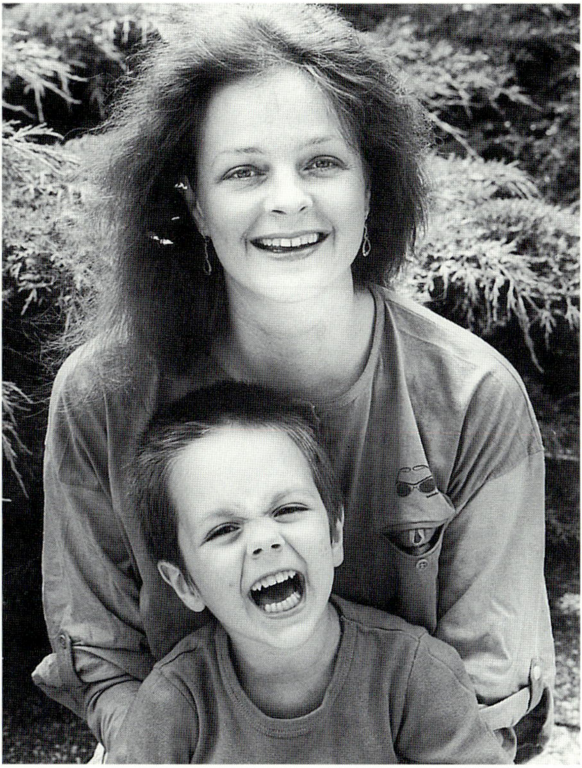

66 *(oben links)* Zu Besuch bei Günthers Eltern

67 *(oben rechts)* Unser Berliner Zuhause

68 *(links)* Schön ist das Leben mit Simon.

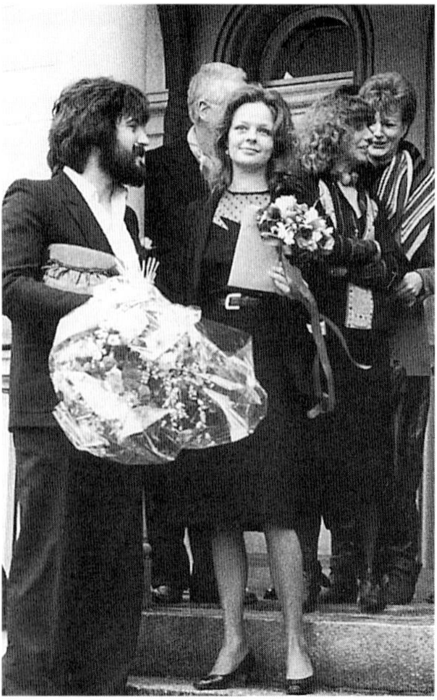

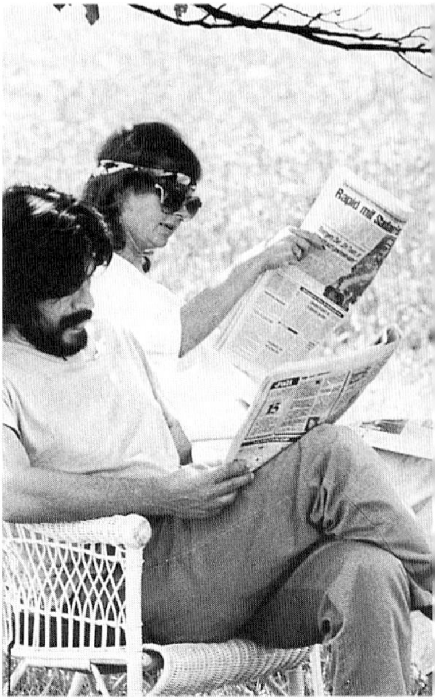

69 *(oben links)* Hochzeit mit Günther am 21. Dezember 1984

70 *(oben rechts)* Sommerferien auf dem Ruckling

71 *(rechts)* Wenn ich Simon nicht hätte. Nach der ersten Operation

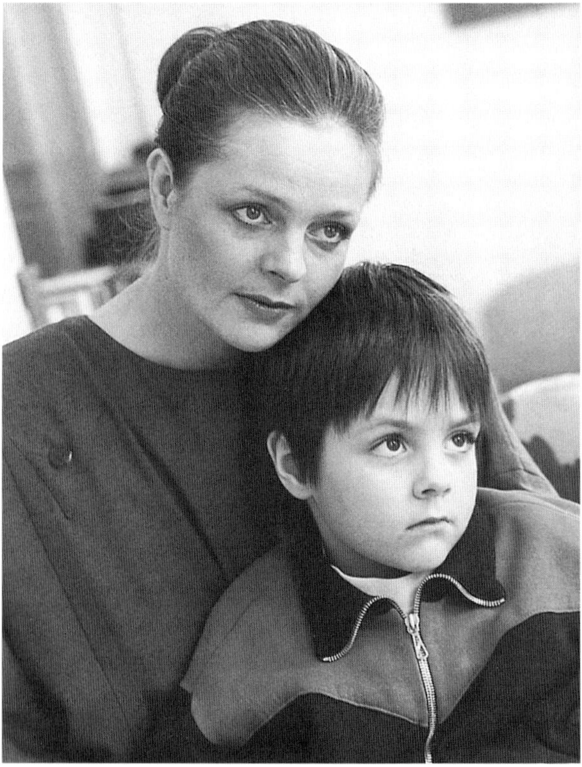

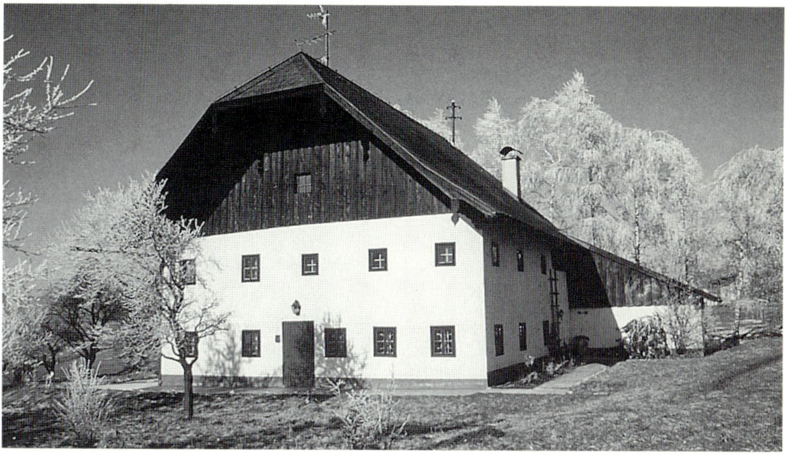

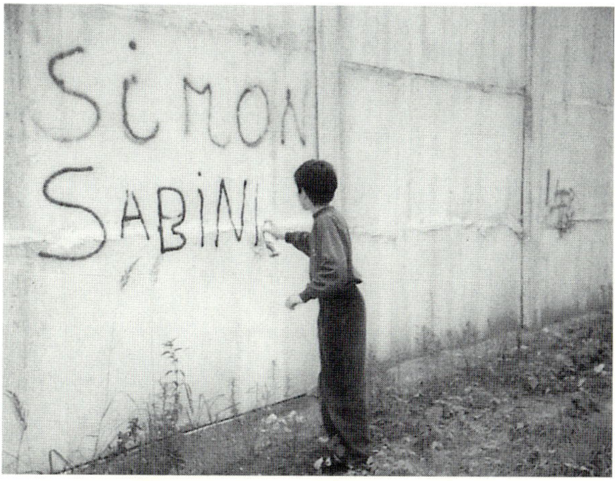

72 *(oben)* Unser geliebter Ruckling

73 *(links)* Simon bemalt die Berliner Mauer.

74 *(unten)* Ferien mit Peter und Barbara

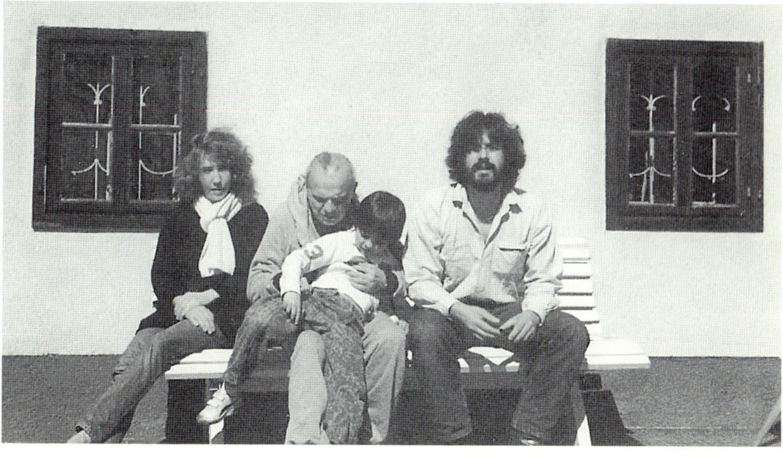

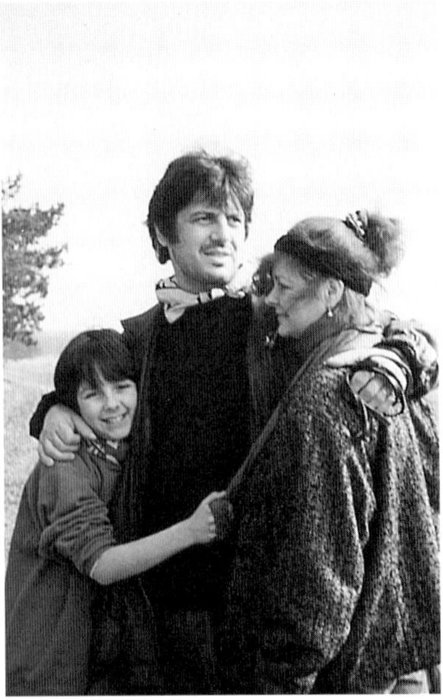

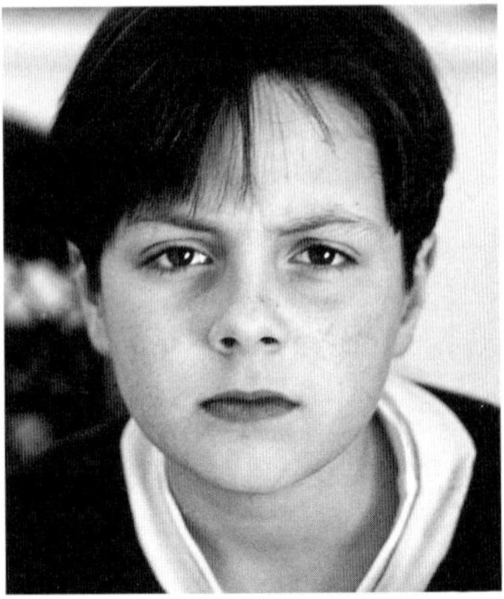

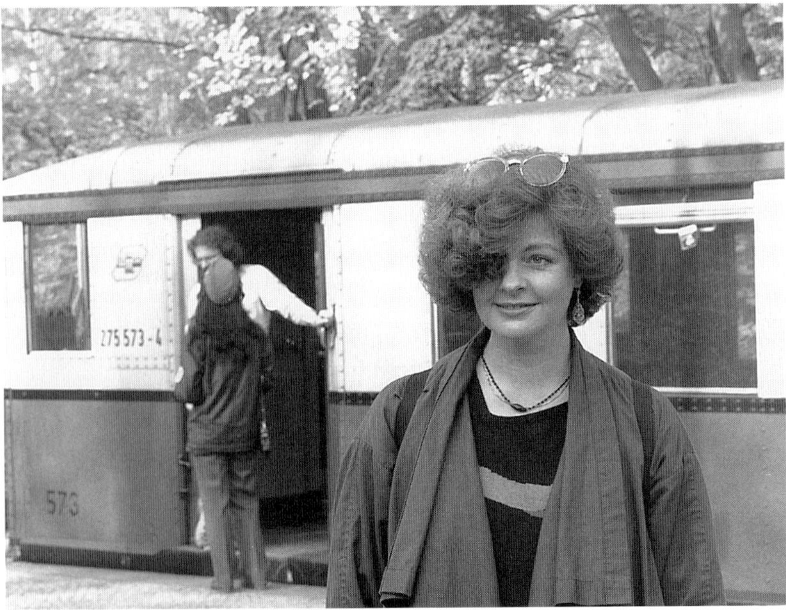

75/76 *(oben)* Eine glückliche Familie

77 *(unten)* Unterwegs in Berlin. 1990

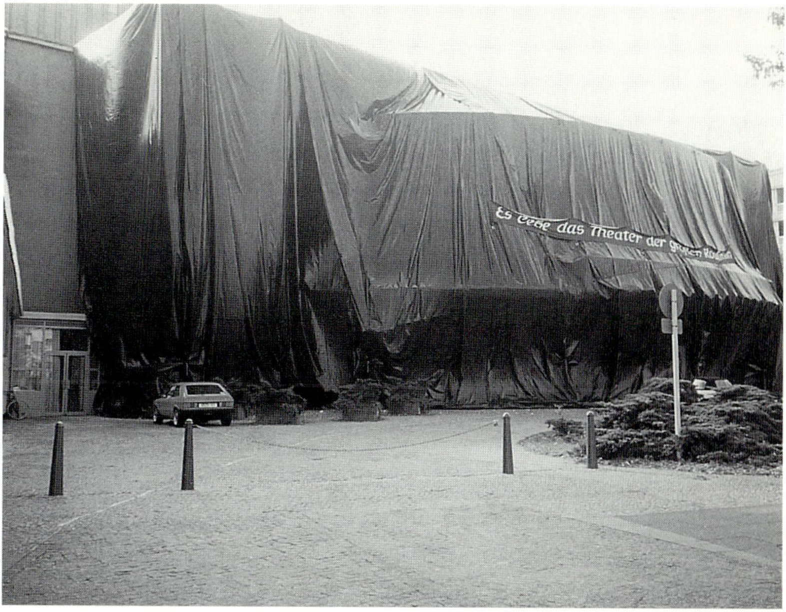

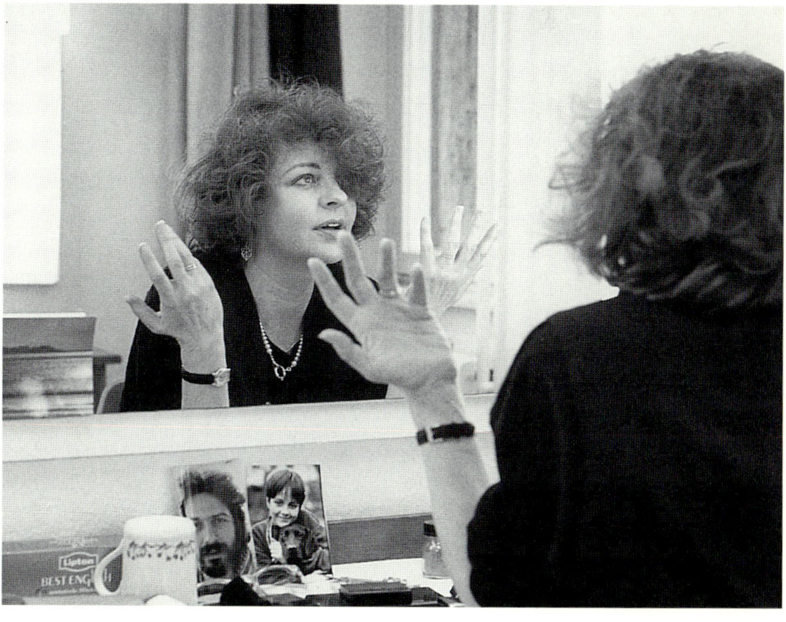

78 *(oben)* Die Schließung des Schiller-Theaters 1993 hat mich tief getroffen.

79 *(unten)* Ohne Worte

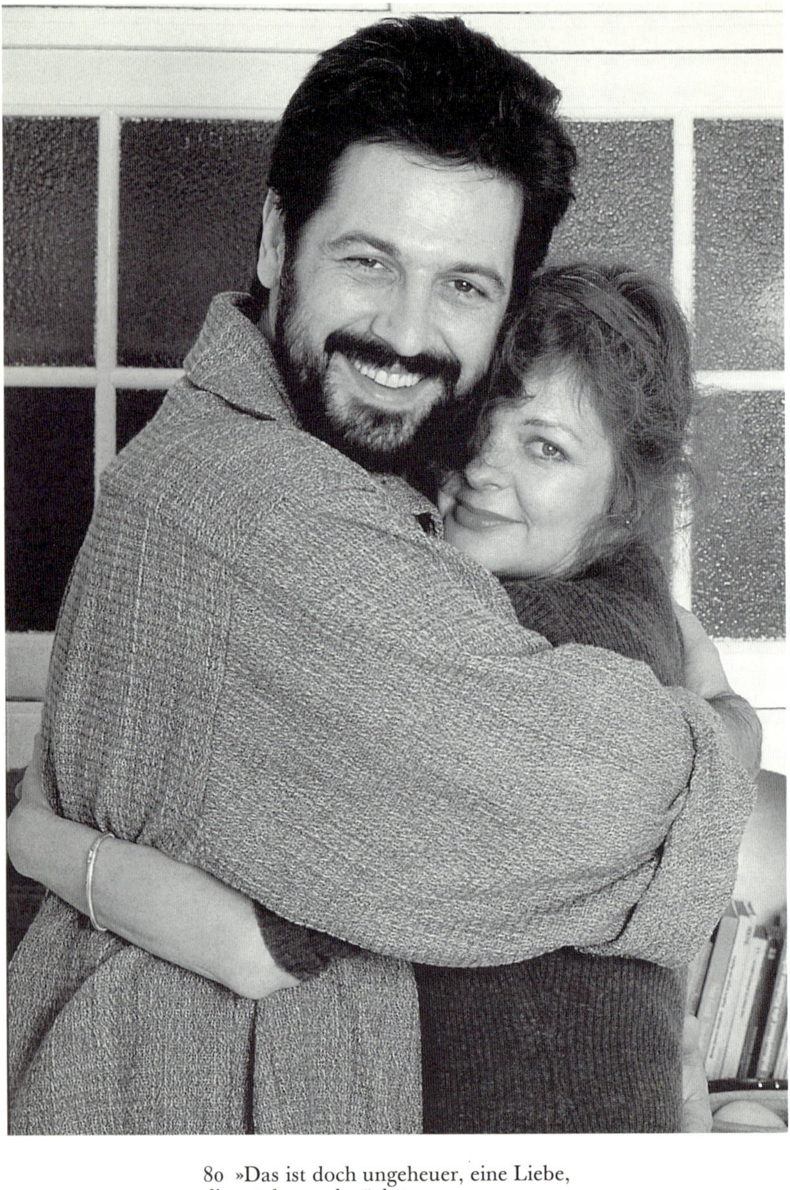

80 »Das ist doch ungeheuer, eine Liebe, die wächst und wächst.«

saß bei ihm, und ich hielt mich vor dem Haus oder auf der Ostseite auf, fühlte mich fremd und doch zu Hause.

Günther besorgte den Haushalt, machte für alle Frühstück, kaufte ein. Abends gingen wir mit gemeinsamen Freunden essen. Zwischendurch besuchte uns meine Schwester Frauke, und manchmal waren Peter und ich allein – wie früher. Wir sprachen über früher, über unsere Trennung, über unser gemeinsames Leben; von Abschiednehmen war gar keine Rede. Dabei waren es unsere letzten Gespräche unter drei Augen.

Als die Ferien vorüber waren und der Lebensalltag näher rückte, wäre ich fast verzweifelt. Mit solch einem Aussehen war mein Schauspielerleben für immer vorbei!

Wenn Günther nicht gewesen wäre, der mir Mut machte und immer wieder sagte, ich könne trotzdem weiter arbeiten, es gäbe vieles für mich zu tun, ich weiß nicht, ob ich es aus eigener Kraft geschafft, ob ich nicht ein für allemal den Beruf aufgegeben hätte. Das aber hätte ich kaum überlebt, oder die Krankheit hätte schneller gesiegt. Ich konnte mir nach wie vor kein Leben ohne Spielen vorstellen. Was hatte ich nicht alles in den Jahren vor und nach der Erkrankung gespielt! Ich war es einfach nicht gewohnt, untätig herumzusitzen, ohne die Auseinandersetzung mit neuen Stoffen, fremden Menschen, anderen Herausforderungen für mein Spiel.

In dieser Zeit machte ich mein erstes Hörspiel, nach der Krankheit, für das mich mein Freund Klaus Gmeiner vom ORF in Salzburg engagierte. Mein Partner war Walter Schmidinger. Das Stück spielte im Park, und wir nahmen es im Grünen auf, vor dem Studio in der Sonne.

Was gibt es nicht an Sprichwörtern über Freunde und Freundschaften. Mir fiel immer wieder der Spruch »Freunde in der Not gehen tausend auf ein Lot« ein, als ich in dieser mißlichen Lage war. Was man nicht alles schaffen kann, wenn man in einer solchen Situation Unterstützung und Freunde hat. Walter Schmidinger war mir eine große Hilfe. Er engagierte mich für die Rolle der Herodias in *Salome*, die er am Schiller-Theater inszenieren sollte. Ich lebte richtig auf. Ein interessanter Stoff, eine spannende Figur.

Aber nicht alle waren wie Gmeiner und Schmidinger. Ich bekam, wenn ich Leute um eine Rolle bat, bei denen ich früher als Schauspielerin sehr gefragt gewesen war und mit denen ich immer besonders gern gearbeitet hatte, sehr seltsame Antworten:

»Mäderl, einäugige Schauspielerinnen gehen nicht.«

»Lesungen mit Brille, ja, aber doch nicht auf der Bühne!«

»Stell dir mal die *Drei Schwestern* vor, und eine hat nur ein Auge.«

»Na ja, als Piratin vielleicht oder als Dame in Trauer, aber mit Schleier.«

»Entschuldige, verzeih, ich kann dich auf der Bühne nicht ansehen, ich kann nicht probieren, ich sage dir ehrlich, ich bin dem nicht gewachsen.«

Und wie sollte ich all dem gewachsen sein?

Ich konnte ja selbst kaum glauben, daß ich mit einem Auge noch spielen kann. Man hat mir zureden müssen wie einem kranken Gaul, damit ich mich wieder auf die Bühne stellte. Immer wieder überkamen mich Zweifel, immer wieder dachte ich, es sei aus und vorbei. Hätte ich nicht Günther gehabt, der mir mit Engelsgeduld gut zuredete, wäre es schon damals mit dem Spielen zu Ende gewesen.

Denn ich hatte, wie ich fand, vernünftige Gründe, es aufzugeben: Beim Spielen braucht man sein Gesicht, um ausdrücken zu können, was die Figur empfindet, was sie denkt, was in ihr vorgeht. Wenn nun eine Seite dunkel ist, wie soll man da etwas zeigen? Das ist schon sehr schwer. Mit einer dunklen Gesichtshälfte zu spielen, wie soll das gehen? Wenn man den ganzen rechten Raum nicht mehr sieht, wie soll man das richtige Raumgefühl haben, wie sich richtig bewegen? Und den Zuschauern muß man, wenn man auf der Bühne steht, wie eine Bedrohung erscheinen, eine Art »Frau Welt«, eine Erinnerung an Krankheit und Tod. Und ist es nicht eine Zumutung, daß Leute ins Theater gehen und sich mit dem Tod auseinandersetzen sollen, statt sich zu unterhalten?

Spielen heißt, dem Publikum etwas zu vermitteln, mit ihm zu kämpfen, es in Bewegung und Erregung zu versetzen. Lange habe ich gedacht, ich hätte nicht mehr die Kraft dazu. Als dann Peter im Dezember 1986 starb, war ich erst einmal ganz mutlos. Es war ein schwerer Abschied nach so langer Zeit, und meine Aussichten standen ebenfalls nicht besonders gut. Woher also Kraft und Mut nehmen? Es gibt darauf nur eine Antwort, und die lautet: Günther und Simon. Sie beide sind es, die es mir immer wieder möglich machen, nach vorne zu blicken, nicht aufzugeben. Ihnen zuliebe muß ich weitermachen, sie wollen es, sie erwarten es von mir, sie wünschen es, und so will ich es auch, und es geht!

Ich lernte allmählich wieder, mich mit Rollen auseinanderzusetzen, für und gegen sie zu kämpfen, und das hielt mich am Leben. Die Marquise Merteuil in *Quartett* von Heiner Müller zum Beispiel mochte ich zuerst überhaupt nicht. Ich habe mich anfangs gegen das Stück gesträubt, bis ich mich durchgekämpft hatte und es verstand. Und dann fand ich es doch ganz gut.

Wir spielten im Schloßpark-Theater mit Mikroport, und dagegen hatte ich wirklich etwas. Wozu hatte ich ein Leben lang auf der Bühne mit eigener Stimme gesprochen? Reichte mein Volumen etwa nicht aus? Bei einer Probe packte mich so der Zorn, daß ich das Mikroport zertrampelte; dabei kosten die Dinger ein Vermögen! Glücklicherweise konnte der Tonmeister es wieder zusammenbasteln, sonst hätte mich meine Wut noch ein paar Tausender gekostet ...

Nach der Aufführung trafen wir uns. Heiner Müller kam mit einer ganzen Schar Getreuer, er hat so etwas von einem Guru und immer zig Leute um sich, die ihn anhimmeln. Er hat sich bei mir bedankt, weil ihm mein Spiel offenbar gefallen hatte. Ich sagte ihm, was mir an dem Stück nicht so gefiel. Ob er den Selbstmord seiner Frau wirklich auf diese Weise hätte verarbeiten müssen. Er meinte dann, das sei ja nun alles schon länger her.

Inzwischen hat uns das Schicksal einander nähergebracht. Ich sah ihn neulich im Fernsehen bei RTL, wo er eine halbe Stunde lang interviewt wurde. Es ging um seinen Speiseröhrenkrebs, an dem er operiert worden war. Er erzählte vom Narkosearzt, von der Spritze, wie schwer es gewesen sei, das Bewußtsein zu verlieren, und daß man den Tod geküßt hätte, wenn man wieder erwacht, und daß man aus so einer Erfahrung als geläuterter Mensch hervorgeht. Ich weiß nicht, ob das so einfach ist, ob man es so locker sagen kann. Da steckt doch ein schwieriger Prozeß dahinter, aber auf RTL redet sich's offenbar leichter.

Gern, aber nicht ohne Mühe habe ich mit einem Auge die Rolle von Fräulein Zallinger in Thomas Bernhards Komödie *Elisabeth II.* gespielt, einem Stück, das mit der englischen Königin nichts zu tun hat, sondern in dessen Mittelpunkt ein misanthropischer und behinderter Großindustrieller steht. Es handelt von einem Tag, an dem Elisabeth Wien besucht und der Balkon mit den Menschen, die sie sehen wollten, in die Tiefe stürzt. Den Gastgeber spielte Kurt Meisel. Das Stück wurde bei uns am Schiller-Theater uraufgeführt, weil laut Bernhards testamentarischer Verfügung keines seiner Werke nach seinem Tod in Österreich aufgeführt werden durfte.

Bei dieser Arbeit erfuhr ich, wie schwer es ist, nur ein Auge zu haben. In der Inszenierung von Niels-Peter Rudolph hatte ich immer nur die dunkle Seite vorn. Wie soll man sich da richtig bewegen, wie etwas zum Ausdruck bringen? Rudolph, mit dem ich mich eigentlich gut verstand, vergaß das einfach. So mußte ich mich immer drehen und wenden wie ein Weinkorken, um überhaupt etwas darstellen zu können. Das geht mit einer dunklen Hälfte nicht so gut. Wer weiß, vielleicht hat das Ganze doch zu dem Charakter des Fräulein Zallinger gepaßt, das den Hausherrn wegen enttäuschter Liebe verachtet. Roland H. Wiegenstein meinte, ich sei »zu jung für die Rolle« gewesen, hätte aber »schön, facettenreich und genau« eine »um ihren Lebenssinn gebrachte Frau« gespielt. Das tröstete mich ein wenig, gab mir Mut. Es war also doch gegangen.

Bei der Premiere von *König Richard der Zweite* gab es Probleme, weil ich eine blaue Perücke trug, bei der die eine Seite hochgekämmt, die andere zu war. Ich glaube, das hat auf das Publikum nicht sehr ermutigend gewirkt – und auf mich auch nicht. Dabei spielte ich mit Erich Schellow, den ich sehr mag. Eine Kritik jedenfalls rügte mein Aussehen, ohne zu bedenken, woher diese Asymmetrie meiner Frisur kam.

Dann, andererseits wieder Ermutigung: »Unter den Frauen auf beiden Seiten ist Sabine Sinjen die Königin, obwohl sie nur eine Herzogin spielt. Sie hat in ihrem panzerhaft engen Lederrock wenig Spielraum. Aber sie nutzt alles, was ihr gegeben ist, Vamp und Lady, um sich auf Knien vor dem neuen König für das Leben ihres Verräter-Sohnes einzusetzen. Die Szene räumt der Herzogin Sinjen hart an der Grenze zum melodramatischen Comic-Kitsch ein virtuoses Solo ein.« Das las ich gern, aber es selbst so empfinden, das konnte ich nicht, dazu war meine Unsicherheit einfach zu groß.

Überaus rücksichtsvoll, hilfsbereit und behutsam war Walter Schmidinger, als wir *Salome* probten. Acht Tage vor der Premiere gab es dann ein ziemliches Drama. Wieder passierte auf der Probe nichts, es wurde nicht wirklich gearbeitet; da packte mich heller Zorn, und ich fing mit aller Kraft an zu spielen. Ich hatte als Herodias einen Rabenstab, den ich auf der Bühne zerbrach. Wie wütend muß ich gewesen sein, daß mir das überhaupt gelang, und da haben die beiden anderen, Michael Altmann und Katharina Thalbach, aufgehört.

Die Premiere fand nicht statt; allerdings aus anderen Gründen. Das wollte ich natürlich nicht; ich wollte nur, daß es zu richtigem, gemeinsamem Spiel kommt. In dem Moment sind mir sämtliche Flügel gewachsen, auch Rabenflügel, weil ich fand, daß sie Schmidinger, der nach langer Zeit wieder Regie führte, alles kaputtmachten. Auch wenn es schiefging, das war noch Leben, da hatte ich noch Energie, die mir heute so furchtbar fehlt. Ich habe immer wieder das Gefühl, mich nur im Kreise zu drehen.

Erneut auf der Bühne zu stehen, nachdem ich gezweifelt hatte, ob es je wieder möglich sein würde, war wie neues Leben. Was mir aber sehr fehlte, war die Arbeit im Fernsehen. Die kann man mit einem halben Gesicht nicht mehr machen, denn die eine Hälfte ist ja starr wie Stein, der Ausdruck ist nicht mehr so möglich, und Großaufnahmen gehen nicht mehr. Das fand ich schade, weil man damit so unendlich viel sagen kann.

1993 erhielt ich – was für ein Glück – doch noch einmal Gelegenheit, an einem Fernsehfilm mitzuwirken, bei dem Peter Weck die Regie führte. Ich drehte *Von Frau zu Frau* zusammen mit Christiane Hörbiger, Ernst Jacobi, Mathieu Carrière und anderen und freute mich riesig, endlich mal wieder für das Fernsehen zu arbeiten, einem Medium, das ich gut kennengelernt hatte und nun so vermißte.

Ich bekam auch noch eine Anfrage vom Fernsehen, ob ich die Rolle einer krebskranken Frau spielen wolle, die stirbt. Ich habe dankend abgelehnt und mich gewundert, wie wenig Taktgefühl manche Menschen haben.

Am Theater ging es trotz dieses Handicaps doch noch, weil man da mit dem ganzen Körper zum Ausdruck bringt, was man empfindet. Aber wenn man drei Hiebe durch den Kopf hat, eine Großaufnahme spielen soll und weiß, da ist nur dieses eine Auge, das gefällt mir nicht – was dann? Ich bedauere das oft, wenn ich manche der heutigen Serien sehe. Da ist nichts mehr von Kraft und Intensität zu spüren, sondern so viel Seichtigkeit. Gerne würde ich mal wieder einen wirklichen Menschen im Fernsehen spielen, und es würde mich wahnsinnig reizen, gegen soviel Seichtigkeit anzugehen, zu zeigen, wie man es machen könnte. Aber das ist nicht mehr meine Welt, und ich entbehre sie sehr.

Auf der Suche nach Menschen

Wenn ich eine Rolle spiele, dann mache ich es immer noch so wie in meinem ersten Film: Ich versuche die Person, die ich darstellen soll, genau zu durchdringen und so gut zu verstehen, daß sie so echt wird wie möglich. Dafür ist mir kein Aufwand zu groß. Ich fertige Zeichnungen an, wie die Figur aussieht, sich bewegt, wie sie sich darstellt, und unternehme auch Recherchen in die Lebenswelt der Personen. Bei solchen Recherchen kann man lustige und originelle Dinge erleben, und bei manchen Rollen habe ich mich gefreut, daß sie so abenteuerliche Nachforschungen notwendig machten.

Anfang der achtziger Jahre sollte ich im Schiller-Theater die Emmy Göring in dem Stück *Jeder stirbt für sich allein* nach Hans Fallada spielen. Peter Zadek inszenierte das Stück als eine Art Revue, was mir nicht sonderlich gefiel, denn ich fand es nicht seriös genug für dieses Thema. Aber Zadek wollte es unbedingt so machen. Zuerst wollte ich die Rolle nicht spielen. Mir war klar, daß Zadek in erster Linie mein Image aus den frühen Filmen nutzen wollte. Deshalb habe ich mich lange gesträubt, schließlich aber doch eingewilligt.

Da ich der Figur Emmy Görings so gerecht werden wollte wie nur möglich, bin ich zu deren Nichte nach Westerland gefahren, um etwas über Emmy Göring zu erfahren. Die Nichte wohnte in einer Zweizimmerneubauwohnung, die wie ein Museum aussah, so viele Emmy-Reliquien hatte sie dort. Ich habe ihr viele Fragen gestellt und erstaunliche Antworten erhalten, die teilweise kaum anzuhören waren. So behauptete die Nichte, Emmy habe sich in der Nacht des 9. November 1938, der Reichspogromnacht, als Hermann Göring nach Hause kam, die Haare gerauft und ihn angefleht, das zu verhindern. Göring sei ein Mann gewesen, den man mit Tito vergleichen müsse.

Es war schrecklich. Fünfmal war ich in Westerland, und nach jedem Besuch habe ich versucht, Zadek klarzumachen, daß man aus diesem Stoff kein Tüddelkram-Kabarett machen könne, weil die Situationen einfach nicht stimmten. Die Nichte schenkte mir eine Bluse ihrer Tante, die ich dann bei der Aufführung auch tatsächlich trug. Boy Gobert, der damals noch Intendant war, klagte ich mein Leid, aber Zadek wußte, was er wollte, und ich wurde zunehmend wahnsinnig.

Simon war ein dreiviertel Jahr alt, wir wohnten damals noch in dem schaurigen Reihenhaus in der Trabener Straße, in der Nähe jenes Ortes, von dem aus die Züge in die Konzentrationslager abgegangen sind. Es wirkte noch immer bedrohlich, wenn nachts die Zugansagen ertönten, gerade dann, wenn man sich mit dieser Zeit beschäftigte.

Die Proben fanden in den CCC-Studios statt, in denen ich als junges Mädchen alle Filme gedreht hatte. Ich war mit den Nerven fertig, weil ich die Art, wie Zadek das Stück verstand, nicht sehr mochte und gezwungen war, mich mit ihr auseinanderzusetzen. Irgendwann begriff Zadek das, wurde sehr menschlich und zeigte mehr Verständnis. Er ließ mich während der Arbeit neben sich sitzen, was eigentlich nicht üblich war. Entweder war man dran, oder man hielt sich in der Dekoration auf. Auf diese Weise bekam ich mit, was er vorhatte. Die Arbeit des Dramaturgen Gottfried Greiffenhagen hat mir gefallen. Aber manche Szenen gingen mir auf die Nerven, das allzu Revuehafte fand ich nicht passend. Wenn ich das äußerte, sagte Zadek: »Das ist aber nobel von Ihnen, wie nobel Sie sind.«

Bei der Aufführung war ich dann recht gut beisammen und auch in der Lage, ein wenig mit dem Publikum zu spielen. Was nahm ich ernst, was meinte ich ironisch? Das war schwer zu durchschauen. So mußte ich ein Lied singen. »Hinter jedem großen Mann, wenn man das so sagen kann, hinter jedem großen Mann steht eine Frau. Diese Rolle kenne ich ...« Ein furchtbarer Text, aber in Emmy Görings Originalbluse ließ sich das ganz gut vortragen. Ich bin dann über den Orchestergraben und habe Emmy Görings Memoiren verteilt – aus reiner Provokation. Jeden Abend zehn Stück. Ich wollte sehen, wie die Leute reagieren, ob sie souverän waren und das Buch annahmen oder nicht. Manche sagten: »Damit will ich ganz bestimmt nichts zu tun haben.« Andere waren so wütend, daß sie mir das Buch aus der Hand schlugen.

So etwas habe ich gelegentlich gern gemacht, denn von der lieben Sabine erwartete das niemand. Da war es manchmal ganz wichtig, gegen dieses Klischee anzugehen und mal nicht das Wunschdenken der Leute zu verkörpern, wie ich es sonst oft – unfreiwillig – tat, zum Beispiel in Filmen wie *Griseldis* oder auch als Katinka Bai in *Am Wege*.

Zu der Revue gehörte auch ein Auftritt von Motorradfahrern, die Kunststücke auf ihren Maschinen vollführten.

Das waren Polizisten, die offenbar so etwas wie eine Stuntman-Ausbildung auf ihren Motorrädern erhalten hatten.

Nach der Aufführung stand einer von ihnen draußen im Punkkostüm, rot und gelb angemalt, einen Spieß durchs Ohr, Nadeln durch die Nase, alles mögliche. Mir wurde schon beim Anschauen ganz anders zumute, und irgendwie wurde ich aggressiv. Da sagte der plötzlich: »Kann ich mal in die Maske gehen? Ich hab noch 'nen Einsatz.«

Ich fragte nach, was es damit auf sich habe, und da sagte man mir, dieser junge Mann gehöre zur Polizei und sei als Agent provocateur in Kreuzberg eingesetzt. Er sollte noch ein bißchen »nachgeschreckt« werden, um die Autonomen besser gegen die Polizei aufzuwiegeln. Ich war empört, daß man auf diese Weise vorging, daß man die Konflikte bewußt verschärfte, um später um so kräftiger auf die Leute einprügeln zu können.

Ein vielseitiger junger Mann, ganz ohne Zweifel: erst auf der Bühne Motorradkunststücke machen und dann, von Profis geschminkt, auf Einsatz im Kreuzberger Straßenkampf. Ich habe mich innerlich geschüttelt vor Empörung. So etwas erfährt man ja normalerweise nicht, aber ich habe es wirklich erlebt, und es empört mich bis heute.

Theaterspielen heißt für mich, auf die Suche nach Menschen zu gehen, zu versuchen, sie zu verstehen. Und wenn mir das ein wenig gelingt, habe ich das Gefühl, weitergekommen zu sein bei meiner Suche.

Kurios war, wie ich im Zusammenhang mit der Rolle der Dirne in Arthur Schnitzlers *Der Reigen*, den wir 1982 am Schiller-Theater spielten, Nachforschungen anstellte. Ich wollte mehr über das Leben von Prostituierten erfahren und rief die Autorin Pieke Biermann an, die einiges zum Thema Prostitution veröffentlicht und Kontakte zur Szene hatte. Sie vermittelte mir die Bekanntschaft zu einer Dame, und diese nahm mich freundlicherweise auf den Autostrich mit. Mit etwas gemischten Gefühlen saß ich im Auto und erlebte, wie sie ihre Freier kennenlernte, mit ihnen sprach und wie der Kontakt zustande kam. Das in der Realität zu sehen war mir sehr wichtig, damit ich nicht völlig falsche Vorstellungen hatte und auf der Bühne etwas verkörperte, was es nicht gibt.

Als wir mit dem Auto in der Tiergartenstraße saßen, habe ich meiner »Kollegin« auch ein paar Textpassagen zu lesen gegeben. Sie hat dabei sehr gelacht und meinte nur: »Alles Männerphantasien, ganz anders als in der Wirklichkeit.« Als sie dann mit einem Kunden wegging, blieb ich im Auto und wurde von Männern angemacht. So erlebte ich, wie es wirklich ist.

Eine weitere Entdeckungsreise in unbekannte Welten, in das Abenteuer Mensch, war die Vorbereitung auf *Krankheit der Jugend*, auf den Selbstmord der Desiree. Ich habe dazu von Jean Améry *Hand an sich legen* gelesen, ein Buch, in dem er den Suizid als durchaus legitimen Weg darstellt. Und ich habe versucht, ihm genau auf seinen Spuren zu folgen. Es war, als stieße ich eine schwere Tür auf, um in einen Raum zu gelangen, in dem alles aufhörte, in dem ich nicht weiterkam. Für mich war auch nach der Lektüre des Buches dieser Schritt keine Offenbarung, da ich nicht glaube, daß Selbstmord die Lösung ist.

Am Schiller-Theater erhielt ich nach dem Weggang von Heribert Sasse und der Einführung der sogenannten Vierer-Intendanz, die wir die Vierer-Bande nannten, nur noch wenige Rollen, weil das junge, unbekannte Ensemble mehr spielen sollte – ein Irrtum, wie man gesehen hat, denn die Leute wollten auch ihre Lieblingsschauspieler sehen. Für mich war die neue Situation sehr schwierig, ich geriet in eine Krise. Daraus befreite mich Günther, der mir half, mir selbst Projekte auszudenken. Er entdeckte *In hora mortis*, und im Juni 1991 machten wir eine Lesung mit Texten von Thomas Bernhard unter diesem Titel.

Bernhard war bereits 1989 an einer chronischen Krankheit gestorben, die sich über Jahrzehnte hingezogen hatte. Ich wollte aber gern die Atmosphäre erkunden, in der er gelebt hatte in seinem einsam gelegenen Haus, das nur eine halbe Stunde vom Ruckling entfernt lag. Ich fuhr mit Günther hin, und es berührte mich ganz eigenartig, dort zu sein. Ich fühlte mich dem Dichter näher als je zuvor, glaubte, seinem Geist zu begegnen. Sicher hat mir dieser Ausflug zum besseren Verständnis verholfen.

Für die Lesung wählte ich die Gedichte aus *In hora mortis* aus, das 1958 erschienen war und in dem der Dichter in eindrücklichen Bildern und Worten das Zwiegespräch mit Gott sucht, ihn beschuldigt und anklagt. Daneben stellte ich seinen autobiographischen Bericht, *Der Atem. Eine Entscheidung*, den er 1978 veröffentlichte, aber schon in jungen Jahren nach einer schweren Krankheit geschrieben hatte. Der Erzähler geht aus der Erfahrung eines lebensgefährlichen Leidens als neuer Mensch hervor. Es heißt da: »Der Weg in den Tod wäre leicht gewesen. Genauso hat der Lebensweg den Vorteil der Selbstbestimmung. Ich habe nicht alles verloren, mir ist alles geblieben.«

Diese Worte beeindruckten mich sehr, weil sie genau meine Situation trafen; ich sah die Dinge kein bißchen anders. Die Nähe des Todes hatte mich verändert, nichts war mehr wie vor der Krankheit. Alles im Leben war kostbarer geworden, und ich erlebte alles viel bewußter. Dies war nicht nur eine bittere, sondern auch eine wichtige und schöne Erfahrung. Deshalb begann ich die Lesung auch nicht mit finsteren Todesgedanken, sondern mit dem Gedicht *Mein Weltenstück*, in dem es unter anderem heißt: »Die Wäsche flattert auf dem Strick – darüber träumt ein Mensch vom Glück.« Auch das traf genau meine Empfindungen. Die banalsten Erlebnisse bekommen eine fast wunderbare Dimension. Und man kann sich über Dinge freuen, die einem vorher gleichgültig waren.

Etwas anderes als die Vorbereitung auf eine Rolle durch Recherchen ist das Sich-einstellen auf das Spielen vor einer Aufführung. Bei bestimmten Rollen brauche ich einen ganzen Tag, und dann bin ich, weil ich abends spiele, überhaupt nicht ansprechbar. So war es zum Beispiel bei *Die geliebte Stimme*. Da habe ich immer erst spät gefrühstückt und Nudeln mit Butter gegessen. Bei anderen Rollen, die mich nicht soviel Konzentration kosten, habe ich mich immer ab drei Uhr nachmittags auf den Abend eingestellt. Sonst konnte ich nicht richtig spielen.

Was für mich ebenfalls zur Vorbereitung gehört, ist die besondere Atmosphäre vor Premieren im Theater. Wenn eine Premiere stattfindet, müssen die Spannung und die Kostbarkeit dieser Premiere durch alle Flure, Büros und Garderoben ziehen. Wenn das nicht so ist, dann wird auch kein Abend stattfinden, der die Schönheit und Wichtigkeit eines Theaterabends hat. Das war früher eine Selbstverständlichkeit. In den letzten Jahren habe ich es aber leider häufig anders erlebt. Da wurde auf den Gängen rumgetobt, auf den Schminktischen gegessen, alles schien wichtiger als der Premierenabend, es wurde über tausend Dinge geredet, und niemand war richtig bei der Sache. Bei großen Schauspielern ist das anders. Da herrscht eine Ruhe und Konzentration, ohne die es nicht geht. In dem Moment, in dem man auf die Bühne rausgeht, hat man etwas zu verkünden. Dieser Augenblick ist kostbar, und man zerstört ihn, wenn man diese Konzentration nicht hat.

Es kommt sehr darauf an, welche Aura ein Schauspieler hat, wenn er die Bühne betritt; schon in diesem Moment entscheidet sich alles. So locker vom Hocker, das geht nicht. Alles muß geformt und getragen sein.

Daß dies so wichtig ist, habe ich von Peter gelernt. Er hat immer dafür gesorgt, daß die Schauspieler sich ganz auf eine Situation, eine Szene konzentrieren konnten, und richtig die Hand über sie gehalten. Nicht alle Regisseure machen das so. Es geht auch ganz anders, aus einer bestimmten Lockerheit heraus, wie ich sie manchmal am Theater in der Josefstadt erlebt habe. Aber für mich ist diese Art nicht so ideal.

Was ich so herrlich am Theater finde, ist, daß man vieles, was einen im Alltagsleben bedrückt, Leid, Schrekken, einfach abgeben kann. Ich habe es richtig weggespielt, wie eine Krankheit hab' ich mir das Leben weggespielt. Es gab nur wenige Rollen, bei denen man soviel Kraft mobilisieren mußte, daß es – wie bei *Die geliebte Stimme* – manchmal zuviel war. In anderen Fällen konnte man es komödiantisch auffangen und sich zu einer Situation alles mögliche einfallen lassen. Am besten war das, wenn man es zusammen mit den Partnern tun konnte oder mit dem Publikum, das reagiert und einen anstachelt. Dann läßt man die Perlen noch tiefer in den Ausschnitt fallen, oder man führt die Leute in Abgründe, daß sie erschrecken, und dann plötzlich wieder: Juchuuu! Das macht Spaß.

Was ich nach all den Jahren auf der Bühne nicht verloren habe, ist die Angst vor dem Auftritt, das Lampenfieber.

Als wir am Schloßpark-Theater in Berlin mit Dietmar Pflegerl als Regisseur *Fast ein Poet* aufführten, spielte ich die Rolle der Sara. Eines Abends, es war nicht einmal bei der Premiere, packte mich auf der Bühne furchtbare Angst. Ich hatte schon am Tag Lampenfieber gehabt, aber jetzt wurde es so schlimm, daß es nicht mehr auszuhalten war. Im zweiten Akt merkte ich mitten auf der Bühne, daß ich meine Tage bekam, und zwar ganz massiv und völlig unvorbereitet. Was? Hier auf der Bühne verbluten? Unmöglich! Ich hatte die Chance, gerade mal für einen Moment abzugehen, rannte in die Requisite, denn bis zur Garderobe kam ich erst gar nicht. Aufgeregt rief ich nach dem Requisiteur: »François, François! Ich verblute, was soll ich nur machen?«

François war ein besonders lieber Requisiteur, der einem bei allen Problemen half. Er sagte nur: »Hier, komm, nimm ein paar Küchenhandtücher!«

Ich stopfte mir die drei Handtücher in die Unterhose, ging hinaus und war plötzlich ganz gelöst, nicht mehr die Spur von Angst. Ich habe diese Vorstellung mit einer seltenen Freude gespielt. Absolut befreit, entspannt, glücklich, zur Freude des Publikums. Ich konnte weinen, lachen, alles. Und das nur, weil ich plötzlich wieder einmal merkte, wie menschlich das alles war. Die banale Erkenntnis: Ich habe meine Tage, wir alle müssen sterben, wir sind alle gleich! Dieser Gedanke, daß wir alle sehr »menschlich« sind, hat mich befreit, und er befreit mich immer noch, wenn es mal nicht so gut geht.

Ich habe aber auch schon andere Mittel gegen Lampenfieber ausprobiert. So habe ich früher einmal meinen alten Hausarzt angerufen und ihn um ein Mittel gegen Lampenfieber gebeten. »Es ist Sense, ich mach' den Beruf nicht mehr«, habe ich zu ihm gesagt. Daraufhin schickte er mich zu einem Spezialisten, Dr. Kowalski, der mir bestimmt helfen würde. Zu dem sollte ich nachmittags um drei kommen. Ich habe mich mit meiner Angst durch den Tag geschlichen, bis es endlich so weit war. Dann bin ich zu dem Arzt nach Nikolassee gefahren. Hier wurde ich in ein Zimmer geführt, in dem lauter indische Glöckchen waren. Ich habe mich in einen Sessel gesetzt und auf Herrn Dr. Kowalski gewartet.

Schließlich kam er, und ich erklärte ihm, was los sei, sagte, dieses Lampenfieber sei einfach unerträglich. Da sagte er: »Wir müssen bei Ihrer Kindheit anfangen.«

»Nee, soviel Zeit haben wir nicht. Ich muß um sechs im Theater sein, und jetzt ist es schon halb vier.«

Daraufhin erzählte er mir irgend etwas, die Glöckchen bimmelten, und ich schlief ein. Nach einer guten Stunde Schlaf, in der er redete, bin ich ins Theater gefahren und habe zu den Kollegen gesagt: »Das ist heute das letzte Mal, ich werde jetzt Souffleuse. Morgen rufe ich Jürgen Flimm im Thalia an und frage, ob da eine Stelle frei ist.«

Diese Gedanken befreiten mich, ich war entspannt und glücklich und habe gut gespielt; jedenfalls sagten die Kritiken das. Selbst Fritze Luft, der nach meinem ersten Theaterauftritt in *Frühlings Erwachen* nicht sehr gnädig mit mir gewesen war, hatte mir gegenüber nun keine Vorbehalte mehr.

Die geliebte Stimme

Als ich vor der Operation in Mainz innerlich von meinem Beruf Abschied nahm, war ich sicher, nie mehr spielen zu können. Als ich mich einigermaßen von der Operation erholt hatte, keimte in mir das Verlangen, es wieder zu versuchen. Ich hatte Angst, daß man am Theater meinen Vertrag nicht verlängern würden, so wie ich aussah. Günther ließ aber nicht locker, und noch ein anderer Mensch hat mir durch seine Ermutigung geholfen, wieder zu spielen. Das war Heribert Sasse, der damalige Intendant des Schiller-Theaters.

Kurze Briefe wie der folgende, die man nur selten bekommt, können Wunder bewirken, wenn man sich verlassen fühlt:

»Liebe Sabine Sinjen,

ich bin mit allen guten Wünschen in Gedanken oft bei Ihnen. Wann immer ich helfen kann, lassen Sie es mich bitte wissen.

Ihr Heribert Sasse.«

Es waren keine leeren Worte, denn Sasse hat immer ein offenes Ohr für mich gehabt und mich tatkräftig unterstützt. So glaubte ich allmählich selbst, daß ich es schaffen könnte, und überwand meine Verzweiflung und Deprimiertheit. Vielleicht, sagte ich mir, kann und darf ich trotz meines jetzigen Aussehens wieder Theater spielen.

Daß ich nach Ausbruch der Krankheit nicht mehr überall im Fernsehen zu sehen war und zwischen Frühjahr und Herbst 1986 auch nicht auf der Bühne, damit hatte ich mich abgefunden, obwohl es nicht einfach war. Aber ganz aufzugeben, solange ich noch Kraft hatte zu spielen, das kam für mich jetzt nicht mehr in Frage.

Am Theater bot man mir verschiedene kleine Rollen an, die mir zeigten, daß es wieder ging. Günther war überzeugt, daß ich auch wieder große Rollen würde spielen können. Ich dachte, das sagt er nur, um mich zu trösten und aufzumuntern. Aber er glaubte wirklich fest daran und schrieb ein ganzes Heft mit Titeln und Stücken voll, in denen ich seiner Meinung nach die Hauptrolle spielen könnte. Darunter war auch *Die geliebte Stimme* von Jean Cocteau. Er las es zuerst, gab es dann mir, und beide waren wir begeistert.

Dieses Stück kam meinem Bedürfnis entgegen, etwas wirklich Schwieriges zu spielen, etwas, das meine ganze Kraft erforderte, bei dem ich alles einsetzen konnte, was ich im Laufe der Jahre gelernt hatte, und bei dem ich mein Licht nicht unter den Scheffel stellen mußte.

Daraufhin ließ ich mir einen Termin bei Heribert Sasse geben, um ihm das Stück vorzuschlagen. Als ich vor seinem Büro wartete, kam Dietmar Pflegerl vorbei, der Regisseur von *Fast ein Poet*, mit dem ich sehr gut zusammengearbeitet hatte. Ich sagte ihm, ich suche einen Regisseur für *Die geliebte Stimme*. Da war er gleich begeistert und begleitete mich zu Sasse. Weder Sasse noch sein Chefdramaturg, Knut Boeser, waren von der Idee angetan. Sie fanden das Stück nicht zeitgemäß. Da sie andererseits momentan nicht so viele Rollen für mich zu spielen hatten, sagten sie mir das Stück zu.

1987 machten wir dann *Die geliebte Stimme*. Bei einem Einpersonenstück ist man für alles selbst verantwortlich und kann nicht darauf hoffen, daß Kollegen begreifen, in welch schwieriger Situation man gerade ist, wenn man mit nur einem Auge spielt. Ich kann nicht behaupten, daß das Theater meine Arbeit an diesem Stück mit Enthusiasmus begleitet hätte. Eher das Gegenteil war der Fall. Ich hatte zwar Dietmar Pflegerl als Regisseur zur Verfügung, aber die Probenbedingungen waren mies. Die Zahl der Probenstunden war limitiert, und oft konnte ich nicht auf die Bühne. Das hätte mir den Elan nehmen, mich zum Aufgeben veranlassen können. Statt dessen setzte ein Jetzt-erst-recht-Effekt ein, und ich kämpfte die Produktion allein mit aller Kraft durch. Die Vorproben fanden in Wien statt, wo ich 1987 am Volkstheater *Wilder Honig* spielte, eine Adaption von Anton Tschechows *Platonow*. Zur gleichen Zeit probte ich mit Dietmar Pflegerl den Cocteau.

Als ich das Projekt der Intendanz des Schiller-Theaters vorschlug, wollte niemand an den Erfolg des Stückes glauben. Da haben sich aber alle mächtig getäuscht, denn das Publikum mochte die Aufführung sehr. Zirka hundert Vorstellungen hatte ich in Berlin und dreißig in Österreich. Ich habe Briefe bekommen, deren Lektüre mich darin bestärkte, nicht aufzugeben, darunter einen von Frau Momper, der Frau des ehemaligen Regierenden Bürgermeisters von Berlin. Sie versteht sehr viel vom Theater, hat die Aufführung mehrmals besucht und gehört zu den Menschen, die mir durch ihre freundliche Zuwendung alles ein bißchen leichter gemacht haben.

In *Die geliebte Stimme* stehe ich allein auf der Bühne und spiele eine Frau, die auf einen Telefonanruf wartet. Es soll das letzte Gespräch zwischen ihr und ihrem Liebhaber sein, der sie verlassen hat. Sie weiß, daß es aussichtslos ist, ihn zurückzugewinnen, und doch hofft sie es. Wie dieser Kampf zwischen Zuversicht und Verzweiflung ausgeht, ist eine Frage der Deutung des Stückes, und die ist keineswegs einfach zu finden.

Ich hatte immer das große Glück, meine Arbeit ausführlich mit Günther diskutieren zu können, und so sprachen wir oft darüber, wie sich die Frau am Ende verhalten sollte. Es gab mehrere Möglichkeiten: Geht sie an ihrer Einsamkeit zugrunde? Nimmt sie sich das Leben? Oder überwindet sie die Trennung von dem geliebten Mann, der ihr Leben war?

Irgendwann wußte ich, wie ich den Schluß zu spielen hatte. Die Frau wird im Laufe des aussichtslosen Telefonats, in dem sich ihr keine Perspektive der Gemeinsamkeit mehr bietet, immer stärker und meistert die Situation. Sie beschließt weiterzuleben.

Wie ich zu dieser Auffassung gelangt bin? Ich hätte mich ja ebenso dazu entschließen können, daß sich die Frau aus Verzweiflung das Leben nimmt. Hatte es damit zu tun, daß ich, die ich schon seit so vielen Jahren mit dem Tod rechnen mußte, mir immer wieder sagte: Sabine, mach weiter, du willst doch noch leben? Das kann schon sein.

Ich weiß, daß ich viel Kraft habe und entschlossen bin zu kämpfen. Es wäre mir einfach unmöglich gewesen, diese Frau schwach und elend untergehen zu lassen.

Die Kritik von Friedrich Luft bestätigte mir, daß sich die Mühe gelohnt hatte. »Ein bedeutender Alleingang. Dietmar Pflegerl hatte Regie geführt in der kargen Art-deco-Zimmerbühne von Silvia Merlo und Ulf Stengl. Aber die Kraft und die traurige Herrlichkeit kamen nur von Sabine Sinjen.«

Als 1990 am Schiller-Theater die neue Intendanz, die Vierer-Bande, aktiv wurde, die das Theater so erfolgreich in den Ruin getrieben hat, wurde *Die geliebte Stimme* abgesetzt. Ich hatte wieder Angst, sie würden meinen Vertrag nicht verlängern. Im Sommer 1990 rief man mich zu einem Gespräch, das ich verschieben mußte, da ich zu einer Untersuchung bei Professor Mertelsmann reisen mußte und eine Chemotherapie in Mainz versuchen wollte.

An einem Sonnabendnachmittag rief mich Alexander Lang an, einer unserer Intendanten. Mir war noch schlecht von den Mitteln; aber blitzschnell stieg meine Stimmung, weil ich mich ernst genommen fühlte. Lang sagte, es sei kein Problem, wenn wir jetzt kein offizielles Gespräch führen könnten. Sie würden mich alle haben wollen, und er fände mich in dem Stück, das er vor kurzem im Schiller-Theater gesehen hätte, sehr gut. »Ciao, und bis bald.«

Ganz ähnlich äußerte sich drei Monate später auch Alfred Kirchner, ein anderer Intendant. Er war sehr freundlich am Telefon. Und dann: »Ciao, und bis bald.« Auch Volkmar Clauß beherrschte das »Ciao, und bis bald«, aber da überraschte es mich schon nicht mehr.

Ich wartete auf vernünftige Rollen. Im Mai 1992 bat mich Alexander Lang zu sich und schlug mir vor, die Rolle der Winnie in *Glückliche Tage* von Samuel Beckett zu spielen. Da ich eine gestandene Schauspielerin sei, solle ich das ohne Regisseur machen. Als Probenzeit wurden mir vor der Sommerpause vier Wochen und danach noch einmal eine Woche eingeräumt. Katastrophale Bedingungen: kein Regisseur, kein Bühnenbild, kein Kostüm.

Dieses Stück zu spielen war an sich schon eine Herausforderung, besonders in meiner Situation. Denn kaum ein Autor stellt so radikal die Sinnfrage wie Beckett. Und wie die Winnie im zweiten Akt das Wissen, daß bald alles zu Ende sein wird, überspielt, faszinierte mich.

Das ist ja auch in der Wirklichkeit eine Versuchung, nur bemühte ich mich schon seit mehreren Jahren, es in meinem Leben anders zu machen und nichts zu überspielen. Diese Gedanken behielt ich aber für mich, da man mir nicht ermöglichte, sie mit meinen Mitteln öffentlich zum Ausdruck zu bringen.

Günther und ich waren über den Vorschlag von Lang erschrocken und zornig. Dennoch fuhren wir aufs Land und lasen uns den Text des Stückes gegenseitig vor, um herauszufinden, ob es doch möglich wäre, es ohne Regisseur zu machen. Wir kamen zu dem Schluß, daß man kein Theaterstück so leichtfertig behandeln darf – und eine Schauspielerin ebensowenig.

Es war uns klar, daß das Theater mir diesen Vorschlag gemacht hatte, weil es sich in einer Notlage befand und ein Stück für die neue Spielzeit brauchte. Günther ging daraufhin zu Alfred Kirchner und sagte ihm das auf den Kopf zu. Er schlug ihm vor, *Die geliebte Stimme* wieder auf den Spielplan setzen zu lassen, was dann auch geschah.

Bei *Die geliebte Stimme* eine Souffleuse zu plazieren, ist ein echtes Problem. Die Lösung fand meine Schwester Frauke, der ich erzählte, daß mir das Spielen ohne Souffleuse sehr schwerfallen würde. Frauke hatte eine glänzende Idee: Ich telefonierte ja im ganzen Stück. Also brauchte man nur eine Verbindung zum Telefon herzustellen, und schon war dieses Problem auf einfachste Weise gelöst. Für mich eine Riesenerleichterung. Ohne Souffleuse wäre ich im Nirwana gewesen.

In der *Geliebten Stimme* habe ich nicht nur das Problem von Leben und Überleben verarbeitet, sondern auch ein besonders trauriges Ereignis, den Tod von Peter, der im Dezember 1986 plötzlich starb.

Nach Ausbruch meiner Krankheit hatten Peter und ich nie über den Tod gesprochen; das hatten wir früher oft getan, als wir noch zusammenlebten. Mich packte damals eine so tiefe Angst vor dem Tod, manchmal aus heiterem Himmel, und Peter half mir dann, damit fertig zu werden. Er hat mich immer aufgefangen, wenn ich diese Angstzustände bekam, und mir Halt gegeben. In den letzten Jahren kam der Tod jedoch kaum noch in unseren Gesprächen vor. Mir war er inzwischen so nahe gekommen, daß ich mich sowieso ständig mit ihm beschäftigte; aber gegenüber Peter äußerte ich solche Gedanken nie. Das war für ihn ein Tabu-Thema, vom Tod wollte er nichts wissen.

Als Peter während der Verfilmung von Brigitte Schwaigers Roman *Wie kommt das Salz ins Meer?* starb, war ich erschrocken und überrascht. Zu lange lebte ich schon mit dem Gedanken, zuerst an der Reihe zu sein.

Ich ahne ja oft voraus, wenn etwas Schlimmes geschieht. Wenn ungewöhnliche Dinge passieren, kommt diese Nebelwand von hinten, etwas dumpf Schwarzes, ganz Gefährliches greift mich von hinten an. Ich kann dann gar nichts machen und werde wahnsinnig unruhig. Es ist schwer zu beschreiben, aber dieses bedrohliche Gefühl kann stundenlang anhalten. Alle fragten mich, was denn los sei, aber ich wußte es nicht.

Am nächsten Nachmittag rief mich unser Freund Walter Schmidinger aus Baden-Baden an, wo er gerade mit Peter den Schwaiger-Film drehte. »Mach dir keine Sorgen, ich will es dir nur sagen, weil sie dich nicht benachrichtigen wollen. Peter hatte einen Schwächeanfall, aber reg' dich nicht auf, es wird schon wieder gut werden.«

Ich war beinahe erleichtert, denn nun wußte ich endlich, woher meine Angstzustände gekommen waren. Ich rief gleich in Baden-Baden an, um zu erfahren, wie es Peter ging. Groteskerweise hielt sich Peter zu den Aufnahmen in einer Klinik auf, in der ich 1979 mit ihm *Trennung – Die Geschichte der Anna Wildermuth* gedreht hatte. Er arbeitete in demselben Raum, in dem ich eine Hebamme gespielt hatte, und ausgerechnet hier bekam er einen Herzinfarkt. Abends telefonierte ich mit seiner Frau Barbara, die mir erzählte, Peter habe sich geweigert, sich ärztlich behandeln zu lassen. Dadurch gingen zwei kostbare Stunden verloren. Am nächsten Morgen rief ich wieder an. Peter hatte einen zweiten, sehr schlimmen Herzinfarkt erlitten und starb um Viertel nach neun.

Was für ein Tod! Sein Leben lang hatte Peter nie etwas mit Krankenhaus und Krankheit zu tun gehabt, und nun geschah alles in einer einzigen Nacht. Ich sah dies aus meiner Perspektive und fragte mich, was wohl besser war: siebzig zu werden und ganz plötzlich zu sterben, oder, wie bei mir, ein Jahr nach dem anderen zu hoffen, daß das

Leben noch weitergeht, mich dafür aber bewußt dem Tod zu nähern? Siebzig Jahre, das erscheint mir wie ein Traumalter, denn ich weiß, so alt werde ich nie. Was mich ein wenig tröstete, war, daß mich Peter kurz vor seinem Tod angerufen und gefragt hatte: »Wie geht es deiner Seele?« Ich spürte, er hatte noch einmal intensiv an mich gedacht und damit unsere enge Verbundenheit zum Ausdruck gebracht.

Gleich nachdem wir die Nachricht erhalten hatten, stieg ich mit Günther und Simon in den Zug nach Baden-Baden. Peter war in der Friedhofskapelle in einem kleinen Raum aufgebahrt. Ich ging zu ihm, um Abschied zu nehmen, und erinnerte mich daran, was wir machen wollten, wenn einer von uns sterben würde: Der andere sollte drei Tage bei ihm bleiben und ihn nicht allein lassen. Dieses Versprechen konnte ich nun nicht mehr erfüllen, aber ich blieb trotzdem eine Weile bei ihm. Als ich in die Kapelle kam und Peter sah, ging von ihm etwas aus, eine solche Wärme. Ob das seine Seele war? Obwohl er ganz ruhig und tot dalag, war er mir unendlich nah.

Dann ging ich zu Barbara und tröstete sie. Ich sagte ihr, alles sei ruhig und schön, alles sei gut. Er sei ganz von Ruhe umgeben. Am nächsten Tag bin ich wieder zu ihm gegangen. Ich beugte mich über ihn, und da hatte sich sein Gesicht stark verändert. Es war, als fielen Eiskristalle zu Boden, als habe er mich nun losgelassen und sei weit fort. Ich habe laut geschrien. Ob sich die Seele vom Körper gelöst hatte? Ich weiß nicht so recht, ob man an diese Vorstellung glauben soll, aber tröstlich ist sie schon. Und daran, daß es Seelengemeinschaften gibt, glaube ich ganz fest.

Mit Peters Tod ist eine wichtige Epoche meines Lebens zu Ende gegangen. Wider Erwarten hat er als erster diese Welt verlassen; ich muß noch weiter um mein Leben, mein Überleben kämpfen. Peter hatte Günther nach anfänglicher Skepsis akzeptiert und gern gehabt. Und Simon brachte er immer die schönsten Geschenke mit, wenn er von Reisen zurückkam; er liebte Simon abgöttisch, und ich mußte ihm eine ganze Weile einen Herzenswunsch ausreden: als Simons Vater mit mir zu leben. Diese Idee fand ich völlig absurd.

Der Abschied von Peter war schwer, aber die Arbeit an *Die geliebte Stimme* half mir, mich auch in diese Situation zu schicken und hinzunehmen, was sich nicht ändern ließ.

Peter hatte kein Testament hinterlassen, und so stellte sich nach seinem Tod die Frage: Wem gehört der Ruckling? Den hatten Peter und ich auch nach unserer Trennung nicht aufgegeben, sondern wir hatten uns beide mit unserem jeweiligen Anhang hier aufgehalten und auch weiterhin zu Hause gefühlt. Keiner von uns hätte gerne auf den Ruckling verzichtet, zu sehr war er Teil unseres Lebens geworden. Es wäre falsch zu behaupten, die »Familientreffen« dort seien immer unproblematisch verlaufen.

Nach Peters Tod wollte ich gern, daß der Ruckling mir allein gehört – er war so sehr mein Zuhause, ich hatte ihn durch meinen Stil geprägt, hatte ihn im Laufe vieler Jahre nach meinen Vorstellungen eingerichtet, und ohne Peter sah ich keinen Sinn darin, daß andere dort waren. So kaufte ich Peters Frau und seiner Tochter ihren Anteil an dem Haus ab.

Heute ist der Ruckling unser Refugium. Wir sind so oft wie möglich dort, ich erhole mich, soweit das noch möglich ist, und fühle mich allem, was mir wichtig ist, hier am nächsten. Auch Günther und Simon lieben das Ruckling-Haus sehr.

Langsamer Abschied

Jetzt, wo ich mich intensiver mit meinem Leben beschäftige als je zuvor, blättere ich manchmal auch in meinen Tagebuchaufzeichnungen, um mich besser zu erinnern.

Im Februar 1991 schrieb ich in mein Tagebuch:

»Ein Montag im Februar. Die Wintersonne scheint durch meine nicht sonderlich geputzten Scheiben. Ich sehe den weißen Winterrauch aus den Schornsteinen steigen. Die Kamine atmen wieder, ich atme weiter. Es ist der siebte Winter, sieben Jahre Kampf, in dem ich dem Tod ganz nahe kam. Ich lernte eine neue Welt kennen, war einem Wechsel der Gefühle unterworfen, fiel in tiefe, sprachlose Finsternis, hoffte auf Geborgenheit, dann wieder überkam mich Resignation, und trotzdem faßte ich wieder Mut.

Ich bin unheilbar wach. Das Ende dieses Lebens ist jede Sekunde spürbar. Der Husten wird stärker. Oft stehe ich im Theater und habe vor dem Auftritt Angst, ob ich auch durchkommen werde. Ob ich heute noch *Die geliebte Stimme* werde spielen können? Noch schützt mich die Konzentration, aber wenn ich mich zurücklehne, mich entspanne, fängt das Husten an.

Ich bin jedesmal froh, wenn ich es wieder geschafft habe – eine ganze Stunde Lesung von Thomas Bernhard

In hora mortis oder von *Fräulein Else*. Noch geht es immer wieder wunderbar, es ist kaum zu glauben. Der Befund ist nämlich alles andere als gut. Was werde ich bloß tun, wenn ich nicht mehr spielen kann?

Ein Leben, ohne zu spielen, das ist für mich einfach unvorstellbar.

Die Ärzte haben mir oft vorgeschlagen, mich zu schonen, mit der Arbeit aufzuhören. Sie warnen mich vor den Anstrengungen dieses Berufs, bei dem man mit seiner ganzen seelischen und körperlichen Kraft arbeiten muß, bei dem es so sehr auf die Genauigkeit der Sprache und der Bewegungen ankommt. Sparflamme gibt es da nicht. Ich sage immer zu meinen Ärzten: ›Wenn ihr mir meine Arbeit nehmt, habe ich ja gar nichts mehr.‹ Und so mache ich weiter, immer weiter, bis es wirklich nicht mehr geht. Aber freiwillig höre ich ganz bestimmt nicht auf.«

Ich lese diesen Text wieder und wieder. Ich lese ihn, weil er mir Kraft gibt. Ich mache mir selbst Mut, und dann geht es wieder weiter, einen Tag und noch einen Tag. Februar 1991, das ist vier Jahre her. Die Zeit ist weitergegangen, und ich habe mich auf dem Weg, den ich gehen muß, weiter vorwärtsbewegt. Vieles, was ich damals konnte, kann ich heute nicht mehr.

Im März 1992 klingt es auch schon ganz anders:

»Ich fasse es nicht, es wird schon wieder Frühling. Die Knospen sind dick und fett, und die Tulpen auf der Wiese haben unverschämte Kraft. Mein Husten wird stärker und stärker. Günther ist sehr beunruhigt.

Die Uniklinik Freiburg habe ich hinter mich gebracht im bekannten Stil, Tacheles reden, wegrennen wollen und im roten Nicki-Anzug allem standhalten.

Im Januar und Februar habe ich sehr behutsame Therapien bekommen, konnte meine Rollen aber noch gut spielen. Ich huste elend vor dem Auftritt, aber dann geht's erstaunlich.

Ich bin gern beim Theater, so katastrophal es jetzt ist, aber ich sitze so gern im Dunkeln auf der Unterbühne und höre die falschen Töne der Schauspieler. Oft habe ich jetzt eine Geborgenheit über mir und um mich, und manchmal glaube ich, ich werde ruhig sterben können. Die Balance zu halten zwischen dem Alltagsleben und dem Zuhausegefühl im Sein ist eine kostbare Arbeit.«

Inzwischen habe ich sogar aufgehört zu arbeiten, weil mir die Kraft fehlt. Aber ich habe nicht vorzeitig aufgegeben, sondern gewartet, bis gar nichts mehr ging. Bis dahin kam es oft genug vor, daß, wenn ich im Theater die Treppen hochstieg, es immer schon hieß, aha, Frau Sinjen kommt. Es war der Husten, gegen den ich immer schwerer ankam.

Einmal fuhr ich mit zwei mir schon seit langem bekannten Putzfrauen im Fahrstuhl hoch. Sie sagten: »Nun, aus Ihrer Zeit leben ja auch nicht mehr viele. Unsere Lieblingsschauspieler sind fast alle tot.« Was konnte ich da anderes denken als: Und wann ist es bei dir soweit?

Ach, das war bitter.

Im März 1989 mußte ich zur Kontrolluntersuchung, wie das nach Tumoroperationen üblich ist. Drei Jahre hatte die Krankheit Ruhe gegeben, und wir hatten unser Leben gelebt. Simon war schon in der vierten Klasse. Ich war froh, daß wir zusammen waren. Das Leben mit Günther war wunderschön, wir diskutierten Stunden um Stunden bis in den frühen Morgen in unserer Küche, redeten über alles, fanden für alle Probleme eine Lösung. Das Leben ging weiter, mit allen Einschränkungen, die meine Krankheit mit sich brachte, aber wir bewältigten die Probleme durch die Kraft unserer Liebe.

Wir fuhren nach Mainz zur CT und hatten danach ein Gespräch mit dem Radiologen, Dr. Wende, und meinem Operateur, Professor Schürmann. Dieses Mal wurden wir nicht von unserer Angst befreit. Er sagte uns, es sei wieder etwas in der Orbita nachgewachsen, und in seiner ruhigen, angenehmen und freundlichen Art schlug er vor, erneut zu operieren. Professor Schürmann war pensioniert; deshalb sollte sein Nachfolger und Schüler die Operation durchführen. Die Krankheit war fortgeschritten, und erneut ergriffen mich Panik und Angst. Beinahe mußten wir lachen, von welchen Kleinigkeiten wir uns zu Beginn meiner Krankheit hatten erschrecken lassen – im Vergleich zu jetzt war das nichts gewesen. Anfangs hatten wir wissen wollen, wann und wie ich sterben würde. Inzwischen hatten wir gelernt, daß es darauf ankam, mit der Krankheit zu *leben.*

Mittlerweile arbeitete Günther am Theater in der Josefstadt als persönlicher Referent und künstlerischer Stellvertreter von Otto Schenk. Es fiel ihm schwer, Simon und mich nur selten zu sehen. Er mußte jedoch an die Zukunft denken, und ich war froh darüber. Günther war glücklich mit seiner Arbeit in Wien. Weil ihm aber auch seine Familie sehr wichtig war, kam er jedes zweite Wochenende nach Berlin. Daß er so regelmäßig nach Hause fuhr, brachte ihm Ärger mit Otto Schenk ein. Dessen Vorwurf, er würde sich nicht genügend um das Theater kümmern, hat Günther sehr weh getan und mir auch, denn Günther liebt das Theater ebenso wie ich. Aber andererseits ist die Zeit, in der wir uns nicht sehen, verlorenes Leben für uns. Wir wissen ja, daß es endlich ist.

Nach der neuen Verschlimmerung meiner Krankheit beschloß Günther, bei mir zu bleiben, und kündigte in Wien. Gemeinsam bereiteten wir uns auf die nächste Operation vor. Günthers Eltern kamen nach Berlin, um während der drei Wochen, die Günther mit mir in Mainz verbrachte, für Simon zu sorgen.

Als wir losfuhren, waren wir voll Angst, aber auch dankbar dafür, daß wir uns hatten. Die Krankenhausroutine vor Operationen kannten wir schon sehr genau. Am Vortag wurde der Thorax geröntgt – es war wie immer.

Nein, es war nicht wie immer. Das sahen wir Professor Schürmanns Gesicht an, als wir sein Sprechzimmer betraten. Er sagte uns, man habe Ablagerungen in der Lunge festgestellt und deshalb beschlossen, erst einmal nicht zu operieren. Es waren acht Metastasen, verteilt auf beide Lungenflügel. Diese Nachricht erschreckte und schokkierte uns sehr. Man hatte uns immer gesagt, die Art von Tumor, die ich hätte, wachse nur sehr langsam und streue fast nie. Nun war es doch geschehen. Der Professor erklärte uns, dieser neue Tumor könne operativ nicht entfernt werden und sei auch durch Chemotherapie nicht zu bekämpfen; da seine Zellen sich langsam teilten, müsse eine so hohe Dosis des Zellgiftes verwendet werden, daß die gesunden Zellen zu sehr in Mitleidenschaft gezogen würden.

Wir waren zutiefst verzweifelt und stürmten aus dem Krankenhaus, sprangen ins Auto und fuhren los. Wir wollten nur noch weg. Nach einer Stunde machten wir auf einem Rastplatz halt und beschlossen, ins Fichtelgebirge zu fahren. In einem Ort namens Julius Hammer mieteten wir uns ein. In der Nähe wohnte der Oberarzt am Krankenhaus von Marktredwitz, ein Freund von Peter. Wir riefen ihn an, und er besuchte uns. Eigenartigerweise war er ein halbes Jahr zuvor wegen der gleichen Tumorerkrankung operiert worden, und auch er wußte keinen Rat.

Wir fuhren zurück nach Berlin, enttäuscht und voller Groll, besonders auf die Ärzte in Mainz. In meiner Verzweiflung wandte ich mich an meinen »Seelenarzt«, Dr. Schäfer. Er kannte den Chefarzt eines großen Krankenhauses in Berlin, und der riet uns, die Operation in der Neurochirurgie seiner Klinik durchführen zu lassen. Nach einer neuen CT erklärte er uns, die Orbita sei voller Krebszellen und müsse ganz ausgeräumt werden. Dieser Eingriff habe ein Loch von Tennisballgröße zur Folge. Der Neurochirurg meinte, bei seiner Frau würde er diese Operation machen lassen.

Bedrückt und wie gelähmt schlichen wir nach Hause und dachten lange über alles nach.

Dem Neurochirurgen hatten wir alle Informationen über die vorherigen Operationen und über die Wangenknochenplastik gegeben. Als wir am darauffolgenden Tag mit ihm über das weitere Vorgehen sprechen wollten, stellte sich heraus, daß er es versäumt hatte, sich bei Professor Schürmann über die bisherigen Eingriffe zu informieren. Reumütig kehrten wir zu den Ärzten in Mainz zurück.

Professor Schürmann war im Ruhestand, Professor

Wende stand kurz vor der Pensionierung und erkrankte zudem schwer, Professor Mertelsmann, bei dem ich mich im Herbst einer ersten leichten Chemotherapie unterzogen hatte, ging nach Freiburg. Also suchten wir in Berlin nach einem Mediziner und gerieten an Professor Rühl – ein großes Glück, denn er kümmerte sich wunderbar um mich.

Günther hatte beschlossen, in der nächsten Zeit nur noch als freier Regisseur und Dramaturg zu arbeiten.

Es war nur noch eine Frage der Zeit, bis die acht Metastasenherde zusammenwüchsen. Würde dies das Ende sein? Wie konnte ich mit Lungenmetastasen leben, welcher rasante, stürmische Existenzkampf wartete da auf mich? Was sollte ich jetzt noch alles lernen? Wie sollte ich dem standhalten?

Ich hatte viel über Chemotherapie, Strahlentherapie und alle die berüchtigten Maßnahmen gehört, die zur Tumorbekämpfung verwendet werden. Sollte ich mich dem aussetzen? Sollte ich meinen Körper noch mehr vergiften? Ich begann, regelrecht Angst vor Vergiftung zu haben, und fragte mich, inwieweit nicht eine Vergiftung meines Körpers infolge schädlicher Umwelteinflüsse an meiner Krankheit schuld war.

Neben den ausführlichen Gesprächen mit Günther suchte ich wie immer in Büchern nach Erklärungen. Ich las den Aufsatz *Todeskrankheiten* von Thomas Bernhard, in dem es heißt: »Die Todeskrankheit macht dem von ihr Befallenen vor, sie sei eine Welt für sich, exotische Landschaft, immerwährende Schonzeit.«

Schöne Illusion, die man manchmal braucht, weil es sonst nicht zu ertragen ist. Oft ist es unmöglich, das Undenkbare zu denken. Es ist nicht zu glauben, daß man das erleben oder besser gesagt »ersterben« wird. Ich nehme das jeden Tag mit Erstaunen wahr: Es ist wieder weitergegangen, ich werde jeden Tag schwächer, es stimmt also doch, daß man eines Tages gehen muß. Vielleicht werde ich dann einiges wissen, vielleicht werde ich verstehen, warum den Menschen soviel zugemutet wird und wie man das alles ertragen soll, aber auch, warum es auf der anderen Seite das Lachen und die Liebe gibt.

In der Zeit seit Ausbruch meiner Krankheit haben wir auch anderes erfahren als Depressionen, Verzweiflung und Todesangst. Wir haben viele schöne Dinge erlebt und bestimmte Momente genossen. Günther sagte immer, wenn ich traurig war: »Komm, wir gehen auf die Wiese und sehen uns den Sonnenuntergang an.« Wir genossen ihn wirklich und vergaßen alles andere. Nur du und ich und Sonne und Wärme.

Oder wenn er sagte: »Komm, ich schlafe dir die Krankheit weg.«

Oder die Exzesse in Alkohol, Lust und Verzweiflung. Die gegenseitige Wärme, die wir uns gaben, die Freude, nicht allein zu sein. Bis ich krank wurde, hatten wir immer getrennte Schlafzimmer. Jetzt blieben wir auch in der Nacht zusammen. Wie schön war es, nicht allein zu sein, wenn einen die Angst überfiel.

Wir drei – Günther, Simon und ich – waren glücklich. Glücklicher als andere Familien, weil wir wußten, daß unser Glück endlich ist? Günther und ich haben die Liebe vielleicht mehr genossen als andere, die gemeinsam alt werden. Wir haben schneller gelebt als andere und sind gemeinsam alt geworden.

1992 drehte ich in Südfrankreich den Film *Das Haus im Ginster*. Danach konnten wir uns eine schöne Reise und eine neue Ölheizung auf dem Ruckling leisten. Damals hatte ich noch Kraft und konnte die Dinge noch richtig genießen.

Seit ich von den Metastasen in der Lunge weiß, hat mein langsamer Abschied begonnen. Meine Ärzte waren fair genug, mir zu sagen, wie es um mich stand. Sie haben mir nichts vorgemacht und offen mit mir darüber gesprochen, was zu tun ist und was nicht. Vor allem über das, was man nicht mehr tun kann, und daß es keine Hoffnung gibt, an dieser Krankheit nicht zu sterben. Daß man einiges machen kann, um sie hinauszuzögern, daß es einen Kampf zwischen der Krankheit und dem Patienten gibt, bei dem der Patient manchmal siegt – und manchmal die Krankheit.

Ich ertrage das alles nicht aus eigener Kraft, das wäre ganz unmöglich. Ich könnte mit meiner Angst nie allein sein. Wenn es keine Religion gäbe, ich wüßte nicht, wie ich damit fertig werden würde. Religion bedeutet für mich Zuhause-sein-können, Geborgenheit bei Gott finden, trotz der Ungeheuerlichkeit im Leben. Intensives Beten und Reden mit Gott hilft mir am meisten. Sonst wäre dieses Leben nicht zu ertragen. Mein großes Vorbild ist dabei Hiob, der trotz seines Unglücks an Gott festhält, von ihm Kraft erhält und zu einer neuen Lebensqualität findet. Vielleicht ist es nur schwer vorstellbar, aber manchmal empfinde ich das, was mir hier tagtäglich widerfährt, als nahezu abenteuerlich. Dann staune ich, daß ich dieses und jenes noch erleben muß, daß ich es aushalte, es zu erleben, es verkrafte und nicht sage: Ich mach' lieber Schluß.

Bis heute bin ich eine Kämpferin geblieben, ich sehe zu, daß mein Zustand erträglich ist und ich nicht durch falsche Behandlung unnötig leiden muß, wie es erst neulich wieder passiert ist. Seit Monaten kämpfe ich gegen ein Medikament, von dem ich sicher bin, daß es mir schadet. Aber wenn ich mich über die schaurigen Nebenwirkungen beklage, sagen alle, ich müsse das nehmen, sonst würde mein Zustand unerträglich. Aber mir wird so schlecht von dem Zeug, daß ich mich jeden Morgen übergeben muß. Dann huste und huste ich, kriege kaum noch Luft und habe Angst zu ersticken. Und das jeden Tag.

Ich habe schon vor dem Aufstehen Angst. So geht das bereits seit Monaten, und manchmal will ich nur noch erlöst werden. Dann aber sehe ich Simon, der jeden Tag größer und dessen Stimme gerade zu einer Männerstimme wird, der immer weniger Kind ist, und sage mir: Das möchtest du noch so lange wie möglich erleben, halt weiter aus, bleib noch bei ihm und bei Günther.

Eines Tages kam die Assistentin des Professors, der mich behandelt und mir seit Monaten schon liebevoll beisteht, an seiner Stelle und hat mitansehen müssen, welche Zustände ich zu bewältigen habe. Vorher hatte nie jemand gesehen, welche Wirkung das MST auf mich hatte; für die meisten Patienten ist es das beste, was es gibt. Ich habe bei mindestens zehn Ärzten und auch beim Hersteller angerufen, ob es nicht etwas Besseres für mich gäbe. Alle sagten übereinstimmend nein. Die Unverträglichkeit mag an meiner Abneigung gegen Medikamente liegen. Wir sprachen mit Professor Rühl und seiner Mitarbeiterin.

Günther erinnerte sich, daß ich davon geschwärmt hätte, wie angenehm ich das Morphium bei meinem Beinbruch empfunden hatte. Morphium in Spritzenform! Das war die Lösung. Nun bin ich wie ausgewechselt, ertrage die Krankheit viel besser, seit ich das MST nicht mehr nehme. Es ist so vieles möglich, wenn man nur kämpft.

Wenn Günther mir die Spritzen gibt – er macht es mit der gleichen Selbstverständlichkeit und Liebe, mit der er auch Simon als Baby versorgte, mit einer, fast könnte man sagen, unglaublichen Leichtigkeit und Heiterkeit –, dann singe ich »Der Jäger aus Kurpfalz« oder irgendwas anderes, ich singe das ganze Hause zusammen, um mich abzulenken, denn dann ist alles nicht so schlimm. Günther gelingt es immer wieder, mir zu zeigen, was am Leben lebenswert ist.

Außer Simon und Günther und den lieben Freunden, die mir beistehen, sind Bücher mein größter Trost. Meine beiden Lieblingsbücher, in denen ich immer wieder lese und aus denen ich neue Kraft beziehe, habe ich immer bei mir, ganz gleich, ob ich auf Reisen bin, im Bett liege oder sonstwo hingehe. Es sind *Die Erzählungen der Chassidim* und *Des Baal-Schem-Tow Unterweisung im Umgang mit Gott* von Martin Buber. Sie enthalten beide soviel Wahrheit und soviel Geheimnisvolles, das noch zu entdecken ist, daß man sie immer wieder lesen kann.

Dazu lese ich auch häufig in der Biographie von Buber, denn er war nicht nur in seinen Schriften, sondern auch in seinem Leben vorbildlich. Wenn ich seine Bilder betrachte, besonders eines, auf dem er schon alt ist und in einer bestimmten Weise lächelt und Ruhe ausstrahlt, fühle ich mich sehr viel besser. Von ihm stammt auch der

Ausspruch: »Ich habe keine Angst vor dem Tod, sondern nur Angst vor dem Sterben.« Ich kann nur sagen, mir geht es ebenso. Ich weiß, daß ich nach dem Tod in einer anderen Wirklichkeit sein werde, in einer bestimmten Weise geborgen. Aber wie ist der Übergang? Manchmal habe ich Angst, daß er sehr schwer wird.

Buber lernte durch seinen Großvater Salomon Buber die jüdische Aufklärung kennen und auch die Lehre der Chassidim, die in Galizien unter den Juden entstanden war, die schon zur Zarenzeit unter den Überfällen der Kosaken und unter Verfolgung zu leiden hatten. Der Baal-Schem-Tow ist ein wichtiger religiöser Führer der Chassidim, der ihnen den Weg zum Heil weist. Für die Chassidim gibt es nichts, worin Gott nicht ist. Alles, auch das, was Menschen tun, sogar die bösen Werke, enthält einen göttlichen Funken, und von jedem Ding der Schöpfung kann es einen Zugang zu Gott geben.

Die Chassidim sind der Natur und dem Leben gegenüber offen, sie kennen Lebensfreude, und für sie hat alles, was Freude schafft, religiösen Wert. Diese Freude findet ihre Vollendung in der Ekstase, *hitlahawut*, in der Befreiung vom Körper durch immer höheres Aufsteigen bis zur völligen Einheit mit Gott.

Dies ist für mich ein Weg, den ich mir vorstellen kann. Natürlich kann man den nicht so einfach gehen, sondern muß ihn immer wieder beginnen. In diesem Zusammenhang ist es sehr hilfreich, Bubers Schriften zu lesen, in denen er die Lehre der Chassidim für die Gegenwart deutet. Vor diesem Hintergrund gelingt es mir immer wieder, Kraft zu sammeln, alles weiter auszuhalten, bis es soweit ist und ich Abschied nehmen muß.

Ich tue auch alles, um nicht zu »verkommen«, trage Ohrringe, gebe mir Mühe, einigermaßen hübsch auszusehen. Das gelingt mir nicht immer, und dann möchte ich Menschen nicht gegenübertreten. Das verstehen sie manchmal nicht und wundern sich, daß ich keinen Besuch haben möchte. Aber es ist ja viel einfacher, in der Rolle des Starken, des Gesunden zu sein. Nur wenige wissen, was es heißt, sich körperlich schlecht zu fühlen und dann auch nicht gerade prächtig auszusehen. Ich möchte mich nicht gerne so wehrlos zeigen.

Neulich habe ich mich, weil ich fürchte, meiner Umgebung zu sehr auf die Nerven zu gehen, und auch, weil mich manchmal die Verzweiflung packt, erkundigt, ob es nicht eine Klinik gibt, in die ich mich zurückziehen könnte. Es gibt so etwas tatsächlich. Man kann soviel Valium nehmen, wie man will, braucht sich in keiner Weise mehr zu schützen oder zusammenzunehmen. Ich wollte diesen Schritt gehen, um die anderen nicht länger zu belasten. Aber Günther und Professor Rühl haben mich überzeugt, daß es für alle besser sei, wenn ich zu Hause bliebe. Auch unsere Freunde meinten, ich solle nicht weggehen, und heute sage ich mir: »Solange ich noch Kraft habe, kämpfe ich.«

Immer wieder hört man von freundlichen Ärzten, die einem helfen könnten, wenn das Leiden unerträglich wird. In der Öffentlichkeit wird viel über Sterbehilfe – man muß das ja mal beim Namen nennen – geredet, und ich kann nur sagen, daß ich mit dem Gedanken, so etwas anzunehmen, nur schwer leben kann. Das ist nicht mein Weg. Ich möchte solange wie möglich hierbleiben, bis zum letzten Augenblick die Erfahrung machen, wie das

Ende meines Lebens aussieht. Andererseits finde ich es beruhigend, von der anderen Möglichkeit zu wissen.

Buber hatte übrigens am Schluß seines Lebens einen Schenkelhalsbruch und war manchmal recht unleidlich. Bevor ich das wußte, hatte ich immer gedacht, man könne das alles auf hehre Weise ertragen. Jetzt aber weiß ich, daß das nicht immer möglich ist. Dadurch wird Buber auch sehr menschlich.

Ich habe auch zwei Bibeln, in denen ich viel lese. Eine davon gehörte Peters Mutter. Ich lese meine Bücher immer langsam, Wort für Wort, Satz für Satz, und dann denke ich lange über den Inhalt nach. Da steckt so viel Weisheit drin, das hilft einem enorm, schwierige Situationen auszuhalten. Ich habe mir nicht immer so viel Zeit genommen wie jetzt, mich mit diesen Gedanken zu beschäftigen, und ich glaube, das war ein Fehler.

Zu meinem Lieblingsbüchern gehört auch der *Phaidon* von Platon, den mir Günther im Krankenhaus nach der ersten Operation vorgelesen hat. Darin unterhalten sich Phaidon und Echekrastes über die letzten Stunden des Sokrates im Gefängnis im Kreise seiner Freunde und über den Tod von Sokrates. Im Grunde ist die Rede davon, wie sich der wahre Philosoph im Anblick des Todes verhält, wie er sich bewährt angesichts der Tatsache, daß er sterben muß. Sokrates glaubt an die Unsterblichkeit der Seele. Und auch das ist ein sehr tröstlicher Gedanke für mich.

Ein weiteres Lieblingsbuch sind die plattdütschen Geschichten von Klaus Groot, die Großmutter im Lehnstuhl vorliest. Ich habe sie Simon oft abends am Bett vorgelesen, damit er ein bißchen was von der norddeutschen

Heimat mitbekommt. Die Heimat seines Vaters kennt er ja recht gut, denn wir sind oft auf dem Ruckling.

Es ist schon seltsam, in welch verschiedenen Welten ich da zu Hause bin: im Jüdischen und im Plattdeutschen, und wer weiß wo sonst noch. Und vielleicht ist das Geheimnis von Triest die Verbindung von Galizien, Wien und Israel, also eine Schnittstelle, an der sich verschiedene Kulturen begegnet sind und einander bereichert haben. Wer weiß.

Was ich auch noch sehr mag und manchmal für das schönste Buch aller Zeiten halte, ist *Der kleine Prinz* von Antoine de Saint-Exupéry, das ich immer wieder lese; die herrlichen Zeichnungen haben es mir besonders angetan. Dann stehen da noch *Die verlorene Bibliothek* von Mehring – ein Buch, das mich an die wilde Zeit damals erinnert – und Leszek Kolakowski, den ich einmal in der Paulskirche gehört habe und seitdem gerne lese, besonders das Buch *Leben trotz Geschichte*. Er setzt sich auf so erfrischende Weise mit der Religion auseinander und vertritt eine Form des Atheismus, der keiner ist. Ich blättere immer wieder darin herum, lese kreuz und quer und fühle mich zu Hause.

Und ich mag auch noch Franz Rosenzweigs *Der Stern der Erlösung*, worin er vom Nichtnichts spricht. Er schrieb es gemeinsam mit seiner Frau kurz vor seinem Tod. *Diktate über Sterben und Tod* von Peter Noll kannte ich schon, bevor ich krank wurde. Es ist ein beachtliches Buch von jemandem, der weiß, daß er Krebs hat, und jede Behandlung verweigert.

Soweit hätte ich nicht gehen können, sondern habe bis heute in die Therapien Hoffnung gesetzt. Außerdem lese ich noch in der Heilkunde der Hildegard von Bingen und beschäftige mich mit Naturheilverfahren, weil mir manchmal die chemischen Produkte ziemlich suspekt sind. Irgendwo gibt man die Hoffnung nicht auf. Dabei weiß ich sehr genau, wie mein Zustand ist. Bei meinem letzten Besuch in der Freiburger Uniklinik fragte mich der Arzt: »Na, Sabine, wie lange geben Sie sich denn noch?«

Eine solche Frage hat keinen so großen Schrecken mehr für mich, und so konnte ich sie auch ganz gelassen beantworten. »Bis Juli ungefähr.« Da meinte er, ich hätte mir aber noch viel Zeit gegeben. Manchmal weiß ich selbst nicht, ob ich es so lange noch schaffe.

Neulich sah ich eine Sendung über Leute, die von der Schulmedizin aufgegeben worden sind und die sich nun mit Hilfe von Tee, Dinkel und sonstigem entgiftet haben. Aber wozu, wenn einem schon gesagt worden ist, daß man keine Chance hat? Wie soll man sich da mobilisieren? Ich bin gar nicht immer so stark. Bei jeder neuen Etappe meiner Krankheit habe ich langsam und mit großer Mühe versucht, mich wieder auf all das einzustellen, was mir jetzt droht. Diese Krankheit und die damit verbundenen Therapien sind eine wahre Tortur.

Manchmal überkommt mich auch jetzt noch Lebenslust und Sorglosigkeit. Vor kurzem saßen wir abends mit Freunden und meinen Ärzten zusammen, tranken Wein und rauchten wie in den besten Zeiten. Es ist schön, wenn man manchmal alles vergessen kann. Hans und Moni sind immer da, wenn Günther in Aachen am Theater arbeitet – er kann bis zur Premiere nur am Wochenende hier sein –, und auch Simon fragt mich dauernd, ob ich etwas brauche.

Bisweilen gerate ich auch noch in heftigen Zorn, vor allem dann, wenn ich an die Situation der Berliner Theater denke, und ich frage mich: Wozu hast du hier jahrelang gearbeitet, wenn das das Ergebnis ist? Die Berliner Kulturpolitiker, die das Schiller-Theater geschlossen haben und jetzt ein Musical-Theater daraus machen wollen – ein Graus. Die Eiseskälte, mit der mir Kollegen vom Deutschen Theater begegnet sind, als wir dort zu Gast waren – einfach schrecklich. Das Theater von Castorf, die Volksbühne am Rosa-Luxemburg-Platz, Provokationstheater – wozu? Wie gerne würde ich gegen all das mit aller Kraft anspielen. In solchen Momenten der Wut glaube ich, daß ich zwar schwach, aber doch noch sehr lebendig bin.

Als 1993 das Desaster am Schiller-Theater seinen Höhepunkt erreichte, versuchte ich mit den Kollegen das Schlimmste zu verhindern. Schon seit der Entlassung von Boy Gobert war ich mit der Berliner Kulturpolitik von Senator Volker Hassemer am Schiller-Theater nicht mehr einverstanden gewesen. Erst war Heribert Sasse gekommen, dann wurde auch er von der Vierer-Bande abgelöst, die soviel Unheil über das Theater brachte und es in den Ruin führte. Die Kritiken waren schlecht, die Plätze nicht ausgelastet, das Publikum wußte nicht mehr, was es im Schiller-Theater suchen und finden konnte, und es herrschte eine große Finanzknappheit. In eine Krise kann jedes Theater geraten, doch man kann sie auf intelligente Weise meistern.

Hier aber geschah das Gegenteil. Der Kultursenator Ulrich Roloff-Momin ließ das Theater schließen. Er begründete diesen Schritt mit Sparmaßnahmen. Lieber wolle man *ein* Theater schließen, als bei allen Bühnen die

Zuschüsse reduzieren. Man entschloß sich, von nun an die Ost-Berliner Volksbühne von Frank Castorf besonders zu unterstützen.

Roloff-Momins Entscheidung löste bundesweite Proteste aus. Pina Bausch zum Beispiel sagte einen Auftritt ihrer Truppe ab, um sich zu solidarisieren. Alle wichtigen Intendanten erhoben Einwände gegen die Schließung dieses Traditionstheaters. Es gab zahlreiche Protestveranstaltungen, aber nichts fruchtete. An dem Abend, an dem Roloff-Momin auf der Personalversammlung seinen Entschluß bekanntgab und zu begründen versuchte, wurde er heftig ausgebuht. Dann wurde das Licht abgedreht. Alles ohne Erfolg.

Ich muß sagen, für mich war das ein tiefer Schock. Die schwierige Zeit während der Vierer-Intendanz, von der ich keine Förderung erfahren hatte, war nur schwer zu verkraften gewesen. Aber jetzt die Bühne, wegen der ich das Thalia Theater verlassen hatte und auf der ich zu Hause war, ganz zu verlieren, das war furchtbar für mich. Wenn ich erfolgreich gegen die Krankheit gekämpft hatte, dann gerade deshalb, weil ich immer noch spielte. Nun aber bekamen meine Kollegen und ich die Kündigung ins Haus, und viele von uns wurden krank und hatten schwer daran zu beißen.

Die Diepgen-Regierung hatte mir am 2. Oktober 1992 den Verdienstorden des Landes Berlin verliehen. Den wollte ich nun nicht mehr haben, wo die Regierenden meine Arbeit, mein Theater so schnöde behandelten. Ich beteiligte mich an der großen Protestdemonstration, die zum Roten Rathaus führte. Als wir den Regierungssitz erreicht hatten, bat ich darum, Eberhard Diepgen sprechen zu dürfen. Es war aber nur einer seiner Mitarbeiter da, der

Chef der Staatskanzlei. Ich wurde hereingebeten, und dann erklärte ich dem Herrn, daß ich nicht bereit sei, den Orden länger mein eigen zu nennen. »Er ist keine Kaffeebohne wert!« sagte ich zornig. Er reagierte verlegen, und es war ihm offenbar peinlich. Aber ich ließ nicht mit mir reden. Irgendwie fiel mir ein Stein vom Herzen, daß ich mit diesem Schritt meine Geringschätzung für die Berliner Kulturpolitik deutlich zum Ausdruck gebracht hatte.

Ereignisse wie dieses tragen nicht gerade dazu bei, einen zu ermutigen. Aber ich mußte auch damit noch fertig werden.

Ich lebe nun schon so lange mit dieser Krankheit, und doch bin ich jedesmal buchstäblich zu Tode erschrocken, wenn sich in nächster Nähe zeigt, daß es das Sterben wirklich gibt. Es läßt sich schön abstrakt darüber reden, auch über das eigene Sterben nachdenken, sich vielleicht sagen, danach gehe es einem besser, man sei erlöst, aber in der erlebten Wirklichkeit ist der Tod etwas, über den es nicht das geringste zu sagen gibt, außer, daß er schrecklich und endgültig ist.

Mein ganzes Leben seit der ersten Operation besteht in nichts anderem, als den Tod hinauszuschieben und alles zu tun, um möglichst nah und intensiv am Leben zu bleiben. Hierbei hilft mir Simon, der ja noch ins Leben unterwegs ist, der wächst, dessen Stimme sich verändert, der immer mehr lernt und erfährt. Ihn dabei zu begleiten, heißt für mich, zu leben und froh zu sein. Und auch Günther hilft mir dabei mit seiner Lebensfreude, seiner Liebe und Kraft, seiner Arbeit, von der er viel erzählt, seit wir nicht mehr gemeinsam arbeiten können, weil mir immer mehr die Luft zum Atmen genommen wird.

Der Tag, an dem sich herausstellte, daß es nicht mehr geht, war einer der schlimmsten meines Lebens. Günther, der am Stadttheater Aachen als Regisseur arbeitet, hatte mir in *Quartett* von Heiner Müller die Rolle der Marquise Merteuil gegeben, und alles fing wunderbar an. Ich war froh, daß wir zusammen waren, wir diskutierten die Inszenierung im Hotel, sprachen über meine Rolle, waren beide in unserem Element. Auch wenn ich nicht mehr die Gesündeste war, ich wollte es trotzdem versuchen. Der Weg vom Hotel zum Theater strengte mich schon sehr an, aber dann habe ich auf der Bühne die Stimme rausgefahren, und es ging wieder. Aber mit der Luft war es nicht mehr wie früher. Ich hatte starken Husten, und da habe ich mir gesagt: Bei der Premiere mußt du die Kraft haben, das Publikum festzuhalten.

Das kostet immer sehr viel Energie, man verausgabt sich dabei, und ich spürte, daß ich das nicht mehr konnte. So einen Abschied wollte ich nicht. Und so war mein letztes Stück *Die geliebte Stimme* in einer Klagenfurter Aufführung im März 1994. Daß ich jetzt nicht mehr die Kraft zum Spielen hatte, war sehr schwer einzusehen. Offiziell hieß es, ich hätte eine schwere Lungenentzündung, damit die Presse nicht wieder über »Sabine Sinjens schwere Krankheit und deren Fortschreiten« schrieb.

Danach habe ich noch versucht, eine Lesung beim SFB zu machen. Günther hatte mich begleitet und wartete. Wir beide hatten schon geahnt, daß etwas passiert.

Ich fange also an zu lesen und sehe durch die Scheibe in den Aufnahmeraum. Da winken sie ab. Man höre mich zu laut atmen, sagen sie. Es geht nicht mehr.

Das war mein letzter Versuch. Deprimiert fuhren wir

nach Hause. Es war für uns beide eine schwere Niederlage.

Seitdem bleiben mir zu meiner Freude Simon, die Liebe von Günther und die Arbeit an meinem Buch, in dem ich aus meinem Leben berichte. Daß ich nie mehr auf der Bühne stehen werde, ist so schwer zu begreifen, so schwer zu akzeptieren, ich leide darunter, und doch sage ich mir, daß ich nicht verzweifeln darf, daß ich weiter durchhalten, den Weg bis zum Ende gehen muß.

Das schwerste ist, einzusehen, daß meine Kraft und mein Wille, und der ist wahrlich stark, nicht mehr ausreichen, daß ich meinen Zustand nicht mehr beeinflussen kann, auch wenn ich mich noch so sehr anstrenge, es noch so gerne möchte. Das war bis jetzt immer noch möglich gewesen und hat mir geholfen. Die Ärzte haben mir oft gesagt, so eine Willensstärke kann's doch gar nicht geben. Aber sie räumen auch ein, daß im Kampf des Patienten gegen die Krankheit der Wille des Patienten sehr viel bewirken kann.

Wie froh bin ich, daß ich Günther habe, der mich so gut versteht. Es ist, als wüßte er genau, was ich empfinde. Immer wieder lenkt er mich von all dem Schrecken ab, er läßt mich nicht allein, und wenn er am Theater arbeitet, ruft er regelmäßig an, um zu fragen, wie es geht. Er nimmt die Dinge so, wie sie sind. Wenn ich dasitze und schnaufe und huste und nach Luft schnappe, geht er vorsichtig hinaus, und wenn es vorbei ist, kommt er wieder und hat irgendeine Idee. Dann fährt er mich mit dem Auto irgendwohin, oder wir schauen uns gemeinsam etwas an. Immer lenkt er mich ab und gibt mir durch seine Nähe Kraft. Er sagt: »Wenn man die Dinge nicht ändern kann, muß man mit ihnen leben. Und wenn ich lebe, dann will ich nicht traurig sein. Wenn ich schon da bin, dann will ich auch lachen.«

Auch Simon ist ganz wunderbar. Wenn Günther in Aachen ist, dann zwinge ich mich, mittags zu kochen, auch wenn es viel Kraft kostet. Simon soll warmes Essen haben, wenn er aus der Schule kommt. Ich denke immer noch mit Grausen an die leere Wohnung, die ich als Kind nach der Schule vorfand. Nicht immer schaffe ich es mit dem Kochen, und neulich hat es halt Fischstäbchen gegeben. Simon und ich saßen bei Tisch, er streichelte meine Hand und sagte: »Siehst du, du hast schon zwei Fischstäbchen geschafft!«

Und ein andermal sagte ich zu ihm: »Heute geht es nicht so gut.« Das sage ich wirklich nur, wenn ich so übel dran bin, daß es jeder auch merkt.

Da fragte Simon: »Und was ist, wenn es gar nicht mehr gut geht?« Er gab sich die Antwort selbst. Er hat mich gestreichelt und gesagt: »Na, dann kann man auch nichts machen.«

Das erleichtert mir meine Situation. Es wird offen über alles geredet, und so wird es für alle leichter, so schwer es auch ist. Wir machen Simon nichts vor, er weiß, was uns allen bevorsteht. Das hat etwas Befreiendes, daß ich ihm nicht irgend etwas vormachen muß. Ich würde es auch gar nicht können. Aber ich weiß, so was ist sehr verbreitet. Jemand in der Familie ist todkrank, und alle tun so, als sei nichts. Wie allein muß sich der Kranke dabei fühlen.

Auch mein Freund und Kollege Maximilian Villinger steht mir immer bei. Wir kennen uns seit Jahren und reden über alles, was uns wichtig ist. Wir gehen aufeinander ein, und es ist wunderbar, so einen Freund zu haben, mit dem man alles bequatschen kann. Er hat mir sogar vorgeschlagen, herzukommen und den Haushalt zu machen, wenn ich es nicht mehr allein schaffe und keine Haushälterin finde. Da fühlt man sich geborgen, bei so einer Freundschaft.

Auch Lieselotte Rau war mir während des ganzen letzten Jahres eine besonders liebe Freundin. Jeden Samstag standen Blumen und Champagner vor der Tür, und eine Karte lag dabei, auf der stand: »Umarmung, L.«

Neulich riefen mich Freunde vom Theater aus Wien an und fragten, ob es mir helfen würde, wenn sie mir eine ganz besonders schöne Rolle aussuchten. Darüber habe ich mich so gefreut, es ist mir gleich ein paar Tage viel besser gegangen, weil jemand so liebe Gedanken für mich hat.

Ich weiß, daß meine letzte Zeit gekommen ist. Ich verbringe sie in Freude über jeden Tag, den ich noch lebe, mit den Ärzten, Freunden und mit meinen »beiden Männern«. Aber meine Kraft läßt nach, und ich fange an, Abschied zu nehmen. Ich lese in meinen Büchern, die mich stets begleiten, und ich glaube, daß ich irgendwo ankommen werde, wo ich hingehöre, daß ich zu Hause sein werde, auch wenn ich diesem Leben und den geliebten Menschen in meiner Nähe adieu sagen muß.

Ich weiß, Günther und Simon werden es schaffen, sie haben es mir in der ganzen letzten Zeit bewiesen, und ich bin ruhig und zuversichtlich.

Abschied von Sabine

Von Günther Huber

Nachdem sich Sabine entschieden hatte, nicht in eine Klinik zu gehen, sondern bei uns zu bleiben, haben wir versucht, so normal wie möglich weiterzuleben. Wir haben die Dinge nicht dramatisch gesehen, sondern als Ereignis unseres Lebens, das wir zu nehmen hatten, wie es war. Cross the bridge when you arrive there, geh über die Brücke, wenn du dort anlangst – an diesen Grundsatz hielten wir uns. Durch das neue Medikament fühlte sie sich nicht mehr so elend, und so haben wir gemeinsam noch sehr schöne Momente verbracht.

Weil ich in Aachen an einem neuen Stück probte, mußte ich die Woche über weg sein, und deshalb bat ich meine Mutter, Sabine in meiner Abwesenheit zu pflegen und Simon zu versorgen. Sabine liebte meine Mutter und fand ihre Art, einfach für jemanden da zu sein ohne »Tüdelütt«, wie Sabine es nannte, wunderbar.

Obwohl meine Mutter da war, ist es mir sehr schwergefallen wegzufahren. Aber Sabine legte großen Wert darauf, daß ich mit meiner Arbeit fortfuhr und an meine und Simons Zukunft dachte. In Aachen war ich sehr allein und zu weit weg. Meine Umgebung war hilflos, keiner konnte mich auffangen. Viel Alkohol, viel Trauer, viele Telefonate.

Nach der zweiten Probenwoche fuhr ich nicht mehr nach Aachen. In den letzten Tagen wollte ich bei Sabine sein, ich habe sie versorgt, habe bei ihr geschlafen, war mit ihr wach und habe ihre letzte Auseinandersetzung mit dem Tod erlebt.

Am Sonntag waren wir zum letztenmal mit unseren Freunden im Garten, am Dienstagabend waren wir zum letztenmal mit Sabine in der Küche, und wir haben geraucht, geschwiegen und getrunken. Als ich am Mittwoch in der Früh das Zimmer verlassen wollte, sagte Sabine zu mir: »Geh nicht, wir haben nicht mehr viel Zeit.«

Am Donnerstagmorgen um halb neun hat sich Simon in die Schule verabschiedet. Ich habe mich neben Sabine gelegt und ihr Gedichte von Else Lasker-Schüler vorgelesen. Mit einer Hand habe ich ihre Wange gehalten, mit der anderen das Buch. Sie mochte es, wenn ich ihr vorlas. Ich weiß nicht, ob sie mich noch wahrgenommen hat. Um neun Uhr wurde der Abstand zwischen ihren Atemzügen immer länger. Da habe ich ihren Kopf in meine beiden Hände genommen und ihr gesagt, daß ich sie liebe. Um zehn nach neun hat sie aufgehört zu atmen. Danach habe ich sie gewaschen, sie angezogen, ihr den Schmuck angelegt: eine weiße Perlenkette und ihre geliebten Ohrringe von Erika, der Frau Bernard Sobels, die für sie immer eine besondere Bedeutung gehabt hatten.

Ich habe Abschied genommen von der Liebe meines Lebens.

Man fragt immer, ob Menschen leicht gestorben sind. Da ich das Sterben zum erstenmal miterlebt habe, kann ich nicht sagen, ob Sabine leicht gestorben ist. Ich hoffe es.

Sabine hat ein Buch besonders geliebt: *Heimatplanet*

Erde. Es zeigt Aufnahmen der Erde aus dem All, die von Gedanken der Astronauten, die dies gesehen haben, begleitet werden. Oft hat sie gesagt: »Wir sollten nicht vergessen, daß dieser blaue Planet sehr verletzlich und schutzlos ist. Wir sollten nicht vergessen, daß wir nur eine Erde haben und auch nur ein Leben. Laßt uns vorsichtig damit umgehen.«

Erschreckt hat sie der Mangel an Phantasie bei vielen Menschen. Sie selbst hatte sehr viel Phantasie, und das hat ihr das Leben nicht immer ganz einfach gemacht. Aber das war wohl der Preis, den sie dafür zahlen mußte, daß sie eine außergewöhnliche Schauspielerin geworden und ein wunderbarer Mensch geblieben ist.

Ich möchte mich bei allen bedanken, die Sabine auf ihrem Weg begleitet haben, ganz besonders bei unseren Freunden Hans und Moni, in deren Haus wir unser Zuhause gefunden haben; bei meiner Mutter, die so wichtig für Sabine war; bei unserem geliebten Freund Maximilian, der seit zehn Jahren ganz nahe ist; bei Walter Schmidinger, den wir lieben und verehren; und bei Lieselotte Rau, die uns in den letzten Jahren mit großer Wärme geholfen hat. Auch Auke und Carla möchte ich in den Dank einschließen. Dank an Professor Rühl für ALLES. Und Dank an alle, die ich nicht namentlich erwähnt habe. Sie sind in unseren Herzen.

Last but not least: Dank an Simon für seine Kraft, seinen Mut und seine Liebe.

Gebet

Ich suche allerlanden eine Stadt,
Die einen Engel vor der Pforte hat.
Ich trage seinen großen Flügel
Gebrochen schwer am Schulterblatt
Und in der Stirne seinen Stern als Siegel.

Und wandle immer in die Nacht ...
Ich habe Liebe in die Welt gebracht –
Daß blau zu blühen jedes Herz vermag,
Und hab ein Leben müde mich gewacht,
In Gott gehüllt den dunklen Atemschlag.

O Gott, schließ um mich deinen Mantel fest;
Ich weiß, ich bin im Kugelglas der Rest,
Und wenn der letzte Mensch die Welt vergießt
Du mich nicht wieder aus der Allmacht läßt
Und sich ein neuer Erdball um mich schließt.

Else Lasker-Schüler

ANHANG

Zusammengestellt von

Michael Wenk

Filmographie

Die Jahreszahlen beziehen sich auf den Zeitpunkt der Uraufführung. Handelt es sich nicht um eine (ausschließlich) deutsche Produktion, werden die an der Produktion beteiligten Länder sowie die fremdsprachigen Filmtitel genannt.

1957 **Die Frühreifen**
Von Heinz Oskar Wuttig und Gerda Corbett nach dem Roman *Wer glaubt schon an den Weihnachtsmann* von Peter Heim und C. Bloehmer
Regie: Josef von Baky
Sabine Sinjen (Hannelore), Heidi Brühl, Christian Doermer, Christian Wolff, Jochen Brockmann, Paul Esser, Richard Häussler, Ilse Fürstenberg, Peter Kraus, Jürgen Graf, Catrin Heyer, Claus-Peter Lüttgen, Peter Nijinskij, Harald Dietl, Walter Koch, Adalbert Gausche, Harry Wüstenhagen
Uraufführung: 17. Oktober 1957, Frankfurt am Main (Bieberbau)

1958 **Schmutziger Engel**
Von Harald G. Petersson nach dem Roman *Im Hauptfach Liebe* von Roland Rogge
Regie: Alfred Vohrer
Sabine Sinjen (Ruth), Peter van Eyck, Corny Collins, Doris Kirchner, Adelheid Seeck, Hans Nielsen, Werner Peters, Jörg Holmer, Horst Gentzen, Wolfgang Koch, Harry Chailliey, Mario Ahrens, Peter Nijinskij, Alexander Gildo, Edith Hancke, Karin Volquarts, Ingrid Graf, Ralf Wolter, Wolfgang Hicks, Ludwig Linkmann, Helmut Peine, Franz Schafheitlin, Robert Meyn
Uraufführung: 1. Juli 1958, Berlin/West (Marmorhaus)

Mädchen in Uniform / Jeunes filles en uniformes
(BR-Deutschland/Frankreich)
Von Franz Höllering und F. D. Andam nach dem Theaterstück *Gestern und heute* von Christa Winsloe
Regie: Géza von Radvanyi

Sabine Sinjen (Ilse von Westhagen), Lilli Palmer, Romy Schneider, Therese Giehse, Blandine Ebinger, Adelheid Seeck, Gina Albert, Christine Kaufmann, Ginette Pigeon, Roma Bahn, Margaret Jahnen, Marthe Mercadier, Paulette Dubost, Danik Patisson, Ulla Moritz, Tessy Aselmeier, Edith Helou, Lou Seitz
Uraufführung: 28. August 1958, Essen (Lichtburg); Französische Erstaufführung: 5. November 1958, Paris (Moulin Rouge, Rex, Normandie)

Stefanie
Von Emil Burri und Johannes Mario Simmel nach dem Roman *Stefanie – oder die liebenswerten Torheiten* von Gitta von Cetto
Regie: Josef von Baky
Sabine Sinjen (Stefanie Gonthar), Carlos Thompson, Rainer Penkert, Peter Vogel, Mady Rahl, Elisabeth Flickenschildt, Lore Hartling, Christiane Maybach, Hilde Volk, Fritz Eberth, Gisela Fackeldey, Benno Hoffmann, Anneliese Würtz, Veronika Götz, Wolfgang Kühne
Uraufführung: 23. Oktober 1958, Hannover (Theater am Kröpcke)

1959 **Marili**
Von Emil Burri und Johannes Mario Simmel nach dem gleichnamigen Theaterstück von Stefan Zagon
Regie: Josef von Baky
Sabine Sinjen (Marili), Paul Hubschmid, Helmut Lohner, Hanne Wieder, Rudolf Vogel, Ernst Schröder, Leonard Stekkel, Käte Jaenicke, Ulla Gütschow, Hilde Schönbom, Erich Dunskus, Maria Axt, Helmut Ahner, Annie Pauker, Inge Kühl
Uraufführung: 27. November 1959 in mehreren Städten der Bundesrepublik Deutschland

Alt-Heidelberg
Von Ernst Marischka nach dem gleichnamigen Theaterstück von Wilhelm Meyer-Förster
Regie: Ernst Marischka
Sabine Sinjen (Käthi, Nichte des Gastwirts Rüder), Christian Wolff, Gert Fröbe, Ernst Stahl-Nachbaur, Heinrich Gretler, Annaliese Würtz, Rudolf Vogel, Walter Bluhm, Heinz Spitzner, Siegfried Schürenberg, Walter Janssen, Tilo von Berlepsch, Gerhard Frickhöffer, Wolfgang Eichberger, Harry Meyen, Artur Schilsky, S. de Calvy, Karlheinz Walter, Ludwig Linkmann, Gerti Brugg, Hannelore Elsner, Karin Faber
Uraufführung: 21. Dezember 1959, Heidelberg (Schloß-Filmtheater)

1960 **Kein Engel ist so rein**
Von Eckart Hachfeld nach einer Idee von Hans Wilhelm

Regie: Wolfgang Becker
Sabine Sinjen (Therese), Hans Albers, Peter Kraus, Horst Frank, Gustav Knuth, Walter Giller, Ingrid van Bergen, Ludwig Linkmann, Franz-Otto Krüger, Fred Kraus
Uraufführung: 18. Februar 1960, Frankfurt am Main (Gloria-Palast)

Das Glas Wasser
Von Helmut Käutner unter Mitarbeit von Willibald Eser, frei nach dem Bühnenstück *Un verre d'eau* von Eugène Scribe
Regie: Helmut Käutner
Sabine Sinjen (Abigail), Gustaf Gründgens, Liselotte Pulver, Hilde Krahl, Horst Janson, Rudolf Forster, Hans Leibelt, Herbert Weissbach, Joachim Rake, Bobby Todd, Sybille Kien
Uraufführung: 6. Juli 1960, Berlin/West (Zoo-Palast)

Stefanie in Rio
Von Emil Burri und Gitta von Cetto
Dialogbearbeitung: Johanna Sibelius und Eberhard Keindorff
Regie: Curtis Bernhardt
Sabine Sinjen (Stefanie Gonthar), Carlos Thompson, Andréa Parisy, Françoise Rosay, Peter Vogel, Rainer Penkert, Geromino Meynier, Carl Wery
Uraufführung: 20. September 1960, Stuttgart (Universum)

Sabine und die hundert Männer
Von Curth Flatow und Paul H. Rameau nach einem Stoff von Hanns Kräly
Regie: Wilhelm Thiele
Sabine Sinjen (Sabine Lorenz), Dieter Borsche, Yehudi Menuhin, Dietmar Schönherr, Paul Hörbiger, Gerhard Hartig, Klaus Dahlen, Hubert von Meyerinck, Ernst Waldow, Friedrich Schoenfelder, Karl Hellmer, K. G. Gensichen, Ernst Sattler, Erich Dunskus, Lia Eibenschütz, Walter Bluhm, die Berliner Philharmoniker unter Ferenc Fricsay
Uraufführung: 22. Dezember 1960, Düsseldorf (Residenz-Theater)

1961 **Napoléon II, l'Aiglon / Il Re di Roma – Aquila Imperiale** (Frankreich/Italien)
Deutscher Verleihtitel: **Kaiserliche Hoheit**
Von Paul Andréota und André Castelot nach dem historischen Werk *L'Aiglon Napoléon II* von André Castelot
Regie: Claude Boissol
Sabine Sinjen (Erzherzogin Sophie), Marianne Koch, Bernard Verley, Josef Meinrad, Paul Hubschmid, Pascal Duffard, Jean Marais, Georges Marchal, François Maistre, Danièle Gaubert, René Dary, Raymond Jérôme, Anthony Stuart, Jean-Pierre Cassel, Catherine Zago, Liliane Patrick, Jean-Marc Thibault, Jacques Jouanneau, Paul Cambo, Jean-Pascal Duffard, Yves

Bocquillon, Jacques Fabbri, Raymond Gérome, Christian Méry
Uraufführung: 1. November 1961, Paris;
Deutsche Erstaufführung: 11. Mai 1962, München (Universum)

Im 6. Stock
Von Eckehard Munck nach der gleichnamigen Komödie von Alfred Gehri
Regie: John Olden
Sabine Sinjen (Therese Hochepot), Helmut Lohner, Klausjürgen Wussow, Inge Meysel, Rudolf Vogel, Maria Sebaldt, Erica Beer, Gerd Niemitz, Hans Leibelt, Charlotte Kramm, Käthe Itter, Fred Albert
Uraufführung: 20. Dezember 1961, Berlin/West (Ufa-Pavillon)

1962 **Die Försterchristel**
Von Janne Furch und Fritz Böttger nach der Operette *Die Förster-Christl* von Georg Jarno und Bernhard Ludwig Buchbinder
Regie: Franz-Josef Gottlieb
Sabine Sinjen (Die Försterchristel), Peter Weck, Georg Thomalla, Doris Kirchner, Sieghardt Rupp, Gerlinde Locker, Wolf Albach-Retty, Rudolf Vogel, Oskar Sima, Edith Schultze-Westrum, Ernst Waldbrunn, Horst Naumann, Raoul Retzer, Hans Habietinek
Uraufführung: 21. Dezember 1962 in mehreren Städten der Bundesrepublik Deutschland

1963 **Die Flußpiraten vom Mississippi / Agguato sul grande fiume / Les pirates du Mississippi**
(BR-Deutschland/Italien/Frankreich)
Von W. P. Zibaso nach dem Roman *Die Flußpiraten des Mississippi* von Friedrich Gerstäcker
Regie: Jürgen Roland
Sabine Sinjen (Evelyn), Hansjörg Felmy, Horst Frank, Brad Harris, Dorothee Parker, Karl Lieffen, Barbara Simon, Tony Kendall, Paolo Solvay, Jeanette Batty, Sonja Jerin
Uraufführung: 18. Oktober 1963, Hannover (Palast-Theater);
Französische Erstaufführung: 13. Oktober 1965, Paris

Mein Onkel, der Gangster / Les Tontons flingueurs / In famiglia si spara
(BR-Deutschland/Frankreich/Italien)
Von Georges Lautner und Albert Simonin nach dem Roman *Grisbi or not grisbi* von Albert Simonin
Regie: Georges Lautner
Sabine Sinjen (Patricia), Lino Ventura, Horst Frank, Bernard Blier, Claude Rich, Charles Regnier, Dominique Davray,

Anne Marescot, Francis Blanche, Jean Lefebvre, Mac Rooney, Jacques Dumesnil, Robert Dalban, Venantino Venantini, Henri Cogan, Pierre Bertin, Georges Nogaroff, Philippe Castelli, Paul Mercey, Yves Arcanel, Charles Lavialle, Jean-Michel Derot, Paul Meurisse
Uraufführung: 4. Oktober 1963 in mehreren Städten der Bundesrepublik Deutschland;
Französische Erstaufführung: 29. November 1963, Paris

1966 **Es**
Von Ulrich Schamoni
Regie: Ulrich Schamoni
Sabine Sinjen (Hilke), Bruno Dietrich, Ulrike Ullrich, Harry Gillmann, Inge Herbrecht, Horst Manfred Adloff, Rolf Zacher, Tilla Durieux, Werner Schwier, Marcel Marceau, Bernhard Minetti, Robert Müller, Will Tremper
Uraufführung: 17. März 1966, Berlin/West (Atelier am Zoo);
Nichtöffentliche Vorpremiere: 18. Januar 1966, Berlin/West (Akademie der Künste)

1967 **Alle Jahre wieder**
Von Michael Lentz und Ulrich Schamoni
Regie: Ulrich Schamoni
Sabine Sinjen (Inge Deitert), Hans-Dieter Schwarze, Ulla Jacobsson, Johannes Schaaf, Hans Posegga, Hertha Burmeister, Andreas Lentz, Marina Lappe, Hermann-J. Küpper, Maria Mommartz, Rosemarie Fendel, August Deuter, Mimmy Fraenke, Käte Kortenkamp, Dr. Albert Allerup, Rainer Christian Mehring, Werner Schwier, Lutz Arenz, Helmut Ludwig, Peter Sabinski, Winrich Frosch, Harald Zimmer, Helmut Müller
Uraufführung: 29. Juni 1967, Berlin/West (Zoo-Palast)

1970 **Wir – zwei**
Von Ulrich Schamoni
Regie: Ulrich Schamoni
Sabine Sinjen (Hella), Christoph Bantzer, Corny Collins, Blandine Ebinger, Ulrich Schamoni, Käte Jaenicke, Ulrike Schamoni, Dagmar Kotschenreuther, Rainer Christian Mehring, Herbert Weissbach, Rolf Eden, Bernhard Minetti
Uraufführung: 30. April 1970, Bochum (Capitol-Studio)

1986 **Caspar David Friedrich – Grenzen der Zeit**
(BR-Deutschland/Deutsche Demokratische Republik/Frankreich)
Von Peter Schamoni und Hans A. Neunzig
Regie: Peter Schamoni
Sabine Sinjen (Caroline Friedrich), Helmut Griem, Walter Schmidinger, Lothar Blumhagen, Hans Peter Hallwachs, Hans Quest, Otto Sander, Friedrich Schoenfelder, Eric Vaessen,

Manfred Günther, Udo Samel, Herbert Weissbach, Wolfgang Greese, Gerd Staiger, Joachim Tomaschewski, Eleonore Weissgerber, Jochen Bott, Hans-Dieter Knaup, Oliver Korittke, Peter Pauli, Felicitas Geiger, Christian Schmidt, Herrmann Schmidt-Rahmer, Oliver Rohrbeck, Joachim von Ulmann, Ulrike Schamoni, Peter Schamoni, Wolf Redl
Uraufführung: 23. Oktober 1986, München (Neues Arri; Neues Rottmann); Frankfurt am Main (Alpha)

1993 **Das Haus im Ginster**
Von Gottfried Junker
Regie: Gottfried Junker
Sabine Sinjen (Andrea), Jürgen Heinrich, Anikó Varga, Samba, Maurice Moulin, Michel Saussac, Remi Saussac, Marguerite Saussac, Thomas Pabion, Niño Gema, Janot Coulomb, Daniel Javelle, Jean-Paul Chastagner, Odette Jouanny, Lydic Bazile, Guénia Rosenberg, Yolande Guillot, Emanuelle Herluison, Jean-Paul Pêcheux, Jean-Marie Boivin, Renée Champigny, Guy Martin, Marianne Durand, Claude Piccollet, Sandra Caron
Uraufführung: 24. September 1993, Magdeburg (Internationale Filmfesttage)

Fernsehen

Die Jahresangaben beziehen sich auf den Zeitpunkt der Erstsendung. Genannt wurden die jeweils (co)produzierenden oder auftraggebenden Fernsehanstalten.

1957 **Das Geheimnis**
Nach dem Schauspiel *The Potting Shed* von Graham Greene
Regie: Werner Völger
Sabine Sinjen (Anne Callifer), Hermine Körner, Herbert Wilk, Wilhelm Borchert, Ilse Steppat, Otto Stoeckel, Hans Hessling, Arthur Schröder, Hedwig Schmitz, Hildegard Grethe
Erstsendung: 11. Oktober 1957, ARD
Sender Freies Berlin

1961 **Die Wildente**
Nach dem Schauspiel *Vildanden* von Henrik Ibsen
Regie: Rudolf Noelte
Sabine Sinjen (Hedwig), Carl Wery, Dieter Borsche, Werner Hinz, Ehmi Bessel, Robert Müller, Ruth Hausmeister, Herbert Weissbach, Arno Paulsen, Theo Sedat, Erich Dunskus, Walo Lüönd, Wolfgang Adriano, Josef Sieber, Hans Drahn
Erstsendung: 12. Oktober 1961, ARD
Sender Freies Berlin

Erinnerst du dich?
Nach der Komödie *The Vinegar Tree* von Paul Osborn
Regie: Peter Beauvais
Sabine Sinjen (Leone), Fita Benkhoff, Fritz Tillmann, Charlotte Kerr, Alexander Kerst, Heinz Blau, Heinz Ulrich
Erstsendung: 14. Dezember 1961, ARD
Westdeutscher Rundfunk

1962 **Alle meine Tiere. Eine Familiengeschichte**
Eine Familiengeschichte in neuen Folgen von Heinz Oskar Wuttig
1. **Der Graue** (Erstsendung: 26. Oktober 1962, ARD)

2. **Das Picknick** (19. Dezember 1962, ARD)
3. **Der Besuch** (1. Februar 1963, ARD)
4. **Der Urlaub** (27. März 1963, ARD)
5. **Der Unfall** (13. Mai 1963, ARD)
6. **Die Party** (24. Juni 1963, ARD)

Regie: Otto Meyer
Sabine Sinjen (Bärbel Hofer), Gustav Knuth, Tilly Lauenstein, Volker Lechtenbrink, Käte Jaenicke; Renate Schacht, Wolfried Lier (Folge 1); Hilde Engel, Ingrid Schwarz, Walter Prüssing, Heinz Rabe, Rosemarie Reymann, Hansi Jochmann (Folge 2); Richard Häussler, Renate Schacht, Hilde Engel, Helene Elcka (Folge 3); Gisela Tantau, K. G. Gensichen, Renate Kasche, Martin Rickelt, Hilde Engel (Folge 4); Hilde Engel, Irene Marwitz, Renate Kasche, Herbert Schimkat, Gisela Hoeter, Ernst Ehlert, Rolf Siege (Folge 5); Karl Georg Saebisch, Ulli Philipp, Wolfgang Völz, Wolfgang Jansen, Konrad Georg, Hilde Engel, Andreas Dahlmeyer, Renate Kasche, Peter Uwe Witt, Willy Krause (Folge 6)
Südwestfunk

1963 **Der Bauer als Millionär**
Nach dem romantischen Original-Zaubermärchen mit Gesang *Das Mädchen aus der Feenwelt oder Der Bauer als Millionär* von Ferdinand Raimund
Regie: Kurt Wilhelm
Sabine Sinjen (Lottchen), Paul Hörbiger, Vilma Degischer, Christiane Hörbiger, Susanne Korda, Olga von Togni, Hugo Lindinger, Karl Paryla, Herbert Prikopa, Albrecht Rueprecht, Hannes Schiel, Max Strecker, Carl Wery, Hugo Gottschlich, Reinhold Siegert, Klaus Münster, Franz Böheim, Edd Stavjanik, Kurt Müller-Graf, Senta Wengraf
Erstsendung: 1. Mai 1963, ARD
Westdeutscher Rundfunk

Man kann nie wissen
Nach der Komödie *You Never Can Tell* von George Bernard Shaw
Regie: Dietrich Haugk
Sabine Sinjen (Dolly), Hans Hessling, Ursula von Reibnitz, Volker Lechtenbrink, Christa Bernhardt, Peter Arens, Ludwig Anschütz, Hans Hermann Schaufuß, Charles Wirths, Hilde Hessmann
Erstsendung: 22. September 1963, ARD
Süddeutscher Rundfunk

1964 **Unsere deutschen Kleinstädter**
Nach dem Lustspiel *Die deutschen Kleinstädter* von August von Kotzebue
Regie und Fernsehbearbeitung: Dietrich Haugk
Sabine Sinjen (Sabine), Alfred Balthoff, Lina Carstens, Peter Paul, Hans Clarin, Peter Arens, Erne Seder, Erna Sellmer,

Klaus Höhne, Charly Müller, Pino Demschik, Veronika Fitz, Margrit Ensinger
Erstsendung: 29. Mai 1964, ZDF
Zweites Deutsches Fernsehen

Der Feigling und die Tänzerin
Komödie von Joachim Wichmann
Regie: Peter Beauvais
Sabine Sinjen (Sybille), Hans Joachim Schmiedel, Willi Rose, Gerd Vespermann, Doris Kiesow, Herta Fahrenkrog, Peter Thom, Helga Feddersen, Hansjakob Gröblinghoff, Gerhard Becker, Joachim Schneider
Erstsendung: 19. April 1964, ARD
Westdeutscher Rundfunk

1965 **Undine**
Romantisches Schauspiel von Jean Giraudoux nach der Erzählung *Undine* von Friedrich de la Motte-Fouqué
Regie und Fernsehbearbeitung: Peter Beauvais
Sabine Sinjen (Undine), Horst Beck, Gefion Helmke, Siegfried Rauch, Kurt Ehrhardt, Katinka Hoffmann, Dirk Dautzenberg, Hans Timerding, Ulrike Laurenze, Ute Remus, Dietlind Macher, Hans Röhr, Helga Feddersen, Matthias Habich, Walter Jokisch, Hilde Volk, Wolfried Lier, Ilsemarie Schnering
Erstsendung: 28. März 1965, ARD
Südwestfunk

Onkel Wanja. Szenen aus dem Landleben
Nach dem Schauspiel *Djadja Vanja* von Anton Tschechow
Regie: Peter Beauvais
Sabine Sinjen (Sonja), Albrecht Schoenhals, Sonja Sutter, Annemarie Holtz, Karl Lange, Siegfried Wischnewski, Carl-Heinz Peters, Lisa Helwig
Erstsendung: 13. Juni 1965, ZDF
Zweites Deutsches Fernsehen

Die Sommerfrische
Komödie von Carlo Goldoni nach der Bühnenfassung von Giorgio Strehler
Regie: Peter Beauvais
Sabine Sinjen (Vittoria), Brigitte Grothum, Paul Dahlke, Erik Schumann, Siegfried Rauch, Paul Verhoeven, Erland Erlandsen, Eckart Aschauer, Christine Oesterlein, Alexander Hegarth, Doris Kiesow, Hanni Stadler, Dirk Dautzenberg, Lilli Schmuck, Walter Ladengast, Günter Clemens, Wolfgang Jansen, Manfred Eder
Erstsendung: 24. September 1965, ZDF
Zweites Deutsches Fernsehen

Ein idealer Gatte
Nach der Komödie *An Ideal Husband* von Oscar Wilde
Regie: Detlof Krüger
Sabine Sinjen (Mabel Chiltern), Martin Benrath, Gerlinde Locker, Harald Leipnitz, Krista Keller, Leopold Biberti, Erika von Thellmann, Werner Uschkurat
Erstsendung: 1. Dezember 1965, ZDF
Zweites Deutsches Fernsehen

Mach's Beste draus
Fernsehspiel von Horst Lommer
Regie: Peter Beauvais
Sabine Sinjen (Petra Scheuerwein), Dirk Dautzenberg, Ilsemarie Schnering, Helga Feddersen, Siegfried Rauch, Lisa Helwig, Willy Leyrer, Ingeborg Wellmann, Hubert Suschka, Eckart Aschauer, Gerda Maria Jürgens, Gottfried Kramer, Ulrike Laurenze, Kurt Weitkamp
Erstsendung: 28. Dezember 1965, ARD
Norddeutscher Rundfunk

1966 **Robert und Elisabeth**
Musical von Ronald Miller
Deutsche Fassung von Kuno Epple und Mischa Mleinek
Regie: Eberhard Schroeder
Sabine Sinjen (Henrietta), Ingeborg Hallstein, Peter Arens, Adolf Wohlbrück, Ilse Zielstorff, Heino Hallhuber, Gerd Potyka, Gundolf Willer, Friedrich-Karl Grund, Manfred Seipold, Frithjof Vierock, Ursula Barlen, Harald Dietl, Ilse Seemann, Joachim Wolff, Raymond Joob, Georg Simon Schiller, Alexander Malachowski, Carl-Heinz Friese, Joachim Rake, Sigrid von Richthofen, Gerda Gmelin, Frank Straass, Hans Irle
Erstsendung: 8. Dezember 1966, ZDF
Zweites Deutsches Fernsehen

1967 **Ein Duft von Blumen**
Nach dem Schauspiel *A Scent of Flowers* von James Saunders
Regie und Fernsehbearbeitung: Peter Beauvais
Sabine Sinjen (Zoe), Ulrich Schamoni, Martin Rosenstiel, Gerd Böckmann, Joseph Offenbach, Arno Assmann, Ingeborg Lapsien, Kurt Buecheler
Erstsendung: 18. Februar 1967, Nord 3
Hessischer Rundfunk

Die spanische Puppe
Fernsehspiel von Giles Cooper
Regie: Helmut Käutner
Sabine Sinjen (Ada), Max Eckard, Margot Trooger, Michael Nowka, Dina Nowka, Christian Herrmann, Martin Hirthe
Erstsendung: 1. Juni 1967, ARD
Sender Freies Berlin

1968 **Onkel Wanja. Szenen aus dem Landleben**
Nach dem Schauspiel *Djadja Vanja* von Anton Tschechow
Regie: Heinrich Schnitzler. Bildregie: Wolfgang Lesowsky
Sabine Sinjen (Sofja Alexandrowna, genannt »Sonja«), Erik Frey, Marion Degler, Erna Korhel, Hans Holt, Leopold Rudolf, Kurt Sowinetz, Gretl Elb, Heribert Aichinger
Erstsendung: 7. März 1968, ORF
Österreichischer Rundfunk

Der Kaufmann von Venedig
Nach dem Lustspiel *The Merchant of Venice* von William Shakespeare
Regie und Fernsehbearbeitung (mit Peter Weiser): Otto Schenk
Sabine Sinjen (Porcia, eine reiche Erbin), Max Eckard, Folker Bohnet, Fritz Kortner, Karl Paryla, Gertraud Jesserer, Heinz Petters, Klaus Höring, Boy Gobert, Anna Tardi, Franz Schafheitlin, Kurt Heintel, Peter Vogel, Peter P. Jost, Nikolaus Paryla, Bruno Hübner, Helmuth Hron, Kurt Müller-Walden, Erich Schenk
Erstsendung: 26. Oktober 1968, ORF 1. Deutsche Erstsendung: 2. März 1969, ARD
Österreichischer Rundfunk / Westdeutscher Rundfunk

1969 **Die Ratten**
Nach der gleichnamigen Berliner Tragikomödie von Gerhart Hauptmann
Regie: Peter Beauvais
Sabine Sinjen (Pauline Piperkarcka), Inge Meysel, Reinhard Kolldehoff, Uwe Friedrichsen, Paul Verhoeven, Doris Kiesow, Stefanie Grossmann, Claus Enskat, Dirk Dautzenberg, Gisela Trowe, Hildegard Krekel, Oscar Sabo, Elfriede Stahl-Schulze, Rolf Weidenbrück, Eva Kerbler, Erland Erlandsen, Eckart Aschauer, Nikolaus Schilling
Erstsendung: 12. Januar 1969, ARD
Westdeutscher Rundfunk

1970 **Emilia Galotti**
Nach dem gleichnamigen Trauerspiel von Gotthold Ephraim Lessing
Regie: Ludwig Cremer
Sabine Sinjen (Emilia Galotti), Hans Caninenberg, Edda Seippel, Sebastian Fischer, Horst Frank, Paul Bösiger, Rudolf Kalvius, Michael Degen, Johanna von Koczian, Artur Gracian, Robert Rathke, Hans Emons
Erstsendung: 1. Januar 1970, ARD
Südwestfunk

Wie es euch gefällt
Nach der Komödie *As You Like It* von William Shakespeare

Regie und Fernsehbearbeitung (mit Peter Weiser): Otto Schenk
Sabine Sinjen (Rosalinde, Tochter des verbannten Herzogs), Ernst-Fritz Fürbringer, Alexander Golling, Erwin von Gross, Romuald Pekny, Heinz Payer, Heinrich Trimbur, Tom Krinzinger, Michael Heltau, Kurt Heintel, Achim Benning, Herbert Propst, Hans Thiemig, Carlo Böhm, Otto Schenk, Klaus Maria Brandauer, Georg Bucher, Rudolf Rösner, Heinz Marecek, Sylvia Lukan, Gertraud Jesserer, Lotte Ledl
Erstsendung: 6. Januar 1970, ORF 1. Deutsche Erstsendung: 24. Dezember 1973, BR 3
Österreichischer Rundfunk

Das weite Land
Nach der gleichnamigen Tragikomödie von Arthur Schnitzler
Regie und Fernsehbearbeitung: Peter Beauvais
Sabine Sinjen (Erna Wahl), O. W. Fischer, Ruth Leuwerik, Walther Reyer, Grete Zimmer, Michael Heltau, Fred Liewehr, Helmuth Qualtinger, Eva Kerbler, Nina Sandt, André Heller, Christian Futterknecht, Guido Wieland, Guenther Bauer, Edward Rothe, Bibiane Zeller, Monika Pöschl, Hellmuth Hron, Raoul Retzer, Karl Schellenberg
Erstsendung: 29. März 1970, ORF 2 / ZDF
Kino-Einsatz in Österreich: 15. Februar 1973, Wien (Urania)
Österreichischer Rundfunk / Zweites Deutsches Fernsehen

Zwei ganze Tage
Nach der Komödie *Faisons un rêve* von Sacha Guitry
Regie, Übersetzung und Fernsehbearbeitung: Marcel Ophüls
Sabine Sinjen (Sie), Ulli Lommel, Ernst Stankovski, Rolf Zacher
Erstsendung: 27. Dezember 1970, ARD
Norddeutscher Rundfunk

1971 **Tatort: Kressin und der tote Mann im Fleet**
Kriminalfilm von Wolfgang Menge
Regie: Peter Beauvais
Sabine Sinjen (Ulrike), Sieghardt Rupp, Eva Renzi, Walter Richter, Edgar Hoppe, Ivan Desny, Günter Heising, Siegfried Flemm, Franz Josef Steffens, Jürgen Flimm, Peer Brensing, Dénes Törzs, Hans Hessling, Lisa Helwig, Paul Verhoeven, Hermann Lenschau, Frank Scharf, Gerda Gmelin, Antje Doutiné, Dorothea Neukirchen
Erstsendung: 10. Januar 1971, ARD / ORF 1
Westdeutscher Rundfunk

Der Kommissar: Grauroter Morgen
Kriminalfilm von Herbert Reinecker
Regie: Theodor Grädler
Sabine Sinjen (Sybille Laresser), Erik Ode, Günther Schramm, Fritz Wepper, Reinhard Glemnitz, Helma Seitz, Lilli Palmer,

Hans Caninenberg, Annemarie Wendl, Fritz Schmiedel, Michael Hinz, Fred Haltiner, Harry Engel, Carin Braun
Erstsendung: 1. Oktober 1971, ZDF / ORF 1
Zweites Deutsches Fernsehen

Der Pfandleiher
Nach dem Bühnenstück *Angel in the Pawnshop* von A. B. Shiffrin
Regie und Fernsehbearbeitung: Ludwig Cremer
Sabine Sinjen (Lizzie Shaw), Heinz Rühmann, Heinz Ehrenfreund, Fred Haltiner, Christoph Bantzer, Ronald Williams, Karl Maria Schley, Edmund Saussen, Christian Reiner
Erstsendung: 14. November 1971, ZDF
Zweites Deutsches Fernsehen / Österreichischer Rundfunk

1972 **Tatort: Rechnen Sie mit dem Schlimmsten**
Kriminalfilm von Friedhelm Werremeier und Peter Schulze-Rohr
Regie: Peter Schulze-Rohr
Sabine Sinjen (Jill Biegler), Walter Richter, Joachim Richert, Ulrich von Bock, Manfred Schermutzki, Matthias Wegner, Kornelia Boje, Günter Einbrodt, Franz Rudnick, Wolfgang Wahl, Kyra Mladeck, Bruno Dallansky, Gustl Bayrhammer, Gerhard Friedrich
Erstsendung: 24. September 1972, ARD / ORF 1
Norddeutscher Rundfunk

1973 **Was ihr wollt**
Nach der Komödie *Twelfth Night, or What you will* von William Shakespeare
Regie und Fernsehbearbeitung (mit Peter Weiser): Otto Schenk
Sabine Sinjen (Olivia), Klaus Maria Brandauer, Christine Ostermayer, Wolfgang Hübsch, Christiane Hörbiger, Hans Dieter Zeidler, Helmut Lohner, Josef Meinrad, Heinz Marecek, Karl Paryla, Rudolf Melichar, František Pálka, Philipp Zeska, Miguel Herz-Kestranek, Heinz Rohn, Anton Pointecker, Dietrich Schlederer
Erstsendung: 2. September 1973, ORF 1 / ZDF
Österreichischer Rundfunk / Zweites Deutsches Fernsehen

Der Menschenfreund
Nach der bürgerlichen Komödie *The Philanthropist* von Christopher Hampton
Regie: Erich Neureuther
Sabine Sinjen (Celia), Peter Vogel, Martin Lüttge, Hans-Georg Panczak, Peter Fricke, Katja Weigmann, Verena Buss
Erstsendung: 4. September 1973, ARD
Südwestfunk

1974 **Der Kommissar: Spur von kleinen Füßen**
Kriminalfilm von Herbert Reinecker
Regie: Theodor Grädler
Sabine Sinjen (Eva Thamm), Erik Ode, Günther Schramm, Reinhard Glemnitz, Fritz Wepper, Elmar Wepper, Helma Seitz, Hans Hermann Schaufuß, Maria Paudler, Udo Vioff, Elfriede Kuzmany, Peter Ehrlich, Harry Engel, Günther Neutze, Christian Reiner, Alice Treff, Martin Lüttge, Angele Hillebrecht, Lilith Ungerer, Anita Höfer
Erstsendung: 22. März 1974, ZDF / ORF 1
Zweites Deutsches Fernsehen

Der kleine Doktor
Kriminalgeschichten in 13 Folgen nach Georges Simenon
6. **Ein Toter fällt vom Himmel**
Buch zur 6. Folge von Alf Tamin
Regie: Wolfgang Becker
Sabine Sinjen (Martine/Denise), Peer Schmidt, Erika Dannhoff, Max Mairich, Kurt Meisel, Hans Drahn, Arno Assmann, Gisela Hoeter, Georg Lehn, Kurt Horwitz, Gabriel Werner, Margit Weinert, Jacques Berard, Josy Bernard
Erstsendung: 25. März 1974, DRS. Deutsche Erstsendung: 16. Juni 1974, ZDF
Zweites Deutsches Fernsehen / Schweizerische Radio- und Fernsehgesellschaft

Griseldis
Nach dem gleichnamigen Roman von Hedwig Courths-Mahler
Regie: Peter Beauvais
Sabine Sinjen (Griseldis von Ronach), Klaus Barner, Tatjana Iwanow, Marlene Riphahn, Heinz Ulrich, Katrin Schaake, Andrea Schober, Claudia Rieschel, Friedrich von Thun, Betina Kalka, Petra Gerhardt, Doris Meyer, Ilse Winkler, Peter Radloff, Franz Becke, Ingo Klünder, Kurt Müller-Reitzner, Horst A. Fechner, Peter Burgwinkel, Gert Westphal
Erstsendung: 9. Juni 1974, ARD
Süddeutscher Rundfunk

1975 **Eine »emanzipierte« Frau**
Fernsehspiel von Hartmut Lange
Regie: Hartmut Lange
Sabine Sinjen (Charlotte), Ernst Jacobi, Werner Brunn, Toni Herbert
Erstsendung: 24. Januar 1975, ZDF
Zweites Deutsches Fernsehen

Ein treuer Diener seines Herrn
Nach dem gleichnamigen Trauerspiel von Franz Grillparzer
Regie: Ernst Haeusserman. Bildregie: Hermann Lanske
Sabine Sinjen (Erny), Walther Reyer, Sonja Sutter, Ronald

Leitner, Klaus Maria Brandauer, Leopold Rudolf, Michael Janisch, Peter Neusser, Robert Werner, Claus Viller, Reinhold Tischler, Andreas Adams, Maria Kilinger, Vera Gassler, Adolf Bur, Erwin Höfler, Hannes Lewinski
Erstsendung: 6. Juli 1975, ORF 2
Österreichischer Rundfunk

Am Wege
Fernsehfilm in zwei Teilen von Susan Schulte nach dem Roman *Ved Vejen* von Herman Bang
Regie: Peter Beauvais
Sabine Sinjen (Katinka Bai), Stephan Orlac, Klausjürgen Wussow, Helga Feddersen, Hildegard Schmahl, Edith Heerdegen, Witta Pohl, Wiebke Paritz, Beatrice Richter, Ilsemarie Schnering, Gustav Burmester, Rüdiger Vogler, Jochen Brockmann, Bruno Thost, Jürgen Wilke, August Zirner
Erstsendung: 27. Dezember 1975 (Teil 1); 30. Dezember 1975 (Teil 2), ARD
Südwestfunk

1976 **Dorothea Merz**
Fernsehfilm in zwei Teilen von Tankred Dorst unter Mitarbeit von Ursula Ehler
Regie: Peter Beauvais
Sabine Sinjen (Dorothea Merz), Dieter Wernecke, Fritz Rasp, Dieter Kirchlechner, Gisela Schübel, Jochen Bruchner, Karl-Heinz Neuper, Markus Zenkel, Christiane Bruhn, Heinz Reincke, Elisabeth Trissenaar, Rolf Defrank, Ingmar Zeisberg, Horst Breitenfeld, Christoph Felsenstein, Hans von Borsody, Katharina Tüschen, Elisabeth Schwarz, Karin Ott, Walter Feuchtenberg, Claus Enshat, Rudolf Schündler, Adolf Büttner, Sofie Keeser, Siegfried Hoffmann, Karl Hollerung, Jacques Plancherel, Miriam Spoerri, Tankred Dorst
Erstsendung: 23. Mai 1976 (Teil 1); 25. Mai 1976 (Teil 2), ARD
Westdeutscher Rundfunk

1978 **Palme oder Der Gekränkte**
Nach der gleichnamigen Komödie von Paul Kornfeld
Regie: Boy Gobert. Bildregie: Dietmar Pflegerl
Sabine Sinjen (Helene), Hans Christian Rudolph, Manfred Steffen, Eva-Maria Bauer, Horst Dieter Sievers, Olaf Kreutzenbeck, Jürgen Schmidt, Maria Hartmann
Erstsendung: 12. November 1978, ORF 1. Deutsche Erstsendung: 21. Januar 1980, ZDF
Zweites Deutsches Fernsehen / Österreichischer Rundfunk / Schweizerische Radio- und Fernsehgesellschaft

Gesche Gottfried
Fernsehfilm von Karl Fruchtmann

Regie: Karl Fruchtmann
Sabine Sinjen (Gesche Gottfried), Tilo Prückner, Wolf Roth, Rolf Becker, Willy Leyrer, Ursula Hinrichs, Veronika Nowag, Siemen Rühaak, Wolfgang Büttner, Rüdiger Vogler, Michael Gahr, Wolfgang Schenck
Erstsendung: 10. Dezember 1978, ARD
Radio Bremen

1979 **Phantasten**
Fernsehfilm in zwei Teilen von Dieter Wellershoff
Regie: Peter Beauvais
Sabine Sinjen (Julia Sollier), Manfred Krug, Michael Degen, Günter Strack, Kurt Hübner, Inken Sommer, Klaus Barner, Günther Beelitz, Gustav-Rudolf Sellner, Witta Pohl, Susanne von Medvey, Daniela Kaehler, Heinz Günter Kilian, Hans Weicker, Alexander von Eschwege, Gereon Verweyen, Axel Radler, Michael Hampe, Dirk Dautzenberg
Erstsendung: 13. Juni 1979 (Teil 1); 17. Juni 1979 (Teil 2), ARD
Westdeutscher Rundfunk

Trennung – Die Geschichte der Anna Wildermuth
Fernsehspiel von Karin Struck
Regie: Peter Beauvais
Sabine Sinjen (Anna Wildermuth), Peter Seum, Pierre Franckh, Michael Kausch, Christine Beelitz, Rolf Beuckert, Clementine Stauffenberg, Michael Hampe, Beatrice Vollmer, Oliver Petrich, Katharina Tüschen, Hans Beerhenke, Ilsemarie Schnering, Hans Schmidt, Hans Hollmann, Manfred Boehm, Jochen Steinmayr
Erstsendung: 14. Oktober 1979, ARD
Südwestfunk

1981 **Die Karten lügen nicht und andere Geschichten**
Episode 1: Man muß dran glauben
Buch zur 1. Episode von Henry Slesar
Regie und Fernsehbearbeitung der 1. Episode: Alfred Weidenmann
Sabine Sinjen (Brigitte Heidenreich), Marianne Hoppe, Charles Regnier, Klaus Wildbolz, Siegfried Wischnewski, Helma Seitz, Hubert Suschka
Erstsendung: 21. März 1981, DRS. Deutsche Erstsendung: 19. April 1981, ZDF
Zweites Deutsches Fernsehen / Österreichischer Rundfunk / Schweizerische Radio- und Fernsehgesellschaft

Scheibenwischer – Kabarettsendung
von und mit Dieter Hildebrandt
Regie: Sammy Drechsel
Sabine Sinjen, Dieter Hildebrandt, Hanns Dieter Hüsch, Sigi Maron

Erstsendung: 18. Juni 1981, ARD
Sender Freies Berlin

'ne scheene Jejend is det hier.
Berliner Szenen, Texte und Lieder
Regie: Peter Fischer; Otto Meyer. Musik: Peter Fischer
Sabine Sinjen, Heike Balzer, Christine Biniasch, Ursula Diestel, Berta Drews, Gudrun Genest, Uta Hallant, Edith Robbers, Friedrich W. Bauschulte, Horst Bollmann, Max Buchsbaum, Horst Friesecke, Helmut Gauß, Hans-Joachim Grubel, Herbert Grünbaum, Ludwig Kaschke, Karl-Ulrich Meves, Axel Radler, Fritz Roeder, Erich Schellow, Jürgen Thormann
Erstsendung: 3. September 1981, ZDF
Zweites Deutsches Fernsehen

1983 **Tatort: Fluppys Masche**
Kriminalfilm von Joachim Nottke und Karlheinz Knuth
Regie und Fernsehbearbeitung: Wolfgang Luderer
Sabine Sinjen (Yasmin Wrangel), Volker Brandt, Ulrich Faulhaber, Stefan Behrens, Peter Aust, Anita Lochner, Dagmar Altrichter, Friedrich Siemers, Käte Haack, Rainer Pigulla, Horst Schön, Kurt Weitkamp
Erstsendung: 6. Februar 1983, ARD / ORF 2
Sender Freies Berlin

Heinrich Heine – Die zweite Vertreibung aus dem Paradies
Fernsehfilm in zwei Teilen von Karl Fruchtmann
Regie: Karl Fruchtmann
Sabine Sinjen (Elise Krinitz, genannt»Mouche«; *Mitwirkung in Teil 2 des Fernsehfilms*), Wolfgang Hinze, Donata Höffer, Kurt Sobotka, Wolfgang Reichmann, Ulrich von Bock, Doris Buchrucker, Rudolf Wessely, Hans-Helmut Dickow, Günther Bommert, Peter Buchholz, Ursula Hinrichs, Otto Mächtlinger, Günther Lampe
Erstsendung: 30. November 1983 (Teil 1); 4. Dezember 1983 (Teil 2), ARD
Radio Bremen

1984 **Die Familie oder Schroffenstein**
Von Hans Neuenfels nach dem Trauerspiel *Die Familie Schroffenstein* von Heinrich von Kleist
Regie: Hans Neuenfels
Sabine Sinjen (Gertrude), Ulrich Wildgruber, Annemarie Düringer, Angela Schanelec, Hermann Treusch, Stefan Wieland, René Hofschneider, Peter Palitzsch, Jörg Holm, Hans-Eckart Eckhardt, Ulrich Hass, Lore Stefanek, Martina Ott
Erstsendung: 29. Mai 1984, ZDF
Zweites Deutsches Fernsehen / Österreichischer Rundfunk

1985 **Die Hose**
Nach dem gleichnamigen bürgerlichen Lustspiel von Carl Sternheim
Regie: Otto Schenk
Sabine Sinjen (Gertrud Deuter), Hilmar Thate, Angelica Domröse, Friedrich-Karl Praetorius, Peter Matić, Otto Schenk
Erstsendung: 6. Oktober 1985, ZDF
Zweites Deutsches Fernsehen

Die Schwärmer
Von Hans Neuenfels nach dem gleichnamigen Schauspiel von Robert Musil
Regie: Hans Neuenfels
Sabine Sinjen (Maria), Hermann Treusch, Elisabeth Trissenaar, Joachim Bliese, Lothar Blumhagen, Lieselotte Rau, Gottfried John, Stefan Wieland
Erstsendung: 16. Dezember 1985, WDR 3
Westdeutscher Rundfunk

1986 **Abschiedsvorstellung**
Fernsehspiel von Curth Flatow
Regie: Peter Weck
Sabine Sinjen (Renate Werner), Eberhard Fechner, Lola Müthel, Peter Pasetti, Anne-Marie Blanc, Klaus Schwarzkopf, Susi Nicoletti, Ullrich Haupt, Gudrun Genest, Axel Radler, Peter Matić, Diether Krebs, Karl-Ulrich Meves
Erstsendung: 17. März 1986, ZDF
Zweites Deutsches Fernsehen / Österreichischer Rundfunk

1989 **Die geliebte Stimme**
Nach dem Einakter *La voix humaine* von Jean Cocteau
Regie: Dietmar Pflegerl
Sabine Sinjen (Die Frau)
Erstsendung: 4. Juli 1989, ARD
Sender Freies Berlin

1991 **Begegnungen:**
Bestehen ohne Eitelkeit – Sabine Sinjen
Fernsehportrait von Sibylle Bassler
Erstsendung: 20. März 1991, 3sat
Zweites Deutsches Fernsehen / 3sat

1994 **Christiane Hörbiger: Von Frau zu Frau**
Fernsehfilm von Brigitte Blobel
Regie: Peter Weck
Sabine Sinjen (Frederike von Poser), Christiane Hörbiger, Mathieu Carrière, Else Quecke, Ernst Jacobi, Klausjürgen Steinmann, Armin Marewski, Christian Giese, Julia Bremermann, Marcel Keil
Erstsendung: 9. Januar 1994, ZDF
Zweites Deutsches Fernsehen / Österreichischer Rundfunk

1995 **Ich hab' gelernt, unheimlich gern zu leben**
Fernsehportrait von Susi Kronenwerth
Erstsendung: 20. Mai 1995, WDR-Fernsehen
Westdeutscher Rundfunk

Rollenverzeichnis Theater

Die Titel- und Gattungsbezeichnungen sowie die Nennung der Premierendaten erfolgen nach der jeweiligen Ankündigung des Theaters (Theaterzettel, Programmheft). Lag dieses Material nicht vor, richten sich die Angaben nach sonstigen Veröffentlichungen. Genannt ist jeweils die Premierenbesetzung.

1961 **Frühlings Erwachen**
Eine Kindertragödie in 17 Bildern von Frank Wedekind
Inszenierung: Werner W. Malzacher
Bühnenbild und Kostüme: Helmut Koniarsky; Musik: Kurt Heuser; Flötensolo: K. B. Sebon
Sabine Sinjen (Wendla Bergmann), Carsta Löck, Toni Bräuhäuser, Herbert Wilk, Else Reuß, Konstantin Paloff, Reinhold Bernt, Joachim Ansorge, Paul Bäcker, Georg Bastian, Lothar Berg, Wolfgang Condrus, Hugo Panczak, Monika Peitsch, Katharina Wesse, Ute Boy, Wolfgang Kühne, Herbert A. Knippenberg, Werner Stock, Otto Matthies, Wolfgang Zilzer, Herbert Grünbaum, Erich Gühne, Henning Schlüter, Klaus Miedel, Jürgen Draeger, Siegfried Grönig, Janusc Wieczorek, Gottfried John, Matthias Ponnier, Michael Maassen
Premiere: 30. November 1961; Schiller-Theater Werkstatt, Berlin

1963 **Der Schatten** (Ten')
Eine Märchenkomödie für Erwachsene in drei Akten (vier Bildern) von Jewgeni Schwarz
Aus dem Russischen übertragen von Ina Tinzmann
Deutsche Bearbeitung von Paul Mochmann
Inszenierung: Rudolf Steinboeck
Bühnenbild und Kostüme: Fritz Butz; Bühnenmusik: Paul Angerer
Sabine Sinjen (Die Prinzessin), Wolfgang Forester, Herbert Mensching, Franz Gary, Solveig Thomas, Beatrice Föhr-Waldeck, Wilhelm Pilgram, Curt Faber, Fred Maire, Erwin Aderhold, Fritz Grieb, Rudolf Peschke, Hanns Bosenius, Wolf Schlamminger, Margot Ziegler, Hannelore Hützen, Rudolf

Kleinfeld, lwe Noller, Josef Quadflieg, Mira Hinterkausen, Rosemarie Schulz, Hans Oppermann
Premiere: 2. September 1963; Bühnen der Stadt Köln

Ein Sommernachtstraum
(A Midsommer Nights Dreame)
Komödie von William Shakespeare
Nach der Übersetzung von August Wilhelm von Schlegel
Inszenierung: Gerhard Klingenberg
Bühnenbild und Kostüme: Rudolf Heinrich; Tanz: Günter Hefft; Musik: Peter Fischer
Sabine Sinjen (Helena, in Demetrius verliebt), Werner Schumacher, Erwin Aderhold, Jörg Holm, Reinhard Jahn, Curt Faber, Gerhard Becker, Franz Gary, Kaspar Brüninghaus, Heinz Schacht, Karl Merkatz, Josef Quadflieg, Beatrice Föhr-Waldeck, Hedi Marek, Gerd Seid, Marietheres Angerpointner, Fritz Grieb, lwe Noller, Ronald Stürzebecher, Hanns Bosenius, Alfred Koch
Premiere: 21. September 1963; Bühnen der Stadt Köln

1967 **Undine** (Ondine)
Schauspiel in drei Akten von Jean Giraudoux
Nach einer Erzählung von Friedrich de la Motte-Fouqué
Deutsch von Hans Rothe
Inszenierung, Bühnenbild und Kostüme: Willi Schmidt
Musik: Herbert Baumann; Tanzeinstudierung: Rudolf Holz
Sabine Sinjen (Undine), Helmut Griem, Eduard Wandrey, Lotte Stein, Wilhelm Borchert, Carola Ammon, Renate Bauer, Gardi Deppe, Monika Ogorek, Rudi Schmitt, Hans Madin, Ralf Schermuly, Dieter Ranspach, Lieselotte Rau, Christa Rossenbach, Arthur Schröder, Gisela Mattishent, Arno Jürging, Kurt Knop, Christine Hoppe, François Bednarek, Erika Müller, Harald Zech, Ilona Jäger, Frank Bern, Renate Schröder, Walter Wollenzin, Christel Kaven, Wilfried Lempe, Holger Kepich, Fritz Eberth, Friedrich Siemers, Klaus Nägelen, Karl Heinz, Hermann Lause, Uwe Paulsen, Klaus Jepsen, Sabine Pörner, Björn Schrade, Jobst Noelle
Premiere: 12. März 1967; Schiller-Theater, Berlin

So eine Liebe (Taková láska)
Spiel in zwei Teilen von Pavel Kohout
Deutsch von Lucie Taubová
Inszenierung: Edwin Zbonek
Bühnenbild und Kostüme: Roman Weyl
Sabine Sinjen (Lida Matys), Hans Holt, Karl-Heinz Martell, Marianne Schönauer, Peter Matić, Erna Korhel, Guido Wieland, Sylvia Eisenberger, Volker Brandt, Heribert Aichinger, Egon Kozna
Premiere: 14. September 1967; Theater in der Josefstadt, Wien (Österreichische Erstaufführung)

Onkel Wanja (Djadja Vanja)
Szenen aus dem Landleben in vier Akten von Anton Tschechow
Deutsch von H. Angerow
Inszenierung: Heinrich Schnitzler
Bühnenbild und Kostüme: Gottfried Neumann-Spallart
Sabine Sinjen (Sofja Alexandrowna, genannt Sonja), Erik Frey, Marion Degler, Erna Korhel, Hans Holt, Leopold Rudolf, Kurt Sowinetz, Gretl Elb, Heribert Aichinger
Premiere: 2. November 1967; Theater in der Josefstadt, Wien

1968 **Die Sommerfrische** (La Trilogia della Villeggiatura)
Stück in 15 Bildern von Carlo Goldoni, Bühnenfassung von Giorgio Strehler
Deutsch von Ernst Schoen
Inszenierung und Bearbeitung: Peter Beauvais
Bühnenbild: Jan Schlubach; Kostüme: Hill Reihs-Gromes
Sabine Sinjen (Vittoria), Dietmar Schönherr, Karl Hellmich, Peter Matić, Georg Bucher, Eduard Sekler, Franz Messner, Karl Fochler, Elfriede Irrall, Luzi Neudecker, Helly Servi, Volker Brandt, Erland Erlandsen, Lotte Lang, Sylvia Eisenberger, Christian Futterknecht, Heribert Aichinger, Bernd Ander, Hans Richter, Karl Wittmann, Gisella Besch, Helen Arcon
Premiere: 7. Juni 1968; Theater in der Josefstadt, Wien

Jeanne oder Die Lerche (L'Alouette)
Schauspiel in zwei Teilen von Jean Anouilh
Inszenierung: Werner Kraut
Bühnenbild und Kostüme: Monika Zallinger
Sabine Sinjen (Jeanne), Hans Holt, Carl Bosse, Guido Wieland, Alfred Reiterer, Klaus Wildbolz, Nikolaus Paryla, Marianne Schönauer, Dietlind Macher, Kitty Speiser, Louis Soldan, Hermann Glaser, Franz Gary, Jochen Brockmann, Carlo Böhm, Grete Zimmer, Hans Richter, Rudolf Weitlaner, Franz Elkins
Premiere: 30. August 1968; Theater in der Josefstadt, Wien

1969 **Zwei Herren aus Verona**
(Two Gentlemen of Verona)
Von William Shakespeare
Neue, gelegentlich freie Nachdichtung von Manfred Vogel
Inszenierung: Edwin Zbonek
Bühnenbild: Roman Weyl; Kostüme: Astrid Six
Sabine Sinjen (Julia, ein Fräulein aus Verona), Michael Toost, Klaus Maria Brandauer, Albert Rueprecht, Alfred Reiterer, Christian Futterknecht, Karl Fochler, Karl Hellmich, Alfred Böhm, Kurt Sowinetz, Eduard Sekler, Theo Schenk, Gerhard Koska, Fritz Sattler, Brigitte Neumeister, Luzi Neudecker
Premiere: 13. März 1969; Theater in der Josefstadt, Wien

1971 **William Shakespeares »nackter« Hamlet**
(William Shakespeares »Naked« Hamlet)
Von Joseph Papp
Deutsch unter Benutzung der Übersetzung von Schlegel und Tieck von Claus Bremer und Stefan Trechsel
Inszenierung: Günther Büch
Bühnenbild und Kostüme: Hubert Monloup; Musik: George Gruntz; Choreographie: Lola Braxton
Es spielen: John Tchicai (Sopran- und Alt-Saxophon, Percussion), Peter Warren (Kontrabaß, Fender-Baß), Pierre Favrc (Percussion), Ole Thilo (Elektro-Klavier, Elektronische Orgel, Percussion)
Sabine Sinjen (Ophelia), Christoph Bantzer, Dieter Wernecke, Lukas Ammann, Rolf Kadgin, Jon Laxdal, Erwin Parker, Anne-Marie Blanc, Werner Schwier, Hermann Schlögl, Diethelm Stix, Wernher Buck, Andreas Ammann, Chuck Bennett, Ueli Duttweiler, Werner Güttinger, Ambrosius Känel, Michael Schacht, Bruno Winterberger
Premiere: 4. März 1971; Schauspielhaus Zürich (Deutschsprachige Erstaufführung)

Vivat! Vivat Regina!
Schauspiel in zwei Akten von Robert Bolt
Deutsch von Estella Schmid und Martin Esslin
Inszenierung: Peter Beauvais
Bühnenbild: Jan Schlubach; Kostüme: Barbara Bilabel
Sabine Sinjen (Mary), Erland Erlandsen, Leopold Rudolf, Ursula Schult, Peter Neusser, Guido Wieland, Jochen Brockmann, Harald Harth, Kurt Heintel, Egon H. Kozna, Günther Lass, Helmut Schleser, Emmerich Schrenk, Herbert Kersten, Carl Bosse, Christian Futterknecht, Hans Henning Heers, Eduard Sekler, Hermann Glaser, Helmut Froschauer, Rudolf Rösner, Karl Hellmich, Heribert Aichinger, Hannes Brandl, Herbert Pendl
Premiere: 16. September 1971; Theater in der Josefstadt, Wien (Deutschsprachige Erstaufführung)

1972 **Gorilla, Gorilla**
Von Peter Weiser
Inszenierung: Andras Fricsay
Bühnenbild: Bernd Müller / Jörg Neumann; Komposition und Arrangement: Peter Wolf / Charly Ratzer; Mix-down: René Reitz
Musiker: Charly Ratzer (Gitarrist / E-Gitarre), Peter Wolf (Fender-Klavier), Harry Stojka (Baß), Ernst Luksch (Schlagzeug)
Sabine Sinjen (Barbara), Konrad Krauss, Krista Stadler, Eckard Rühl, Hartmut Nolte, Catana Cayetano, Hans Herbst, Enzo Sitton, Hans Fischer, Thomas Nordegg, Peter Janzen, Walter Frey

Premiere: 4. Juni 1972; Wiener Festwochen 1972 (Metro-Kino) (Uraufführung; Eigenproduktion der Wiener Festwochen)

Was ihr wollt (Twelfth Night, or What you will)
Lustspiel in drei Akten von William Shakespeare
Nach der Übersetzung von August Wilhelm Schlegel für die Salzburger Festspiele bearbeitet von Otto Schenk und Peter Weiser
Inszenierung: Otto Schenk
Bühnenbild: Günther Schneider-Siemssen; Kostüme: Hill Reihs-Gromes; Musik: Gerhard Wimberger
Sabine Sinjen (Olivia, eine reiche Gräfin), Klaus Maria Brandauer, Christine Ostermayer, Wolfgang Hübsch, Josef Meinrad, Christiane Hörbiger, Heinz Marecek, Karl Paryla, Hans Dieter Zeidler, Helmut Lohner, Rudolf Melichar, František Pálka, Miguel Herz-Kestranek, Heinz Rohn, Philipp von Zeska, Anton Pointecker, Dietrich Schlederer
Premiere: 10. August 1972; Salzburger Festspiele 1972 (Landestheater)

1973 **Was ihr wollt** (Twelfth Night, or What you will)
Lustspiel in drei Akten von William Shakespeare
Nach der Übersetzung von August Wilhelm Schlegel für die Salzburger Festspiele bearbeitet von Otto Schenk und Peter Weiser
Inszenierung: Otto Schenk
Bühnenbild: Günther Schneider-Siemssen; Kostüme: Hill Reihs-Gromes; Musik: Gerhard Wimberger
Sabine Sinjen (Olivia, eine reiche Gräfin), Klaus Maria Brandauer, Christine Ostermayer, Wolfgang Hübsch, Josef Meinrad, Christiane Hörbiger, Heinz Marecek, Karl Paryla, Hans Dieter Zeidler, Helmut Lohner, Rudolf Melichar, František Pálka, Miguel Herz-Kestranek, Heinz Rohn, Philipp von Zeska, Anton Pointecker, Dietrich Schlederer
Wiederaufnahme: 6. August 1973; Salzburger Festspiele 1973 (Landestheater)

1974 **Was ihr wollt** (Twelfth Night, or What you will)
Lustspiel in drei Akten von William Shakespeare
Nach der Übersetzung von August Wilhelm Schlegel für die Salzburger Festspiele bearbeitet von Otto Schenk und Peter Weiser
Inszenierung: Otto Schenk
Bühnenbild: Günther Schneider-Siemssen; Kostüme: Hill Reihs-Gromes; Musik: Gerhard Wimberger
Sabine Sinjen (Olivia, eine reiche Gräfin), Klaus Maria Brandauer, Christine Ostermayer, Wolfgang Hübsch, Josef Meinrad, Christiane Hörbiger, Heinz Marecek, Karl Paryla, Hans Dieter Zeidler, Helmut Lohner, Ru-

dolf Melichar, Kurt Müller-Walden, Miguel Herz-Kestranek, Heinz Rohn, Philipp von Zeska, Anton Pointecker, Dietrich Schlederer
Wiederaufnahme: 6. August 1974; Salzburger Festspiele 1974 (Landestheater)

Fräulein Julie (Fröken Julie)
Naturalistisches Trauerspiel von August Strindberg
Deutsch von Peter Weiss
Inszenierung: Andras Fricsay
Bühnenbild und Kostüme: Fred Berndt; Musik: Hans Georg Gitschel; Der Geiger: Heinz Rittweger
Sabine Sinjen (Julie), Ingold Wildenauer, Iris Erdmann, Renate Ebert, Renate Freund, Gabriele Schüssler, Hilde Stephan, Klaus Feuerstein, Klaus Nasterlack, Jürgen Hauck, Wolfgang Neudecker, Uwe Ochsenknecht, Hartmut Schories, Michael Schories
Premiere: 10. März 1974; Nationaltheater Mannheim

1975 **Nora (oder Ein Puppenheim)** (Et dukkehjem)
Schauspiel in drei Akten von Henrik Ibsen
Inszenierung: Peter von Wiese
Bühnenbild: Adolf Barthels; Kostüme: Ursula Haenisch-Schulz
Sabine Sinjen (Nora Helmer), Klaus Barner, Kurt Mejstrik, Renate Heilmeyer, Utz Richter, Sabine Otto
Premiere: 18. Februar 1975; Städtische Bühnen Münster (Großes Haus)
(Eine Tourneeproduktion der Thalia Theater AG, Zürich, Theaterabteilung München)

Ein treuer Diener seines Herrn
Trauerspiel in fünf Aufzügen von Franz Grillparzer
Inszenierung: Ernst Haeusserman
Bühnenbild: Karl Eugen Spurny; Kostüme: Leo Bei; Choreographie: Lola Braxton; Musik: Kurt Werner
Sabine Sinjen (Emy, Frau des Bancbanus), Walther Reyer, Sonja Sutter, Ronald Leitner, Klaus Maria Brandauer, Leopold Rudolf, Michael Janisch, Peter Neusser, Robert Werner, Claus Viller, Reinold Tischler, Andreas Adams, Maria Kilinger, Vera Gassler, Adolf Bur, Erwin Höfler, Hannes Lewinski
Premiere: 31. Mai 1975; Burgspiele Forchtenstein

1976 **Weh dem, der lügt!**
Lustspiel von Franz Grillparzer
Inszenierung: Klaus Maria Brandauer
Ausstattung: Bernd Müller / Jörg Neumann; Technische Leitung: Karl Stantin
Sabine Sinjen (Edrita), Leopold Hainisch, Christian Futterknecht, Klaus Maria Brandauer, Richard Münch, Gerhard

Friedrich, Klaus Dittmann, Karl-Ulrich Meves, Erich Bar, Kurt A. Jung, Christian Mey, Karl Striebeck, Edgar Hoppe
Premiere: 6. März 1976; Thalia Theater, Hamburg

Rosie träumt
Legende in fünf Aufzügen nach Hrosvith von Gandersheim von Peter Hacks
Inszenierung: Helmut Polixa
Ausstattung: Kathrin Kegler; Technische Leitung: Karl Stantin
Sabine Sinjen (Rosvitha, Tochter des Diokletian), Günter Heising, Astrid Eggers, Susanne Schweiger, Heinz Trixner, Reinhard von Hacht, Hermann Hartmann, Klaus Mikoleit, Karl-Ulrich Meves, Peter Maertens, Daniel Kranzinger, Matthias Brambeer, Horst Dieter Sievers, Louis Ries, Hanna Seiffert, Ruth Kähler
Premiere: 28. Juni 1976; Thalia Theater, Hamburg (Westdeutsche Erstaufführung)

1977 **Ein wahrer Held**
(The Playboy of the Western World)
Von John Millington Synge
Deutsch von Annemarie und Heinrich Böll
Inszenierung: Karlheinz Stroux
Ausstattung: Pit Fischer; Technische Leitung: Karl Stantin
Sabine Sinjen (Margaret Flaherty, genannt Pegeen Mike), Peter Striebeck, Günther Flesch, Günter Heising, Silvia Fenz, Klaus Mikoleit, Olaf Kreutzenbeck, Horst Dieter Sievers, Elisabeth Rath, Margit Herschmann, Astrid Eggers, Susanne Schweiger
Premiere: 5. März 1977; Thalia Theater, Hamburg

Das Jahrmarktsfest zu Plundersweilern
Von Peter Hacks
Nach Johann Wolfgang von Goethe
Inszenierung: Richard Münch
Ausstattung: Kathrin Kegler; Musik: Jens-Peter Ostendorf
Sabine Sinjen (Esther / Schauspielerin / Marmotte / Gensdarm / Jungfer Schievelbusch), Günther Flesch, Ernst Stankovski
Premiere: 25. Mai 1977; Thalia Theater (Theater in der Kunsthalle), Hamburg

Der Marquis von Keith
Schauspiel in fünf Aufzügen von Frank Wedekind
Inszenierung: Rolf Henniger
Ausstattung: Roman Weyl; Technische Leitung: Karl Stantin
Sabine Sinjen (Molly Griesinger), Gerhard Friedrich, Peter Faerber, Uwe Friedrichsen, Jürgen Schmidt, Judy Winter, Ulrich Matschoss, Leopold Hainisch, Jörg Holm, Axel Radler, Günter Heising, Peter Maertens, Hans Martin, Freca-Renate Bortfeldt, Liselotte Willführ, Katharina Matz, Elisabeth

Goebel, Taco Ockerse, Monika Baumgartner, Lothar Rehfeldt, Hanna Seiffert, Karl Striebeck, Erich Bar
Premiere: 16. September 1977; Thalia Theater, Hamburg

Palme oder Der Gekränkte
Komödie in fünf Akten von Paul Kornfeld
Inszenierung: Boy Gobert
Co-Regie: Dietmar Pflegerl; Bühne und Kostüme: Pit Fischer; Technische Leitung: Karl Stantin
Sabine Sinjen (Helene), Eva-Maria Bauer, Manfred Steffen, Hans Christian Rudolph, Horst Dieter Sievers, Olaf Kreutzenbeck, Jürgen Schmidt, Maria Hartmann
Premiere: 5. November 1977; Thalia Theater (Theater in der Kunsthalle), Hamburg (Premierenvorstellung im Theater »Haus im Park« in Bergedorf)

Don Juan
(Dom Juan ou Le festin de pierre)
Komödie von Molière
Übersetzung und Bearbeitung: Peter Striebeck und Klaus Engeroff
Inszenierung: Peter Striebeck
Bühne: Andreas Heller; Kostüme: Gaby Frey; Fechtszenen: Adelheid Benthien; Technische Leitung: Karl Stantin
Sabine Sinjen (Charlotte, ein Bauernmädchen), Gerhard Friedrich, Bigi Fischer, Richard Münch, Klaus Schwarzkopf, Karlheinz Hackl, Konrad Krauss, Günter Heising, Axel Radler, Elisabeth Rath, Karl Striebeck, Karl-Ulrich Meves, Eva-Maria Bauer, Maria Hartmann, Leopold Hainisch, Peter Faerber, Kurt A. Jung
Premiere: 23. Dezember 1977; Thalia Theater, Hamburg

1978 **Die drei Musketiere**
Stück in drei Akten von Erika Gesell und Helmut Baumann nach dem Roman von Alexandre Dumas
Inszenierung: Helmut Baumann
Bühne: Gralf-Edzard Habben; Kostüme: Marie-Theres Cramer; Fechtszenen: Volker Ullmann; Musik: Jens-Peter Ostendorf; Technische Leitung: Karl Stantin
Sabine Sinjen (Königin Anna), Gerhard Friedrich, Jürgen Schmidt, Axel Radler, Harald Baumgarten, Günter Heising, Günther Flesch, Werner Schwuchow, Loni von Friedl, Jörg Holm, Krystian Martinek, Silvia Fenz, Eva-Maria Bauer, Karl-Ulrich Meves, Kurt A. Jung, Walter Klam, Yve van Brabant, Konrad Krauss, Peter Faerber, Evelyn Hall, Peter Maertens, Charlotte Schellenberg, Matthias Brambeer, Christian Mey, Hans Martin, Wolfgang Noack, Taco Ockerse, Jürgen Strube, Volker Ullmann, Karl Striebeck, Christian von Richthofen, Hartwig Rudolz
Premiere: 20. Oktober 1978; Thalia Theater, Hamburg

1979 **Der Idiot** (Idiot)
Von Fjodor M. Dostojewskij
Dramatisierung von Georgij A. Towstonogow in einem Prolog und zehn Bildern
Deutsch von Xaver Schaffgotsch
Inszenierung und Bühnenbild: Georgij A. Towstonogow
Kostüme: Monika von Zallinger; Musik: Isaac J. Schwarz
Sabine Sinjen (Aglaja Iwanowna), Ralf Schermuly, Ingrid Andree, Peter Striebeck, Robert Remmler, Ulrich Matschoss, Marlene Riphahn, Susanne Schweiger, Esther Hellmund, Axel Radler, Elisabeth Goebel, Elisabeth Rath, Horst Dieter Sievers, Werner Schwuchow, Jürgen Strube, Eva-Maria Bauer, Krystian Martinek, Maria Hartmann, Karl Striebeck
Premiere: 24. März 1979; Thalia Theater, Hamburg (Deutschsprachige Erstaufführung)

1980 **Traumulus**
Tragische Komödie von Arno Holz und Oskar Jerschke
Inszenierung: Klaus Dieter Kirst
Ausstattung: Kathrin Kegler; Musikalische Leitung: Klaus Arp; Technische Leitung: Karl Stantin
Sabine Sinjen (Lydia Link, Mitglied des Stadttheaters), Manfred Steffen, Katharina Matz, Jürgen Schmidt, Günther Flesch, Peter Maertens, Robert Remmler, Konrad Krauss, Günter Heising, Ulrich Kuhlmann, Werner Schwuchow, Christian Mey, Klaus Mikoleit, Karl-Ulrich Meves, Eva-Maria Bauer, Michael Hornig, Helmut Zierl, Horst-Günther Wenning, Harald Baumgarten, Peter Faerber, Fridtjof Gregersen, Andreas Pauls, Lothar Rehfeldt, Wolfgang Giebel
Premiere: 19. April 1980; Thalia Theater, Hamburg

'ne scheene Jejend is det hier!
Berliner Szenen, Texte und Lieder
Programm und Inszenierung: Peter Fischer
Bühnenbild: Bert Kistner; Kostüme: Gaby Frey; Dramaturgie: Peter Rüedi / Gabriele Kronenberg; Klavier: Eckehard Scholl
Sabine Sinjen, Heike Balzer, Christine Biniasch, Ursula Diestel, Berta Drews, Gudrun Genest, Uta Hallant, Edith Robbers, Friedrich W. Bauschulte, Horst Bollmann, Max Buchsbaum, Horst Friesecke, Helmut Gauß, Hans Joachim Grubel, Karl-Ulrich Meves, Axel Radler, Fritz Roeder, Erich Schellow, Jürgen Thormann
Programmteile mit Sabine Sinjen: »Meine Mutter hat gesagt« (Helmut Brasch / Peter Fischer); »Hermann heest er« (Ludwig Mendelssohn); »Das ist zu machen, mein Schatz« (Fritz Hollaender); »Herr B. W. Smith besichtigt die Leipziger Straße« (Lion Feuchtwanger); Schlußmontage aus Berliner Sprüchen, Lied-Refrains, Redensarten und Kinderreimen
Premiere: 11. September 1980; Schiller-Theater, Berlin

1981 **Jeder stirbt für sich allein**
(Untertitel: Die Fallada-Revue)
Von Peter Zadek und Gottfried Greiffenhagen nach dem gleichnamigen Roman von Hans Fallada
Texte der Fallada-Szenen von Hartmut Lange
Texte der Göring-Szenen aus *An der Seite meines Mannes* von Emmy Göring
Songtexte von Erwin Bootz, Helmut Ruge, Thomas Woitkewitsch und Peter Zadek
Inszenierung: Peter Zadek
Revuen: Jérôme Savary; Bühnenbild: Dieter Flimm / Johannes Grützke; Prospektentwürfe: Johannes Grützke; Kostüme: Peter Pabst; Licht-Design: André Diot; Choreographie: Barry Collins; Bewegungsregie und Kämpfe: Charles Lang; Produktionsdramaturgie: Gottfried Greiffenhagen; Musik: Franz Bartzsch, Erwin Bootz, Dave Kamien, Gerd Laukamp, Gustl Lütjens und Peer Raben;
Musikalische Leitung: Erwin Bootz; Dirigent: Wolfgang de Gelmini;
Arrangements: Gustl Lütjens;
Orchester: Erwin Bootz (Klavier), Jürgen Scheele / Wolfram Borchert (Trompete, Flügelhorn), Frank Lüdecke / Axel Ostrowsky (Saxophon, Flöte, Klarinette), René Laanen (Posaune, Baßposaune), Matthias Witting / Ulf Eipel (Synthesizer, Fender Piano), Michael Brandt / Gustl Lütjens (Gitarren), Knut Jens / Hans-Dieter Lorenz (E-Baß), Christian Evans / Lutz Halfter (Schlagzeug);
Corps de Ballet: Jarmila Gerlova, Gerhard Jochum, Andrea Plany;
Feuerschluckerin: Gabriele Riedle;
Stepptänzer: Christoph Eichhorn / Klaus-Michael Aschenneller, Jana Golze;
Folies-Bergère-Star: Mme Sergie de Paris;
Tänzer: Dagmar Claus, Hedi Egervari, Gabriele Ernst, Géraldine Gaul, Dieter Heitkamp, Gregory Jones, Sibyl Judek, Benno Kerda, Peter May, Roger Pahl, Monika Solem, Donna Cohn, George Giraldo
Sabine Sinjen (Emmy Göring / Anna Schönlein), Peter Anselstetter, Heike Balzer, Friedrich W. Bauschulte, Andreas Becker, Andreas Bißmeier, Lothar Blumhagen, Heinz-Theo Branding, Max Buchsbaum, Angelica Domröse, Ellen Esser, Monika Freisfeld, Helmut Gauß, Walter Gross, Hans-Joachim Grubel, Klaus Jepsen, Charlotte Joeres, Ingrid Kaiser, Ludwig Kaschke, Ulrich Kuhlmann, Hans-Werner Marquardt, Krikor Melikyan, Karl-Ulrich Meves, Klaus Miedel, Bernhard Minetti, Wolfgang Pampel, Heinz Rabe, Dieter Ranspach, Elisabeth Rath, Lieselotte Rau, Karin Remsing, Edith Robbers, Otto Sander, Erich Schellow, Frank Schrader, Eva Katharina Schultz, Rolf Schult, Manfred Schwiering, Friedrich Siemers, Hilmar Thate, Helmut Wildt

Programmteile mit Sabine Sinjen: »Göring-Szene (Kristallnacht 1938)«; »Triplets (Revue)«; »Wohnung Schönlein«; »Göring-Szene (Memoiren 1967)«; »Göring-Szene (Karinhall 1941)«; »Göring-Szene (1945)«; »Göring-Szene (Nürnberg 1946)«
Premiere: 9. Januar 1981; Schiller-Theater, Berlin (Uraufführung)

Das Treibhaus (The Hothouse)
Von Harold Pinter
Deutsch von Heinrich Maria Ledig-Rowohlt
Inszenierung: Klaus Emmerich
Ausstattung: Kathrin Kegler
Sabine Sinjen (Miss Cutts), Rolf Schult, Helmut Wildt, Andreas Bißmeier, Jürgen Thormann, Hermann Ebeling, Lothar Blumhagen
Premiere: 8. März 1981; Schloßpark-Theater, Berlin (Deutschsprachige Erstaufführung)

Amphitryon
Ein Lustspiel nach Molière von Heinrich von Kleist
Inszenierung: Thomas Reichert
Bühnenbild und Kostüme: Nina Ritter; Dramaturgie: Klaus Völker
Sabine Sinjen (Charis, Gemahlin des Sosias), Alexander Wagner, Rainer Diekmann, Michael Altmann, Rainer Pigulla, Martina Krauel, Harald Baumgarten, Harald Kühr, Bernd Klassen
Premiere: 4. September 1981; Schloßpark-Theater, Berlin

1982 **Posada oder Der große Coup im Hotel Ritz**
Ein Gaunerstück in drei Akten von Walter Serner
Inszenierung: Thomas Reichert
Bühnenbild: Georg Herold; Kostüme: Brigitte Dunkel; Dramaturgie: Klaus Völker
Sabine Sinjen (Kamilla Schlitten, Geliebte des Perikles Graf Drakatos), Peter Matić, Ulrich Haß, Barbara Frey, Sona MacDonald, Friedhelm Ptok, Rainer Pigulla, Andreas Bißmeier, Rainer Diekmann, Edith Robbers, Harald Baumgarten, Klaus Völker, Susanne Schappert, Kristine Upesleja, Helmut Buchholz, Paul Schmitz, Oliver Kuppelmeier / Norbert Rosenke
Premiere: 28. Januar 1982; Schiller-Theater Werkstatt, Berlin

Fast ein Poet (A Touch of the Poet)
Von Eugene O'Neill
Deutsch von Ursula und Oscar Fritz Schuh
Inszenierung: Dietmar Pflegerl
Bühnenbild: Hans Hoffer; Kostüme: Xenia Hausner; Musikalische Einstudierung: Wolfgang de Gelmini; Irischer Dudelsack: Christian Tschirch

Sabine Sinjen (Sara Melody), Hans-Joachim Grubel, Friedrich W. Bauschulte, Agnes Fink, Carl Raddatz, Antje Weisgerber, Otto Reimer, Rainer Pigulla, Krikor Melikyan, Klaus Jepsen
Premiere: 6. Mai 1982; Schloßpark-Theater, Berlin

Reigen
Zehn Dialoge von Arthur Schnitzler
Inszenierung: Hansjörg Utzerath
Bühnenbild und Kostüme: Wolf Münzner; Musikalische Einrichtung: Wolfgang de Gelmini
Sabine Sinjen (Die Dirne), Georg Corten, Gudrun Gabriel, Andreas Bißmeier, Mona Seefried, Peter Matić, Marie Colbin, Helmut Berger, Senta Berger, Joachim Bliese
Premiere: 11. September 1982; Schiller-Theater, Berlin

1983 **Krankheit der Jugend**
Schauspiel von Ferdinand Bruckner
Inszenierung: Michael Haneke
Bühnenbild: Hans Hoffer; Kostüme: Anette Beaufaÿs; Dramaturgie: Irene Böhme
Sabine Sinjen (Desiree), Angelica Domröse, Elisabeth Rath, Dieter Laser, Friedrich-Karl Praetorius, Rainer Pigulla, Heidi Baratta
Premiere: 13. Februar 1983; Schloßpark-Theater, Berlin

Kinder der Sonne (Deti solnca)
Schauspiel in vier Akten von Maxim Gorki
Aus dem Russischen von Andrea Clemen
Inszenierung: Harald Clemen
Bühnenbild: Herbert Kapplmüller; Kostüme: Uta Loher; Dramaturgie: Erika Gesell
Sabine Sinjen (Liza, Schwester des Pavel Fedorovic Protasov), Friedhelm Ptok, Lieselotte Rau, Lothar Blumhagen, Hans-Peter Hallwachs, Uta Hallant, Rainer Pigulla, Helmut Zhuber, Heinz-Theo Branding, Susanne Schappert, Holger Madin, Eva Lissa, Hansi Jochmann, Christiane Leuchtmann, Hermann Ebeling, Claus Holm
Premiere: 3. November 1983; Schloßpark-Theater, Berlin

1984 **Phaedra** (Phèdre)
Tragödie von Jean Racine
Deutsch von Henriette Beese
Inszenierung: Ernst Wendt
Bühnenbild: Johannes Schütz; Kostüme: Claudia Flütsch; Dramaturgie: Klaus Völker
Sabine Sinjen (Aricie, Prinzessin königlichen Geblütes aus Athen), Gerhard Friedrich, Elisabeth Rath, Norbert Schwientek, Gerd Silberbauer, Nicole Heesters, Heidi Baratta, Eva Lissa
Premiere: 13. Januar 1984; Schloßpark-Theater, Berlin

Komödie der Verführung
Von Arthur Schnitzler
Inszenierung: Hans Hollmann
Bühnenbild: Hans Hoffer; Kostüme: Frida Parmeggiani; Musik: André Bauer; Dramaturgie: Klaus Völker
Sabine Sinjen (Julia), Maria Martina, Gudrun Gabriel, Ursula Andermatt, Joseph Lorenz, Boy Gobert, Dietrich Boden, Helmut Berger, Hans-Peter Hallwachs, Dieter Laser, Erich Schellow, Michou Friesz, Christoph Hemrich, Dagmar von Thomas, Peter Matić, Walter Pfeil, Jörg Holm, Ingrid Hammer, Anita Mickl, Hugo Schrader, Edith Robbers, Gerhard Friedrich, Sona MacDonald
Premiere: 24. März 1984; Schiller-Theater, Berlin

Die Frau vom Meer (Fruen fra havet)
Schauspiel in fünf Akten von Henrik Ibsen
Deutsch von Synne Skouen und Wilhelm Zobl
Inszenierung: Thomas Schulte-Michels
Bühnenbild und Kostüme: Susanne Thaler; Dramaturgie: Klaus Engeroff
Sabine Sinjen (Ellida, zweite Frau des Kreisarztes Dr. Wangel), Norbert Schwientek, Sibylle Canonica, Christiane Leuchtmann, Hermann Treusch, Gerd Silberbauer, Klaus Mikoleit, Heinrich Giskes
Premiere: 28. Juli 1984; Bregenzer Festspiele 1984 (Theater am Kornmarkt)
Wiederaufnahme: 7. Oktober 1984; Schiller-Theater, Berlin

1985 **Nathan der Weise**
Ein dramatisches Gedicht in fünf Aufzügen von Gotthold Ephraim Lessing
Inszenierung: Bernard Sobel
Mitarbeit: Erika Rothstein; Bühnenbild: Italo Rota; Kostüme: Jacques Schmidt / Emmanuel Peduzzi
Sabine Sinjen (Sittah, Schwester des Sultans Saladin), Walter Schmidinger, Christiane Leuchtmann, Joachim Bliese, Eva Katharina Schultz, Georg Schuchter, Rolf Schult, Martin Held, Till Hoffmann, Erich Schwarz, Hermann Ebeling / Krikor Melikyan
Premiere: 14. September 1985; Schiller-Theater, Berlin

Der Unbestechliche
Lustspiel in fünf Akten von Hugo von Hofmannsthal
Inszenierung: Otto Schenk
Bühnenbild und Kostüme: Xenia Hausner; Dramaturgie: Ekhard Haack
Sabine Sinjen (Melanie Galattis), Eva Lissa, Andrea S. Nürnberger, Alexander Waechter, Verena Wengler, Georg Corten, Walter Schmidinger, Claudia Kment, Elisabeth Lack, Isabel von Einsiedel, Ingrid Hoffmann, Peggy Lukac,

Hermann Faltis, Ulrike A. Pollay, Walter Pfeil, Ulrich Brämer
Premiere: 10. Dezember 1985; Schloßpark-Theater, Berlin

1987 **König Richard der Zweite**
(The Tragedie of King Richard the Second)
Von William Shakespeare
Übersetzung von August Wilhelm Schlegel
Inszenierung: Hans Peter Cloos
Bühnenbild: Jean Haas; Kostüme: Agostino Cavalca; Musik: Peter Ludwig; Lichtdesign: Jean Kalman; Dramaturgie: Marie Pawlotsky / Ute Ramke
Sabine Sinjen (Herzogin von York), Walter Schmidinger, Erich Schellow, Bernhard Minetti, Michael Altmann, Georg Schuchter, Franz Wacker, Markus Völlenklee, Michael Kausch, Frank Arnold, Maximilian Villinger, Joachim Bliese, Regina Nowack, Alexander Waechter, Hermann Faltis, Klaus Jepsen, Friedrich W. Bauschulte, Hermann Ebeling, Holger Kepich, Frank Holtmann, Tatja Seibt, Eva Katharina Schultz, Sabine Schmeller, Heinz Rabe, Erich Schwarz, Eva Manschott, Sultan Meral, Ulrike Pollay, Anka Sarstedt, Nicol Seidel, Cyrill Berndt, Nils Böke, Ralf Burmeister, Oliver Dekara, Oliver Feld, Peter Foellbach, Florian Herbst, Harald Hoffmann, Oliver Kehnen, Robert Kohler, Thomas Kretschmann, Axel Leddemann, Stefan Mehren, Peter Riedel, Stephan Samuel, Jürgen Schroer, Andreas Ulich
Premiere: 15. März 1987; Schiller-Theater, Berlin

Wilder Honig (Wild Honey)
Anton Tschechows erstes, unbetiteltes Stück in einer Neufassung von Michael Frayn
Deutsch von Ursula Lynn und Andreas Pegler
Inszenierung: Dietmar Pflegerl
Bühnenbild: Hans Hoffer; Kostüme: Annette Beaufaÿs; Dramaturgie: Ingrid Rencher
Sabine Sinjen (Sofja Egorovna, Frau von Sergej), Gertrud Roll, Reinhardt Winter, Andreas Schlager, Rudolf Strobl, Franz Joseph Csencsits, Dorothea Plaim, Heinz Trixner, Joachim Unmack, Heinz Petters, Michaela Galli, Gerhard Steffen, Walter Prettenhofer
Premiere: 27. September 1987; Volkstheater, Wien

Die geliebte Stimme (La voix humaine)
Von Jean Cocteau
Deutsch von Hans Feist
Inszenierung: Dietmar Pflegerl
Ausstattung: Silvia Merlo / Ulf Stengl
Sabine Sinjen (Die Frau)
Premiere: 9. Dezember 1987; Schiller-Theater Werkstatt, Berlin

1988 **Das große Welttheater**
(El gran teatro del mundo)
Von Pedro Calderón de la Barca
In der Nachdichtung von Joseph Freiherr von Eichendorff
Inszenierung und Bühnenbild: Augusto Fernandes
Kostüme: Erika Landertinger; Musik- und Geräuschkomposition: Theodor Ross; Dramaturgie: Carola Friedrichs-Friedlaender; Kapellmeister: Elmar Gehlen; Experimentelle Klangerzeugung und Geräuschsynchronisation: Elmar Gehlen / Theodor Ross; Tasten- und Blasinstrumente: Theodor Ross; Violoncello: Gottfried Schmidt-Enders; Schlagwerk: Wassil Penkov Koev; Orchester: Gerhard Schmidt, Günter Polednicek, Gerhard Georg Thiele, Herbert Hartmann, Albert Strehle, Arnolf Timmel
Sabine Sinjen (Die Religiosität), Walter Schmidinger, Max Buchsbaum, Dagmar von Thomas, Erich Schellow, Donna Cohn, Christiane Leuchtmann, Eva Lissa, Peter Gavajda, Gerd David, Rainer Pigulla, Vera Milde-Karkos / Nina Jankowiak, Franziska Pigulla, Marietta Rohrer, Fritz Eggert, Wolfram Koch, Thomas Kretschmann, Oliver Reinhard, Franzi Greuter, Antje Wolf, Anke Möller, Oliver Feld, Harald Hoffmann, Rudolf Haas, Frank Kessler, Conrad Olma, Florian Herbst, Udo Seidler, Oliver Kehnen, Joachim Wilkens, Manfred Kiekbusch, Dogan Yurdakul, Geoffrey Mazullo, Jonas Kipp, Maximilian Reichardt
Premiere: 6. Mai 1988; Schiller-Theater, Berlin

Quartett
Von Heiner Müller nach A. F. Choderlos de Laclos
Inszenierung: Hans Peter Cloos
Bühnenbild: Jean Haas; Kostüme: Agostino Cavalca;
Musik: Peter Ludwig
Dramaturgie: Klaus André
Sabine Sinjen (Merteuil), Joachim Bliese
Premiere: 18. Juni 1988; Schloßpark-Theater, Berlin

Der neue Menoza oder Geschichte des cumbanischen Prinzen Tandi
Komödie von Jakob Michael Reinhold Lenz
Inszenierung: Gert Hagen Seebach
Bühnenbild und Kostüme: Walter Schwab; Musik: Jürgen Knieper; Dramaturgie: Ekhard Haack
Sabine Sinjen (Donna Diana, eine spanische Gräfin), Peter Matić, Sibylle Gilles, Marietta Rohrer, Wolfram Koch, Friedhelm Ptok, Lieselotte Rau, Lothar Blumhagen, Fritz Eggert, Heinz-Theo Branding, Rainer Pigulla, Achim Grubel, Karl Maslo, Klaus Jepsen, Eduard Wildner, Michael Stutz, Alfred Hartung, Walter Pfeil, Klaus Brenneisen, Michael Ellenrieder, Florian Herbst, Harald Hoffmann, Oliver Kehnen, Manfred Kiekbusch, Jutta Maier, Albert Obitz, Konrad Olma, Katrin

Pohlmann, Ulrike Pollay, Arne Rehbein, Gerhard Teske
Premiere: 11. November 1988; Schiller-Theater, Berlin

1989 **Elisabeth II.**
Von Thomas Bernhard
Inszenierung: Niels-Peter Rudolph
Bühnenbild: Paul Lerchbaumer; Licht: Uwe Belzner; Kostüme: Dorothée Uhrmacher; Am Flügel: Corinna Simon
Sabine Sinjen (Fräulein Zallinger, Haushälterin), Walter Schmidinger, Kurt Meisel, Erich Schellow, Christian Berkel, Maximilian Villinger, Lieselotte Rau, Barbara Frey, Eva Manhardt, Heike Balzer, Holger Kepich, Anna Herms, Lidia Karbowska, Katrin Pohlmann, Heidrun Rosowski, Aurora Aubry, Elfriede Barschien, Brigitte Böhme, Klaus Brenneisen, Ralf Burmeister, Charly Christian, Doris Conradi, Eleonore Domann, Gabi Ernst, Leonore Feininger, Sibylle Findling, Helga Föll, Christiane Gaschine, Thomas Gerdesmann, Thomas Ghegas, Rudolf Haas, Rudolph Hampel, Herbert Hartmann, Margarethe Hass, Rita Hoffmann, Hans Peter Hromadka, Harald Ihlo, Herta Kanitz, Gerda Kuhla, Johanna Langenhaun, Käte Leise, Brigitte Mähler, Heinz Marschner, Jutta Maier, Vassil Penkov, Ingrid Pick, Ulrike Pollay, Gerhard Schmidt, Manfred Stavenhagen, Norbert Tefelski, Hans Tismar, Ute Tismar, Tania Weiß, Alexander Wewerka, Silke Wischhusen, Andreas Wobig, Beatrix Zimmer, lwona Zwozniak
Premiere: 5. November 1989; Schiller-Theater, Berlin (Uraufführung)

1990 **»Soirée Thomas Bernhard«**
Lesung zu der Uraufführung *Elisabeth II.* von Thomas Bernhard
Sabine Sinjen, Kurt Meisel, Walter Schmidinger, Christian Berkel
Veranstaltung: 23. Januar 1990; Schiller-Theater Werkstatt, Berlin

Geheime Freunde
Von Rudolf Herfurtner nach der Erzählung *Der gelbe Vogel* von Myron Levoy
Inszenierung: Airan Berg
Bühnenbild und Kostüme: Marcel Keller; Dramaturgie: Hans J. Ammann / Frank Busch
Sabine Sinjen (Ruth Silverman), Joey Zimmermann, Wolfram Teufel, Ercan Özcelik, Gunda Aurich
Premiere: 9. November 1990; Schiller-Theater, Berlin (Im Ballhaus Rixdorf)

1991 **In hora mortis**
Sabine Sinjen liest Thomas Bernhard
Inszenierung und Dramaturgie: Vera Sturm
Es spielen: Ina Finger (Violoncello), Frieder Steininger (Violine)
Veranstaltung: 6. Juni 1991; Schiller-Theater Werkstatt, Berlin

Der Schauspieldirektor
Komödie mit Musik von Wolfgang Amadeus Mozart
Text von Gottlieb Stephanie d. J.
Inszenierung: Alfred Kirchner
Musikalische Leitung: Sebastian Lang; Bühnenbild: Vincent Callara; Kostüme: Joachim Herzog; Dramaturgie: Vera Sturm
Es spielt das RIAS-Jugendorchester
Sabine Sinjen (Madame Krone), Peter Matić, Thomas Schendel, Thomas Wolff, Maria Hartmann, Christian Berkel, Gunda Aurich, Jane Giering, Michal Shamir, Bengt-Ola Morgny
Premiere: 25. September 1991; Schloßpark-Theater, Berlin
(Eine Koproduktion der Staatlichen Schauspielbühnen Berlin mit der Deutschen Oper Berlin und dem RIAS-Jugendorchester)

Die Ratten
Berliner Tragikomödie in fünf Akten von Gerhart Hauptmann
Inszenierung: Alfred Kirchner
Bühnenbild und Kostüme: Vincent Callara; Dramaturgie: Hartmut Lange / Vera Sturm
Sabine Sinjen (Alice Rütterbusch, Schauspielerin), Erich Schellow, Heike Balzer, Christina Graefe, Peter Matić, Michael Maertens, Joachim Schönfeld, Tobias Beyer, Guntbert Warns, Angelica Domröse, Wolfgang Pregler, Gunda Aurich, Katja Riemann, Susanna Simon, Jürgen Thormann, Sabine Orléans, Horst Stenzel
Premiere: 18. Dezember 1991; Schiller-Theater, Berlin

1993 **Thomas Chatterton**
Tragödie von Hans Henny Jahnn
Inszenierung. Michael Gruner
Bühnenbild: Peter Schulz; Kostüme: Gabriele Sterz; Dramaturgie: Michael Huthmann / Daniela Plügge; Musikalische Einrichtung: Uwe Hilprecht
Sabine Sinjen (Frau Angel, eine »Sackmacherin« in London-Holborn), Henriette Thimig, Ludger Haninger, Hans Diehl, Friedhelm Ptok, Thomas Hodina, Klaus Dittmann, Rainer Pigulla, Erich Schwarz, Stephan Kampwirth, Gerd David, Walter Pfeil, Florian Kruck, Gabriele Welker, Thor W. Müller, Alexander Wedekind, Enno Schramm, Jakob Braeuer
Premiere: 29. September 1993; Schloßpark-Theater, Berlin

1994 **Die geliebte Stimme** (La voix humaine)
Monodrama von Jean Cocteau
Deutsch von Hans Feist
Inszenierung: Dietmar Pflegerl
Ausstattung: Silvia Merlo / Ulf Stengl
Sabine Sinjen (Die Frau)
Premiere: 31. März 1994; Stadttheater Klagenfurt

Danksagung
Der Gustav Lübbe Verlag und Michael Wenk, München, möchten allen Personen und Institutionen für die erwiesene Unterstützung bei der Erstellung des Anhangs zu dem Buch von Sabine Sinjen danken, insbesondere Frau Monika Lück (Deutsches Theatermuseum, München); der Theaterwissenschaftlichen Sammlung der Universität zu Köln; Frau Dr. Barbara Lesák (Österreichisches Theater-Museum, Wien); Frau Else Bäumlin (Schweizerische Theatersammlung, Bern); Frau Christina Voigt (Deutsches Rundfunkarchiv, Frankfurt am Main); Herrn Rüdiger Koschnitzki (Deutsches Institut für Filmkunde, Frankfurt am Main); dem Zweiten Deutschen Fernsehen, Mainz (Redaktion Unterhaltung Wort 1); Frau Monika Sanger (Südwestfunk, Baden-Baden; HA Fernsehspiel und Musik); Frau Heidrun Stöver (Radio Bremen, Bremen; Abteilung FS-Spiel, Unterhaltung und Serien); Frau Sabine Preuß (Landesarchiv Berlin) sowie den Archivaren/innen diverser Theater und Festspiele.

Fotonachweis
Rainer Adolph, Berlin (Nr. 54); Ilse Alexander, München (Nr. 33); AP-Bilderdienst, Frankfurt am Main (Nr. 29); Atlas-Film, Duisburg (Nr. 36, 37); Werner Bethsold, Berlin (Nr. 46); Ilse Buhs/Jürgen Remmler, Berlin (Nr. 55); Corona/Schorcht (Nr. 34); dpa, Deutsche Presse-Agentur GmbH, Düsseldorf (Nr. 47); Photo Ellinger, Salzburg (Nr. 48); Camillo Fischer, Bonn (Nr. 31); Arthur Grimm, Berlin (Nr. 21, 22); Wilhelm Hauschild, Hannover (Nr. 24); Ernst Hausknost, Wien (Nr. 40); Anneliese Heuer, Berlin (Nr. 51, 52, 53, 56, 57); Hipp-Foto, Berlin (Nr. 28); Johann Klinger, Wien (Nr. 39, 60); Mario Mach, Berlin (Nr. 26); Heinz Meidele, Baden-Baden (Nr. 62); Peyer, Hamburg-Fuhlsbüttel (Nr. 41, 42); Karin Rocholl (Nr. 77, 80); Heinz Röhnert, Berlin (Nr. 44); Frauke Sinjen, München (Nr. 68, 71); Ufa/Reiter (Nr. 27); Foto Willott, Berlin (Nr. 38); Lothar Winkler, Berlin (Nr. 11, 13). Die übrigen Fotos stammen aus dem Privatarchiv von Sabine Sinjen und Günther Huber, Berlin.

Umschlaggestaltung: Reinhard Borner, Bergisch
Gladbach, unter Verwendung eines Fotos von
Frauke Sinjen, München
Frontispiz: Zeichnung von Sabine Sinjen aus
dem Jahre 1959
Satz: Dörlemann Satz, Lemförde
Gesetzt aus der Baskerville Book von Berthold
Druck und Einband: Franz Spiegel Buch GmbH, Ulm

Printed in Germany
ISBN 3-7857-0814-9

1 3 5 4 2